Fortschritte der Onkologie 7

Horst Eckert

Angewandte Histo- und Zytochemie in der Diagnostik intrathorakaler Tumoren

Akademie-Verlag · Berlin

Fortschritte der Onkologie · Band 7

Horst Eckert

Angewandte Histo- und Zytochemie in der Diagnostik intrathorakaler Tumoren

Fortschritte der Onkologie · Band 7

Horst Eckert

Angewandte Histo- und Zytochemie in der Diagnostik intrathorakaler Tumoren

Herausgegeben am Zentralinstitut für Krebsforschung
Akademie der Wissenschaften der DDR, Berlin-Buch

von

S. Eckardt, Budapest; A. Graffi, Berlin-Buch;
E. Magdon, Berlin-Buch; Th. Matthes, Berlin-Buch;
St. Tanneberger, Berlin-Buch; H. Wrba, Wien

Mit 77 Abbildungen und 24 Tabellen

AKADEMIE-VERLAG · BERLIN
1982

MR Dr. sc. med. Horst Eckert
Forschungsinstitut für Lungenkrankheiten und Tuberkulose,
Berlin-Buch

ISSN 0323-5084
Erschienen im Akademie-Verlag, DDR-1086 Berlin, Leipziger Straße 3–4
Lektor: Christiane Grunow

Lizenznummer: 202 · 100/533/82
Einband und Schutzumschlag: Rolf Kunze
Gesamtherstellung: VEB Druckhaus „Maxim Gorki", 7400 Altenburg
Bestell-Nr.: 762 933 2 (2165/7) · LSV 2725
Printed in GDR
DDR 25,– M

Inhaltsverzeichnis

Abkürzungsverzeichnis

AEZ I	Alveolarepithelzelle vom Typ I
AEZ II	Alveolarepithelzelle vom Typ II
AMPase	Adenosinmonophosphatase (5'-Nukleotidase)
aP	alkalische Phosphatase
ATPase	Adenosintriphosphatase
Est	unspezifische Esterase
LAP	Leuzinaminopeptidase
GDH	Glutamat — Dehydrogenase
α-GDH	α-Glyzerophosphatdehydrogenase
β-Gluk	β-Glukuronidase
G-6-PDH	Glukose-6-Phosphat-Dehydrogenase
IDH	Isozitrat-Dehydrogenase
LHD	Laktat-Dehydrogenase
MAO	Monoaminooxidase
NADH	NADH-Zytochrom-Oxidoreduktase
PMS	Phosphomolybdänsäurereaktion (zum Nachweis von Phospholipiden)
SDH	Sukzino-Dehydrogenase
sP	saure Phosphatase
VRRU	Volksröntgenreihenuntersuchung

Einleitung

Vergleicht man die Situation der Lungenkliniken in den Vorkriegsjahren mit unserer heutigen Zeit, so hat sich ein grundlegender Wandel vollzogen. Aus Tuberkuloseheilstätten entwickelten sich Spezialkliniken, deren diagnostisches Spektrum nicht nur die Tuberkulose, sondern auch die gesamte Palette unspezifischer Lungenerkrankungen, bis hin zu gut- und bösartigen Gewächsen, erfaßt. Im Vordergrund stehen dabei die noch heute deutlich ansteigenden bösartigen Neubildungen der Lunge, in erster Linie das Bronchialkarzinom. Dabei werden gerade die kleineren als sog. Rundherde imponierenden Formen des Bronchialkarzinoms häufiger in den Lungenkliniken erkannt und behandelt. Das hängt sicherlich einmal damit zusammen, daß durch die Volksröntgenreihenuntersuchung bzw. Überwachungen bestimmter Berufsgruppen oder Patienten mit einer älteren Tuberkulose ein Teil der Bronchialkarzinome relativ früh erfaßt und als Tuberkuloseverdacht den zuständigen poliklinischen Abteilungen für Lungenkrankheiten und Tuberkulose bzw. einer Lungenklinik übersandt wird. Bei posttuberkulösen Narben (sog. „fibrotic lesions") muß man immer damit rechnen, daß aus ihnen ein Narbenkarzinom entstehen kann. Daher ist die Zahl der operierten Narbenkarzinome an den Lungenkliniken relativ hoch. Beim Bronchialkarzinom und anderen intrathorakalen Tumoren sind auch heute noch die VRRU und gezielt eingesetzte morphologische Methoden inclusive Histologie und Zytologie wesentliche Grundlagen für eine schnelle Diagnostik. Mit dem einer Spezialklinik zur Verfügung stehenden technischen Standard muß gefordert werden, daß jeder tumorverdächtige Lungenbefund innerhalb von 1—2 Wochen abgeklärt ist.

Dazu stehen — angefangen von zytologischen Sputumuntersuchungen bis hin zur diagnostischen Thorakotomie — alle methodischen Möglichkeiten bereit, die nur bei gezieltem Einsatz und sinnvoller Anpassung an den Einzelfall effektiv wirksam werden können. Eine zentrale Stellung in der Diagnostik unspezifischer Lungenerkrankungen haben morphologische Methoden, zu denen in erster Linie Histologie und Zytodiagnostik gehören, wobei das Hauptanwendungsgebiet der Zytodiagnostik in der Tumorzellsuche liegt, während histologische Methoden auch bei anderweitigen Lungenerkrankungen erfolgreich anzuwenden sind. Es gibt wohl kaum Zweifel darüber, daß optimale diagnostische Leistungen nur dort zu realisieren sind, wo beide Methoden beherrscht und sinnvoll eingesetzt werden. Hierbei stellen sich nicht nur hohe Anforderungen an die Technik der Materialgewinnung, sondern auch an die zytologische und histologische Untersuchungstechnik, besonders, wenn man berücksichtigt, daß bei den bronchologischen Methoden die Materialausbeute relativ gering ist. Bei der Vielfalt der verschiedenen Zellarten, die in der Lunge vorkommen, ist die Abgrenzung von Tumorzellen oft nicht leicht. Es sei kurz an die Schwierigkeiten bei der Unterscheidung zwischen Lymphozyten und den Zellen eines kleinzelligen Bronchialkarzinoms, reifen Drüsenzellen und Zellen eines Alveolarzellkarzinoms, metaplastischem Epithel und Anteilen eines Plattenepithelkarzinoms sowie Pleuramesothelzellen und Tumorzellen erinnert. Hier wäre es wünschenswert, wenn außer den histologischen und zytologischen Routinemethoden zusätzliche Verfahren weitere Aufschlüsse geben könnten. Der gegenüber der klassischen Morphologie oft noch erhobene Vorwurf des Erstarrens in konventionellen deskriptiven Methoden ist nicht gerechtfertigt, da heute der Morphologie durch moderne Untersuchungsverfahren wie Histochemie, Histoautoradiographie, Immunpathologie und Elektronenmikroskopie Möglichkeiten zur Erfassung dynamischer Vorgänge bis hin zur subzellulären Ebene gegeben sind. An den Einsatz enzymhistochemischer Techniken wurden gerade bezüglich der Typendifferenzierung von Tumoren große Hoffnungen geknüpft, wie es aus einer Flut von Publikationen ersichtlich ist. Gegenüber dem Aufwand ist das erzielte Ergebnis nur dürftig. Allerdings muß man kritisch feststellen, daß in der Mehrzahl der Fälle das untersuchte Material für repräsentative Aussagen zahlenmäßig zu klein ist. Besonders beim Bronchialkarzinom ist dies der Fall, so daß eine systematische Untersuchung einer größeren Zahl aussichtsreich schien, um eine detaillierte Aussage zu treffen. Da aber neben dem Bronchialkarzinom andere intrathorakale Tumoren vorkommen, die in bezug auf ihre Klassifikation und Dignität nur schwer eingestuft werden können, haben wir diese Fälle in unsere Untersuchungen mit einbezogen. Dies erschien uns nicht nur wesentlich, um einen Vergleich ihres Enzymmusters mit dem der Bronchialkarzinome zu erhalten, sondern auch um nach differentialdiagnostisch wichtigen Kriterien zu fahnden. Es sei hier nur an die malignen Lymphome, Retikulozytome, Histiozytome und Karzinoide erinnert, die an den Pathologen, besonders dann, wenn Schnellschnittmaterial untersucht wird, hohe Anforderungen stellen.

Im Gegensatz zu den zahlreichen histochemischen Untersuchungen an Tumorgewebe haben enzymzytochemische Methoden in die Zytodiagnostik kaum Eingang gefunden. Auch in der Lungenzytologie werden noch heute die klassischen Färbungen (Pappenheim, Papanicolaou) angewandt. In der pulmonalen Zytodiagnostik sind die Schwierigkeiten nicht unbeträchtlich, so daß eine Ergänzung der differentialdiagnostischen Erwägungen durch zusätzliche Färbungen bzw. zytochemische Reaktionen wünschenswert wäre.

1. Funktionelle Morphologie der menschlichen Lunge

Die Lunge ist nicht als stoffwechselträges Organ anzusehen, das lediglich nach den Prinzipien des Gasaustausches konstruiert ist, sondern sie nimmt auch aktiv am Stoffwechselgeschehen teil. Im Vordergrund steht dabei die Bildung oberflächenaktiv wirksamer Phospholipide (sog. Surfactant-System) durch die Alveolarepithelzellen vom Typ II, die die Oberflächenspannung der Alveolen herabsetzen und somit die Alveolarstruktur stabilisieren. Weiterhin werden in der Lunge (offenbar in den Kapillarendothelzellen) Prostaglandin E und F sowie „angiotensin-converting-enzyme" (ACE) gebildet und in das Blut abgegeben. Noradrenalin, Serotonin und Prostaglandin E und F gelangen aus dem Blut ins Lungengewebe und werden hier verstoffwechselt. Angiotensin I wird in der Lunge durch Angiotensinase abgebaut, während Histamin, Prostaglandine, Kallikreine und Substanzen, die bei der Anaphylaxie eine bedeutende Rolle spielen (chemotaktische Faktoren, „slow reacting substance"), aus intrapulmonalen Speichern in das Blut abgegeben werden [114]. Eine zentrale Stellung haben hierbei die Kapillarendothelzellen der Lungen. Sie üben eine Reglerfunktion aus, da durch ihre besondere Lage im Kreislauf der gesamte Blutstrom mit ihnen in Berührung kommt. Syntheseleistungen, Modifikationen und Abbauvorgänge sind ebenso möglich wie der ungehinderte Durchtritt von Substanzen wie Insulin, Oxytocin, Vasopressin, Noradrenalin, Histamin, Prostaglandin A sowie Angiotensin II und III.

Systematische histochemische Untersuchungen der Lunge sind im Gegensatz zu anderen Organen weitgehend im Hintergrund des Interesses geblieben. Unter Berücksichtigung ihrer schwammartigen aufgelockerten Struktur ist das Lungenparenchym relativ enzymreich. Dabei fällt sofort der starke Enzymgehalt der Bronchialepithelien, Alveolarepithelzellen und Alveolarmakrophagen auf.

1.1. Tracheobronchialepithel

Das Epithel besteht in der Trachea und den größeren Bronchien aus 5 verschiedenen Zellarten, die der Basalmembran aufsitzen. Es sind zilientragende Zylinderepithelzellen (sog. Flimmerzellen), Becherzellen, Basalzellen, neurosekretorische Zellen (Kultschitzky-Zellen) und Bürstenzellen [118].
Die **Flimmerzellen** befördern auf mechanischem Wege durch den Zilienschlag Fremdkörper aus der Trachea und den Bronchien. Entsprechend ihrer Hauptfunktion liegen auch die meisten Zellorganellen im Bereich der Basalkörperchen. Daraus resultiert die bevorzugte Lokalisation vieler Enzyme in apikalen Anteilen dieser Zellen. Hier findet man einen aktiven Zitratzyklus sowie eine starke glykolytische Aktivität.
Eine weitere Zellart des Bronchialepithels, die **Becherzellen,** sind für die Schleimproduktion verantwortlich. Der auslösende Reiz für die Stimulation der Schleimsekretion ist eine direkte Irritation der Mukosa, während im Gegensatz dazu die Bronchialwandschleimdrüsen in der Lamina propria auf nervalem Weg über das parasympathische Nervensystem zur Schleimsekretion angeregt werden [169]. Differenzen in den Enzymaktivitäten zwischen Becherzellen und Zylinderzellen bestehen einmal

darin, daß in den Becherzellen die Enzyme meist in basalen Anteilen der Zelle lokalisiert sind, während sie bei den Flimmerzellen bevorzugt im Zellapex liegen. Andererseits sind die Flimmerzellen enzymreicher als die Becherzellen (Tab. 1).
Die besonders gut an der Ratte nachweisbaren Bürstenzellen lassen sich an Kryostatschnitten nicht darstellen.

Tabelle 1: Das Enzymmuster der wichtigsten Zellarten der menschlichen Lunge.

	aP	sP	Est	β-Gluk	LAP	SDH
Flimmerzelle	∅	++	+	(+)	∅	++
Becherzelle	∅/(+)	(+)	∅	∅	∅	+
Basalzelle	∅/+	(+)	∅	(+)	∅	+
Clarazelle	∅	(+)	+++	+	∅	+++
AEZ II	+	+	+	(+)	∅	++
Makrophage	∅	++/+++	+/+++	∅/++	∅	+

	LDH	NADH	G-6-PDH	MAO	AMPase	ATPase	PMS
Flimmerzelle	++	++	++	+	∅	∅	++
Becherzelle	+	+	+	(+)	∅	∅	+
Basalzelle	+	+	+	(+)	∅	∅	+
Clarazelle	+++	+++	+++	+	∅	∅	+++
AEZ II	++	++	++	+	∅	∅	+
Makrophage	∅/+	+	+/++	∅	∅	∅	(+)

Von besonderer Bedeutung sind **neurosekretorische Zellen** (Syn.: **argyrophile Zellen, endokrine Zellen, Kultschitzky-Zellen**), die vorwiegend in kleineren Bronchien (Segment- und Subsegmentbronchien) vorkommen und hier entweder einzeln oder in kleineren Gruppen in basalen Anteilen des Bronchialepithels liegen [14, 15, 41—43, 59, 82, 92, 93, 95, 123, 190, 192]. Der Grund dafür, daß sie relativ spät entdeckt wurden, liegt darin, daß sie erst mit speziellen Versilberungsmethoden darstellbar sind. Sie werden dem **APUD**-System (**A**mine **P**recursor **U**ptake and **D**ecarboxylation) zugerechnet [163]. Nur ein Teil von ihnen enthält argyrophile Granula im Zytoplasma [190, 192] und ist dann mit Versilberungsmethoden (als optimal hat sich die Grimelius- oder Bodian-Färbung erwiesen) nachweisbar. Sie liegen oft in kleinen Gruppen zwischen den Epithelzellen und bilden organoide Strukturen, die als neuroepitheliale Körperchen bezeichnet werden [106, 124, 125]. Die Tatsache, daß diese Zellen bei einer Plattenepithelmetaplasie vermißt werden und besonders häufig im Bereich einer Becherzellhyperplasie auftreten, führte zu der Annahme, daß sie eine Substanz sezernieren, die für die Schleimproduktion in den Becherzellen verantwortlich ist [190]. Andere Autoren [122, 191] halten die neuroepithelialen Körperchen dagegen für Chemorezeptoren (Mediatoren einer hypoxischen Vasokonstriktion). So wurde bei Kaninchen unter hypoxischen Bedingungen (Höhenversuch) eine Zunahme der Zahl argyrophiler Zellen beobachtet [191]. Allgemein hat sich die Meinung durchgesetzt, daß diese endokrinen Zellen als Ursprung der Bronchialadenome und kleinzelligen Bronchialkarzinome anzusehen sind [14, 15, 82].
Die entweder einzeln oder paarweise im Tracheobronchialepithel und den Alveolen vorkommenden **Bürstenzellen** wurden zuerst bei der Ratte gefunden und sind bei dieser Tierart am häufigsten nachweisbar [138, 139, 171]. Charakteristisch für diese Zellart

sind breite Mikrovilli, zahlreiche Vesikel und Fibrillenbündel im apikalen Zytoplasma sowie dilatierte perinukleäre Zysternen [118]. Ihre Funktion ist noch unklar (Abb. 1).[1]) In kleineren Bronchien und Bronchiolen ändert sich der Charakter der Epithelzellen. Hier findet man Bronchiolarzellen, die erstmalig 1881 von Kölliker und später von Clara beschrieben worden sind. Heute werden sie allgemein als **Clarazellen, sekretorische Bronchiolarzellen** oder wegen ihrer oft keulenartigen Form als Keulenzellen bezeichnet [99]. Diese Zellen haben weniger Mitochondrien als die zilientragenden Zellen,

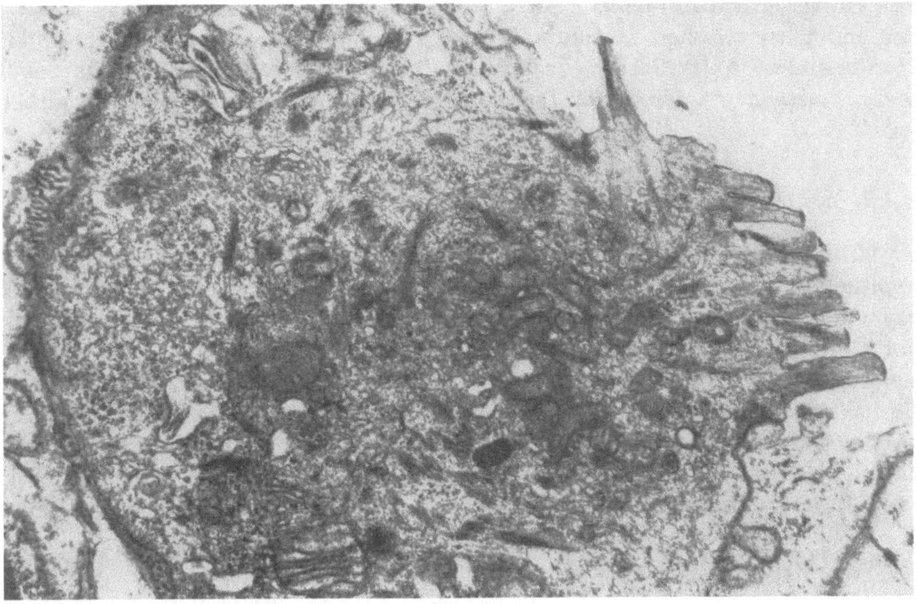

Abb. 1. Bürstenzelle (Ratte). Einzelne Mikrofibrillen im Zytoplasma. Vergr. 15500fach.

dafür aber mehr endoplasmatisches Retikulum und Golgimaterial. Sie enthalten sekretorische Granula, die durch Exozytose in das Bronchiallumen gelangen. Zytochemische Studien mit Glukose-6-Phosphatase als Markerenzym für endoplasmatisches Retikulum und Thiaminpyrophosphatase als Markerenzym für Golgi-Zisternen zeigen, daß diese Granula sowohl vom endoplasmatischen Retikulum als auch vom Golgiapparat gebildet werden können [119]. Die Clarazelle ist somit eine funktionell aktive sekretorische Zelle mit apokriner Sekretion [179]. Auf Grund ihres starken Phospholipidgehaltes [1, 9] wird von einigen Autoren [154, 179] die Meinung vertreten, daß die Clarazellen als Bildungsort der sog. oberflächenaktiven Phospholipide der Lunge anzusehen sind. Tatsächlich findet man nach Gabe von Präkursoren des Phospholipidstoffwechsels (C^{14}-Azetat oder C^{14}-Palmitat) eine starke Aktivität bereits einige Minuten nach intraperitonealer Injektion des Isotops in den Clarazellen [53]. Die Mehrzahl der Autoren nimmt jedoch an, daß die oberflächenaktiven Phospholipide in den Alveolarepithelzellen vom Typ II produziert werden. Offenbar verhält es sich so, daß für den alveolären oberflächenaktiven Film die Alveolarepithelzellen vom Typ II verantwortlich sind, während in den kleineren

---

[1]) Für die Überlassung der elektronenmikroskopischen Abbildungen sei an dieser Stelle Herrn Dr. Jerochin (Allunionsinstitut für Tuberkulose, Moskau - UdSSR) recht herzlich gedankt.

Bronchiolen ebenfalls ein oberflächenaktiver Film vorhanden ist, der einen Kollaps dieser Bronchiolen verhindern soll und möglicherweise von den Clarazellen produziert wird. Da die Phospholipide in den Clarazellen am endoplasmatischen Retikulum synthetisiert und als Lipoproteinkomplex in den Zysternen des endoplasmatischen Retikulums gespeichert werden, ist die Bedeutung der sekretorischen Granula, die keine Phospholipide enthalten [1, 154], noch unklar. Bemerkenswert ist der Enzymreichtum der Clarazellen, der besonders starke Aktivitäten oxidativer Enzyme des Embden-Meyerhof-Zyklus und Hexosemonophosphatshunt zeigt, während die Enzyme des Krebszyklus in wesentlich schwächerer Aktivität vorliegen. Eine starke Esteraseaktivität wurde im endoplasmatischen Retikulum nachgewiesen [119], während die apikale Plasmamembran eine Aktivität der alkalischen Phosphatase aufweist [72, 119]. Somit zeigt das Enzymspektrum der Clarazellen Ähnlichkeiten mit dem der Alveolarepithelzellen vom Typ II.

1.2. Alveolarepithel

Seit über 90 Jahren sind 2 Zelltypen des Alveolarepithels bekannt. Sie werden als Alveolarepithelzellen vom Typ I (Syn.: Flache Epithelzelle, Typ A-Zelle, membranöser Pneumozyt) und II (Syn.: Kubische oder granuläre Epithelzelle, Typ B-Zelle, große Epithelzelle, granulärer Pneumozyt) bezeichnet.

Die **Alveolarepithelzellen vom Typ I (AEZ I)** besitzen schmale und lange Zytoplasmafortsätze, die lichtmikroskopisch nicht erkennbar sind, und bedecken eine 25fach größere Fläche als die Alveolarepithelzellen vom Typ II [139]. Ihr Zytoplasma ist einfach strukturiert und enthält wenig Zellorganellen [8, 130, 195]. Sie stehen im wesentlichen im Dienste des Gasaustausches. Dies erklärt auch den geringen Enzymgehalt dieser Zellen (Abb. 2).

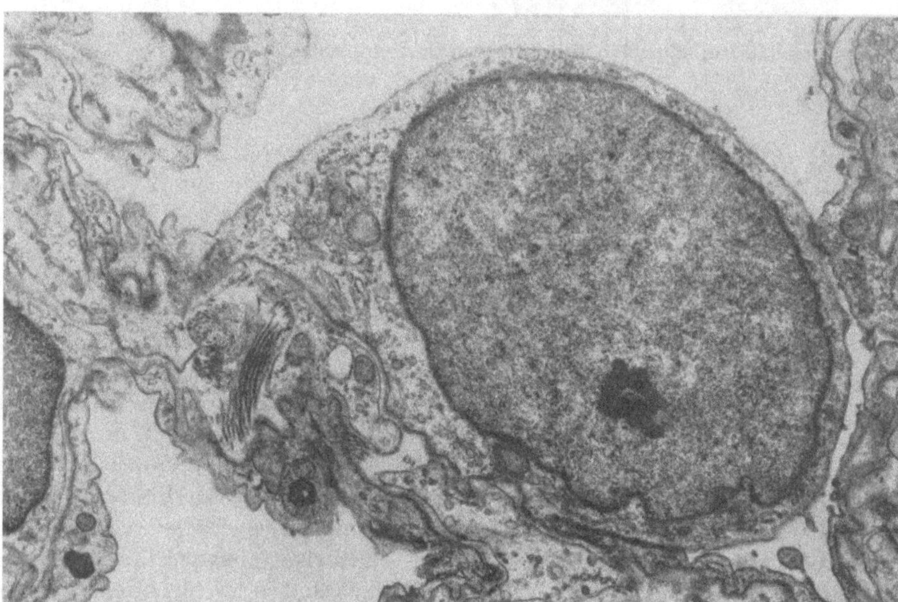

Abb. 2. AEZ I (Ratte). Wenig Zellorganellen.
Vergr. 12500fach.

Im Gegensatz dazu sind die **Alveolarepithelzellen vom Typ II (AEZ II)** sehr enzymreich. Nach allgemeiner Ansicht sollen sie die Bildungsstätte der oberflächenaktiven Phospholipide sein [2, 13, 18, 21, 24, 32, 33, 39, 73, 79, 87, 88, 91, 113, 115, 131, 142, 160, 199]. Elektronenmikroskopisch findet man eine große Anzahl von lamellären bzw. multivesikulären osmiophilen Körperchen (Abb. 3), die von Lysosomen [83, 94], Mitochondrien [24, 115, 174, 193] oder Golgimaterial [13, 180] abstammen sollen. Für die lysosomale Herkunft der osmiophilen Körperchen spricht die starke Aktivität hydrolytischer Enzyme, besonders der sauren Phosphatase, Arylsulfatase B und β-Glukuronidase [83]. Sowohl strukturelle Besonderheiten als auch das Enzymmuster der AEZ II weisen

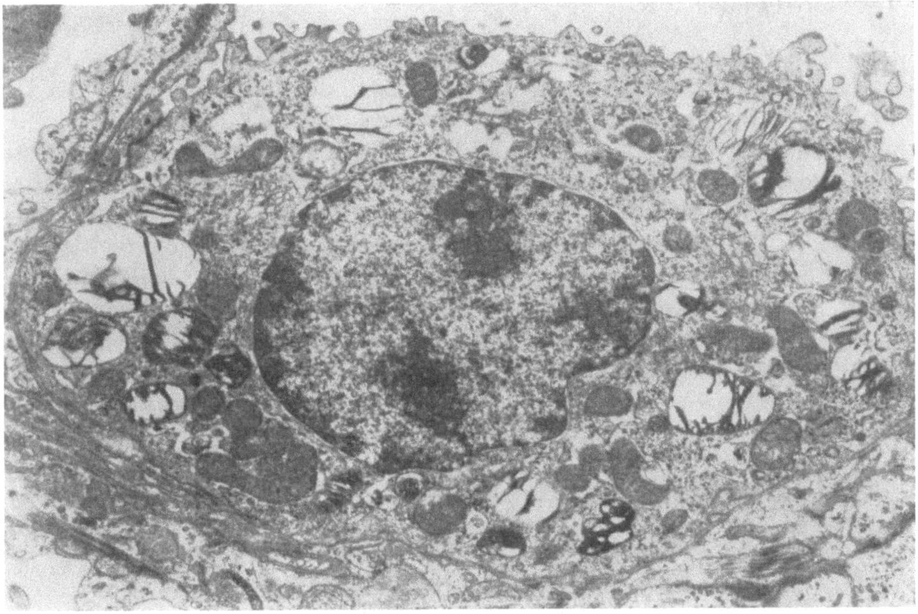

Abb. 3. AEZ II (Ratte). Reichlich osmiophile Körperchen.
Vergr. 10500fach.

darauf hin, daß diese Zellen eher eine sekretorische als eine phagozytäre Funktion besitzen. Die osmiophilen Körperchen sind die Vorstufen bzw. eine Speicherform oberflächenaktiver Phospholipide [6, 56, 159], wobei unserer Meinung nach die saure Phosphatase als Indikator einer sekretorischen Tätigkeit (Produktion der oberflächenaktiven Phospholipide) zu werten ist. Dafür spricht die auffallend grobgranuläre Reaktion der sauren Phosphatase im Zytoplasma der AEZ II, während bei phagozytär tätigen Zellen (Alveolarmakrophagen, Gewebsmakrophagen) dieses Enzym meist eine diffuse zytoplasmatische Verteilung zeigt. Die elektronenmikroskopisch nachgewiesene Aktivität der unspezifischen Esterase in den osmiophilen Körperchen [155] muß am ehesten als Lipaseaktivität aufgefaßt werden, denn es ist auffällig, daß die unspezifische Esterase an der Lunge gerade dort die höchsten Aktivitäten aufweist, wo auch am meisten Phospholipide vorkommen, d. h. in den AEZ II und Clarazellen. Die Lokalisierung der alkalischen Phosphatase an der Zelloberfläche spricht unter der Voraussetzung, daß dieses Enzym bei Membrantransportmechanismen (exkretorische Leistungen an Grenzmembranen) auftritt, dafür, daß der Ausschleusungsmechanismus des osmiophilen

Materials durch die Aktivität der alkalischen Phosphatase angezeigt wird. So geben diese beiden Enzyme, die saure und die alkalische Phosphatase, Anhaltspunkte über die Produktion und den Ausschleusungsvorgang oberflächenaktiver Phospholipide. Die starke Aktivität der Glukose-6-Phosphat-Dehydrogenase weist auf einen aktiven Pentosephosphatzyklus hin, der Pentose für Nukleotidderivate bereitstellt, die für die Phospholipidsynthese notwendig sind. Die AEZ II haben neben der sekretorischen auch eine reparative Funktion. Beim Untergang von AEZ I (diese Zellen sind auf Grund ihrer dünnen Zytoplasmaausläufer leicht lädierbar) proliferieren die AEZ II und können die Alveolarwand wieder vollständig auskleiden [57, 111, 156, 172, 184].

1.3. Makrophagen

Eine weitere, sehr wesentliche Zellart, die zum Abwehrsystem der Lunge gehört, sind die **Alveolarmakrophagen.** Ihre Aufgabe besteht darin, die Lungenoberfläche sauber und steril zu halten. Staubpartikel, Bakterien und verbrauchte Bestandteile des oberflächenaktiven Phospholipidfilms gelangen regelmäßig in das Alveolarlumen und müssen durch Phagozytose und Digestion beseitigt werden. In nicht pathologisch veränderten Lungen findet man normalerweise 1—2 Makrophagen in 10 Alveolen [22, 132, 149, 181]. Unter krankhaften Bedingungen ist ihre Zahl erheblich vermehrt. Die einseitige Betrachtung der Funktion dieser Zellart in ihrer „Straßenfegertätigkeit" vereinfacht das Problem sehr. Alveolarmakrophagen sind nicht nur in die unspezifische Phagozytoseleistung eingeschaltet, sondern an verschiedenen Formen der zellbedingten und humoralen Immunität mitbeteiligt. Weiterhin spielen sie eine erhebliche Rolle bei der Erkennung und Zerstörung von Tumorzellen. Beachtenswert ist ihre sekretorische Fähigkeit, die verschiedene Stoffgruppen umfaßt, wie lysosomale Enzyme, Interferon und andere biologisch aktive Substanzen.
Die Herkunft der Alveolarmakrophagen ist heute hinreichend bekannt. Es kann als gesichert angesehen werden, daß sie letztlich von den Blutmonozyten abstammen [31, 166, 196].
Die z. T. früher noch vertretene Ansicht, daß die Alveolarmakrophagen sich von den Alveolarepithelzellen ableiten, muß nach neueren Kenntnissen abgelehnt werden. Elektronenmikroskopisch zeigen Makrophagen im Gegensatz zu den AEZ II wenig endoplasmatisches Retikulum, einen kleinen Golgiapparat, reichlich Ribosomen, Lysosomen und Phagozytosevakuolen. Osmiophile Einschlüsse sind nur in geringer Menge nachzuweisen. Offenbar handelt es sich um phagozytiertes oberflächenaktives Material (Abb. 4). Enzymhistochemisch zeichnen sich Alveolarmakrophagen je nach ihrem Funktionszustand durch unterschiedlich starke Aktivitäten der sauren Phosphatase [7, 38, 44, 45, 126] und β-Glukuronidase [38, 97] aus. Die alkalische Phosphatase läßt sich nicht nachweisen. Durch dieses Enzymmuster unterscheiden sie sich deutlich von den Alveolarepithelzellen. *Wie die alkalische Phosphatase als Markerenzym für die AEZ II gilt, kann die saure Phosphatase als Markerenzym für die Alveolarmakrophagen angesehen werden.* Dieses Enzymmuster der Alveolarmakrophagen steht in Übereinstimmung mit ihrer Hauptfunktion, der Phagozytose [148]. Eine Stimulierung der Phagozytose in vivo durch Tuberkelbakterien führt zu einem Aktivitätsanstieg der sauren Phosphatase, β-Glukuronidase, Lipase und des Lysozyms [31]. Die respiratorische Aktivität der Alveolarmakrophagen ist im Gegensatz zu den anderen Phagozyten (Peritonealmakrophagen, Gewebsmakrophagen) relativ hoch [157]. Der Gehalt an Aryl-Hydrokarbon-Hydroxylase in den Makrophagen ist im Rahmen der Entgiftung kanzerogener aromatischer Kohlenwasserstoffe, wie Benzpyren, von wesentlicher Bedeutung [5]. In

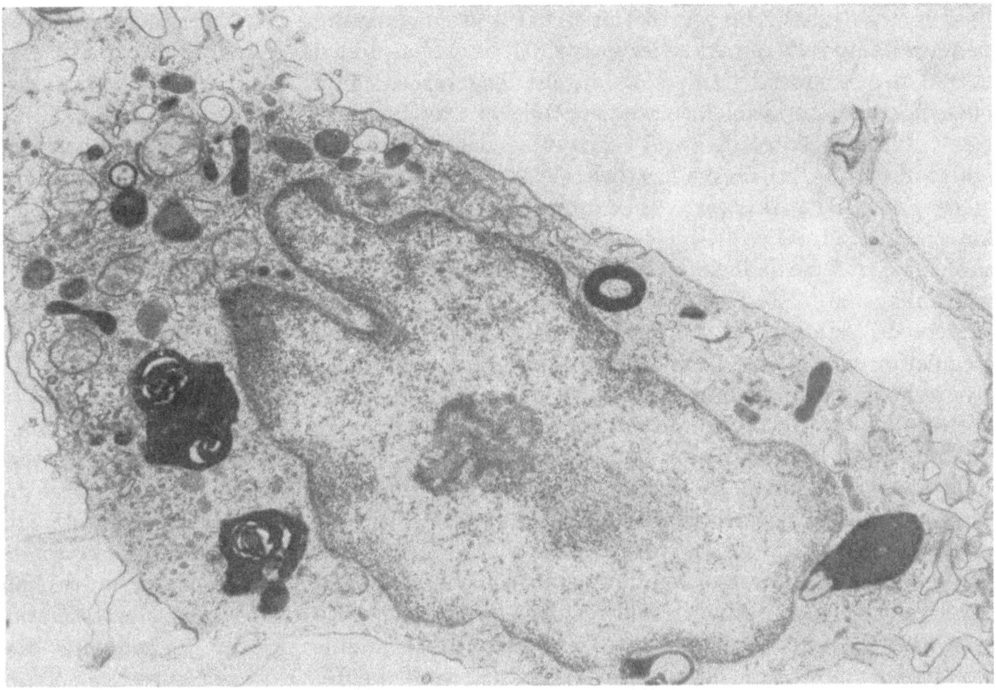

Abb. 4. Alveolarmakrophage (Ratte) mit phagozytierten oberflächenaktiven Phospholipiden. Vergr. 17500fach.

Makrophagen von Rauchern findet man einen höheren Gehalt an Aryl-Hydrokarbon-Hydroxylase als in Makrophagen von Nichtrauchern. Die unspezifische Esterase ist in den Alveolarmakrophagen im Bereich der Zellwand (äußere Plasmamembran) lokalisiert, wie es ultrastrukturelle Untersuchungen [108] zeigen. Dabei besteht auch bei diesem Enzym bezüglich der intrazellulären Lokalisation ein deutlicher Unterschied zu den AEZ II.

Neben den im Alveolarlumen vorkommenden sog. Alveolarmakrophagen findet man in der Lunge eine **zweite Population**, die zur Vermehrung befähigt ist und einen zusätzlichen Pool bei bestimmten Situationen mit erhöhtem Phagozytenbedarf darstellt. Es wird neuerdings sogar die Frage diskutiert, ob die im Interstitium der Lunge ruhende Makrophagenpopulation überhaupt von eingewanderten Blutmonozyten abstammt. Einige Faktoren sprechen dagegen. So findet man bei Patienten mit Leukosen, die über Monate intensiv chemotherapeutisch behandelt wurden, wobei eine Monozytopenie auftrat, einen regelrechten Gehalt von Makrophagen in der Lunge. Versuche an parabiotischen Ratten haben gezeigt, daß die ruhenden Makrophagen in der Lunge unabhängig von den zirkulierenden Monozyten sind. Es gibt Hinweise dafür, daß die Aktivierung eines dieser beiden Systeme, der ruhenden interstitiellen Makrophagen bzw. der monozytenabhängigen Makrophagen, eine Abhängigkeit von der Grunderkrankung zeigt.

So hat man gefunden, daß bei der tuberkulösen Infektion hauptsächlich aktivierte Monozyten beteiligt sind. Durch den Einfluß von Lymphokinen und phagozytierten Substanzen bilden die Makrophagen reichlich Enzyme und mikrobizide Substanzen. Sie entwickeln dabei eine gesteigerte Fähigkeit zur Wachstumshemmung von Tuberkelbakterien. Dagegen sind die interstitiellen (sog. ruhenden) Makrophagen stärker bei der

Phagozytose inhalierter partikulärer Bestandteile beteiligt. In Tierversuchen hat es sich erwiesen, daß die Aktivierung von Lysosomen und der Abbau von zugeführtem Fremdkörpermaterial (Mineralöl) durch Phagolysosomen in der interstitiellen Makrophagenpopulation ausbleibt, trotz erheblicher Phagozytoseleistung dieser Zellen [50].
Neben ihrer Eigenschaft zur Phagozytose zeigen die Alveolarmakrophagen auch eine sekretorische Aktivität, die letztlich von dem Funktionszustand der Makrophagenaktivierung abhängt. Aktivierte Makrophagen entstehen unter dem Einfluß von Lymphokinen und sind befähigt, biologisch aktive Substanzen zu produzieren. Dabei handelt es sich um unterschiedliche Sekretionsprodukte. So greifen einige Makrophagenprodukte wie Kollagenase, Elastase und lysosomale Enzyme in den Bindegewebsstoffwechsel ein. Andere Sekretionsprodukte beeinflussen lymphoide Zellen durch Hilfeleistung zur Regulation von Mitosen und Differenzierungen. Makrophagen bilden auch Interferon, Lysozym und Komplementfaktoren und sind somit in Abwehrvorgänge eingeschaltet. Weitere biologisch aktive Sekretionsprodukte sind Plasminogenaktivator, Prostaglandine, Nukleoside, zyklische Nukleotide, pyrogene Granulopoietine, chemotaktische Faktoren für Neutrophile und Faktoren, die die fibroblastische Proliferation und das Tumorwachstum beeinflussen. Wichtig in dieser Hinsicht ist die Tatsache, daß Makrophagen auch auf Hormone wie Nebenschilddrüsenhormon und Kalzitonin reagieren können. Man fand Rezeptoren für Insulin und Dexamethason. Makrophagen entwickeln dabei verschiedene glukokortikoid-reaktive Funktionen wie eine Hemmung der Sekretion von Elastase und anderen Proteasen sowie die Stimulierung von „angiotensin-converting-enzyme". Von besonderer Bedeutung sind die Beziehungen zwischen Makrophagensekretionsprodukten und der Synthese bzw. dem Abbau von Bindegewebsbestandteilen. Die Produktion eines fibroblastenstimulierenden Faktors spielt bei fibrosierenden Lungenerkrankungen eine wesentliche Rolle.
Daneben können Makrophagen auch Enzyme sezernieren, die zum Bindegewebsabbau befähigt sind. Kollagenase und Elastase wurde in Flüssigkeiten von Makrophagenkulturen gefunden, man kann sie jedoch nur schwer intrazellulär nachweisen. Die Makrophagenkollagenase wird wahrscheinlich als Proenzym (Prokollagenase) sezerniert, dagegen hat es noch keine Hinweise dafür gegeben, daß eine Proelastase existiert. Hemmer der Proteinsynthese führen zur Freisetzung von Kollagenase und Elastase. Diese Beobachtung zusammen mit dem fehlenden Nachweis von intrazellulären Enzymen oder Proenzymen sprechen für eine sehr schnelle Sekretion ohne wesentliche intrazelluläre Speicherung. Die Enzymsekretion wird durch verschiedene Stoffe wie Cytochalasin B, Kolchizin und Vinblastin stimuliert. Bei chronischen Zigarettenrauchern sind die Makrophagen zahlreicher (etwa 4—5mal häufiger), und die Einzelzelle ist auch größer als bei Nichtrauchern [90, 183]. Weiterhin beobachtet man zunehmend vielkernige Alveolarmakrophagen mit biochemisch nachweisbarer Aktivitätssteigerung verschiedener lysosomaler Enzyme [133]. Makrophagen von Rauchern sind somit metabolisch aktiver als Makrophagen von Nichtrauchern. In einem in-vitro-System wurde gefunden, daß Makrophagen von Rauchern signifikant mehr Staphylokokken (*Staphylokokkus aureus*) aus einem Kulturmedium entfernen als Makrophagen von Nichtrauchern. Chronisches Zigarettenrauchen stimuliert die Makrophagen in vivo, und diese Aktivierung überwiegt den akuten depressorischen Effekt von Zigarettenrauch, der in vitro beobachtet wurde. Die aktivierten Makrophagen von Rauchern sind offenbar auch eine Quelle von elastolytischer Aktivität, denn elastaseähnliche Enzyme wurden in Alveolarmakrophagen von Rauchern nachgewiesen [55]. Diese Elastase ist überwiegend in der zytosomalen Fraktion lokalisiert. Es handelt sich um eine Serinprotease mit einem maximalen elastolytischen Effekt bei einem pH von 8,6

[47]. Offenbar wird dieses Enzym als Proenzym freigesetzt, da es eine Inkubationsperiode benötigt, um aktiv zu werden. Diese Befunde lassen an Zusammenhänge zwischen Alveolarmakrophagen und Entstehung des Lungenemphysems bei Rauchern denken.

Bei Lungenspülungen wurde ein azellulärer hochmolekularer Faktor erhalten, der Makrophagen agglutinieren kann. Er wird als makrophagenagglutinierender Faktor (MagF) bezeichnet [74] und besteht aus einem Komplex von Hyaluronsäure und Protein. Hyaluronidase kann MagF-zusammengeklumpte Makrophagen wieder dissoziieren. Makrophagen enthalten einen Rezeptor für MagF, der durch Trypsin zerstört wird, aber gegen Neuraminidase resistent ist. Da MagF Makrophagen, aber nicht Monozyten, Lymphozyten oder Granulozyten agglutiniert, kann dieser Faktor wichtig bei der Bildung von allergischen Granulomen sein.

Wenig Einblick hat man noch in die Beziehungen zwischen Alveolarmakrophagen und dem Abbau der oberflächenaktiven Phospholipide. Es wird angenommen, daß die Alveolarmakrophagen Surfactantbestandteile phagozytieren und abbauen, möglicherweise aber auch Dipalmitoyllecithin, einen Hauptbestandteil des Surfactantsystems, synthetisieren können.

Pulmonale Makrophagen können die spezifische Antikörperbildung der B-Lymphozyten fördern. Die Beteiligung der Makrophagen an diesem Vorgang ist noch nicht bis in alle Einzelheiten geklärt. Offenbar haben sie eine Bedeutung bei der Antigenaufnahme (Phagozytose), Verarbeitung und bei der Weiterleitung von Informationen. Es gibt keine genauen Hinweise, ob und in welcher Form Lungenmakrophagen mit lymphoiden Zellen in Verbindung treten. In zunehmendem Maße steht hierbei der Begriff der „aktivierten" Makrophagen im Vordergrund. Diese meist auch durch Lymphokine oder Interferon aktivierten Zellen zeigen verstärkte Aktivitäten der Phagozytose, Bakteriostase, Enzymsekretion und selektiven Zellzerstörung [170, 176, 177].

Bei malignen Tumoren bestehen zwei Möglichkeiten zur Zerstörung von Tumorzellen durch Makrophagen. Einerseits kommt eine immunologisch-spezifische Aktion vor, wobei Makrophagen Tumorzellen unter Mitwirkung von T-Lymphozyten zerstören (sog. „zytotoxische" Makrophagen). Andererseits existiert auch eine sogenannte unspezifische Zytotoxizität (sog. „aktivierte" Makrophagen). So wurde eine Ingestion und Digestion von Tumorzellen durch Makrophagen nachgewiesen [12, 109]. Die Digestion ist ein lysosomaler Vorgang und erklärt auch die Aktivierung lysosomaler Enzyme der Makrophagen, die im Abbau von Tumorgewebe beteiligt sind. Daneben wird neuerdings eine auf nicht-phagozytärer Grundlage ablaufende Schädigung von Tumorzellen durch aktivierte Makrophagen diskutiert, die darauf beruht, daß die Makrophagen mit den Tumorzellen in Verbindung treten, ohne sie selbst zu phagozytieren [75, 128]. Dies erfolgt durch Ausbildung zytoplasmatischer Ausläufer der Makrophagen, die an die Tumorzelloberfläche heranreichen. Danach kommt es durch Exozytose zum Übertritt von Lysosomen aus dem Zytoplasma der Makrophagen in die Tumorzelle, die dann durch die freiwerdenden hydrolytischen Enzyme (besonders die saure Phosphatase) zerstört wird [23, 102, 103]. Tierexperimentelle Untersuchungen sprechen für eine Beziehung zwischen Makrophagengehalt und biologischem Verhalten bzw. der Metastasierungstendenz von Tumoren.

Bei Krebspatienten wurden Funktionsstörungen der Makrophagen in Form von chemotaktischen Defekten nachgewiesen. Über 60% der Patienten mit verschiedenen Karzinomtypen haben eine anomale monozytenchemotaktische Reaktionsfähigkeit in vitro. Untersuchungen an Patienten vor und nach chirurgischer Behandlung zeigen, daß die normale chemotaktische Reaktion nach der Entfernung von malignen Tumoren innerhalb von Wochen wieder hergestellt wird, als Hinweis dafür, daß der Tumor die monozytenchemotaktische Fähigkeit des Wirtsorganismus beeinflußt. Diese gestörte Makrophagenfunktion entsteht offenbar durch einen Faktor mit niederem Molekulargewicht, der von den Tumorzellen produziert wird. Ähnliche Verhältnisse konnten auch bei normalen Mäusen nachgewiesen werden, an denen nach Gabe dieses Faktors eine Depression der Peritonealmakrophagenanhäufung und Chemotaxis auftrat, aber paradoxerweise eine verstärkte Phagozytose.

Unsere bisherigen Erkenntnisse zeigen, daß die vielfältigen Funktionen der Lungenmakrophagen noch nicht bis in alle Einzelheiten geklärt sind. Dies äußert sich nicht zuletzt in verschiedenen Definitionen, wie aktivierte, induzierte, stimulierte oder differenzierte Makrophagen. Was dabei gemeint ist, sollte in Zukunft besser definiert sein und auf exakten Befunden basieren, die Kriterien über die Morphologie (Zahl und Größe, Enzymmuster), den Stoffwechsel, die Phagozytose und andere biologische Aktivitäten erfassen.

2. Histochemische Befunde beim Bronchialkarzinom

2.1. *Eigenes Material*

Zur Untersuchung gelangte weitgehend auslesefreies Operationsmaterial einer Lungenklinik (Forschungsinstitut für Lungenkrankheiten, Berlin-Buch), wobei insgesamt 100 Bronchialkarzinome mit histologischen, histochemischen und zytologischen Methoden ausgewertet wurden.
Am häufigsten ist das Plattenepithelkarzinom (48% aller Bronchialkarzinome), gefolgt vom Adenokarzinom (33% aller Bronchialkarzinome). Dies ist charakteristisch für ein Resektionsmaterial, bei dem die Plattenepithelkarzinome überwiegen und die schnell wachsenden kleinzelligen Karzinome relativ selten vorkommen. 70% unserer Bronchialkarzinome sind periphere Tumoren. Auffällig ist das zahlenmäßige Überwiegen der Frauen bei den reifen Adenokarzinomen.
Klinische Symptome äußern sich am häufigsten in Form von Husten, Auswurf und Dyspnoe. Dabei sind jedoch immerhin $^{1}/_{3}$ aller Bronchialkarzinome klinisch stumm. Die stärksten Raucher finden wir unter den Trägern der Plattenepithelkarzinome und kleinzelligen Karzinome. Träger reifer Adenokarzinome zeigen den geringsten Tabakkonsum. Unter 100 Bronchialkarzinomen finden wir nur 5 Nichtraucher. Über die Hälfte aller Bronchialkarzinome (58%) wurde durch die Volksröntgenreihenuntersuchung (VRRU) entdeckt, am häufigsten das reife Adenokarzinom.

2.2. *Auswahl der untersuchten Enzyme*

Bei der Enzymauswahl im Rahmen der histochemischen Methodik wurde davon ausgegangen, möglichst große Funktionskreise des Tumorstoffwechsels zu erfassen. Im Vordergrund stehen dabei Enzyme des Kohlenhydratstoffwechsels. Folgende Enzyme wurden von uns untersucht:

1. **Alkalische Phosphatase** (E.C. 3.1.3.1)
   Azofarbstoffmethode mit Naphthol-AS-BS-Phosphat [129].
2. **Saure Phosphatase** (E.C. 3.1.3.2)
   Azofarbstoffmethode mit hexazotiertem Pararosanilin und Naphthol-AS-BS-Phosphat [129].
3. **Unspezifische Esterasen** (E.C. 3.1.1.1.—8)
   L-Naphthylazetatmethode in Anlehnung an Pearse [161, 162].
4. **β-Glukuronidase** (E.C. 3.2.1.31)
   Naphthol-AS-BI-Glukuronidmethode in Anlehnung an Hayashi und Mitarb. [98].
5. **Leuzinaminopeptidase** (E.C. 3.4.1.1)
   L-Leuzin-β-naphthylamid als Substrat in Anlehnung an Nachlas und Mitarb. [150].
6. **Sukzino-Dehydrogenase** (E.C. 1.3.99.1)
   Methode in Anlehnung an Nachlas und Mitarb. [150].

7. **NADH-Zytochrom-Oxidoreduktase** (E.C. 1.6.2.1)
   Methode in Anlehnung an Nasu und Viale [153].
8. **Glukose-6-Phosphat-Dehydrogenase** (E.C. 1.1.1.49)
   Methode in Anlehnung an Hess und Mitarb. [101].
9. **Laktat-Dehydrogenase** (E.C. 1.1.1.27)
10. **Glutamat-Dehydrogenase** (E.C. 1.4.1.2)
11. **L-Glyzerophosphat-Dehydrogenase** (E.C. 1.1.2.1)
12. **Isozitrat-Dehydrogenase** mit den Koenzymen NAD und NADP (E.C. 1.1.1.41; 1.1.1.42)
    Diese pyridinnukleotid-gebundenen Dehydrogenasen wurden in Anlehnung an Pearse [162] nach einem einheitlichen Schema nachgewiesen.
13. **Monoaminooxidase** (E.C. 1.4.3.4) nach Glenner und Mitarb. [80].
14. **Adenosintriphosphatase** (E.C. 3.6.1.4)
    Methode nach Wachstein und Meisel [197].
15. **Adenosintriphosphatase** (E.C. 3.6.1.3)
    Methode nach Padykula und Herman [158].
16. **Adenosinmonophosphatase** (5'-Nukleotidase) (E.C. 3.1.3.5)
    Methode nach Wachstein und Meisel [197].

Abbildung 5 gibt einen Überblick über die Stellung der untersuchten Enzyme im intermediären Stoffwechsel.

Als Leitenzyme für den Zitratzyklus wurden die Sukzino-Dehydrogenase und Isozitrat-Dehydrogenase gewählt. Einen Überblick über die Atmungskette liefert die NADH-Zytochrom-Oxidoreduktase. Eine Zentralstellung im Glukoseabbau nimmt das Glukose-6-Phosphat ein. Durch die Glukose-6-Phosphat-Dehydrogenase erhält man einen Überblick über den Pentosephosphat-Zyklus (Hexose-Monophosphat-Shunt), der für die Nukleinsäuresynthese und Bereitstellung von NADPH für die Stimulierung der Lipogenese wichtig ist. Der Glukoseabbau im Rahmen der anaeroben Glykolyse wird durch die Laktat-Dehydrogenase erfaßt, die den letzten Schritt der anaeroben Glykolyse, die Umwandlung von Pyruvat zu Laktat („späte Glykolyse") katalysiert. Eine Verbindung zwischen dem Kohlenhydrat- und Fettstoffwechsel (Bildung von Neutralfetten) stellt die L-Glyzerophosphat-Dehydrogenase her, wobei dieses Enzym im Rahmen des Glyzerinphosphat-Shuttle eine Elektronentransportfunktion vom Zytoplasma in die Mitochondrien übernimmt. Eiweißabbauende Reaktionen innerhalb des Stoffwechsels der Proteine werden durch Peptidasen nachgewiesen. Aminopeptidasen sind Peptidasen, die endständige Aminosäuren vom C- oder N-terminalen Ende abspalten. Sie besitzen ein breites proteolytisches Wirkungsspektrum mit Überschneidung ihrer Substratspezifität, so daß die histochemisch nachgewiesene Leuzinaminopeptidase eine Reihe verwandter Peptidasen mit erfaßt. Beim oxidativen Abbau der Aminosäuren nimmt die Glutamat-Dehydrogenase eine zentrale Stellung ein. Viele Aminogruppen der Aminosäuren, die durch Transaminasen gespalten wurden, sammeln sich als L-Aminogruppen im L-Glutamat an. L-Glutamat wird unter Mitwirkung der Glutamat-Dehydrogenase als L-Ketoglutarat in den Zitratzyklus eingeschleust. Somit steht dieses Enzym am Ende des Abbaus der glukoplastischen Aminosäuren (besonders Glutamin, Arginin, Histidin und Prolin) und stellt eine der Hauptverbindungen zwischen Kohlenhydrat- und Aminosäurestoffwechsel dar. Da die Reaktion L-Ketoglutarat—Glutamat reversibel ist, kann die Glutamat-Dehydrogenase auch die Bildung von Glutaminsäure aus L-Ketoglutarat katalysieren.

Die β-Glukuronidase katalysiert, indem sie die β-glykosidische Bindung der Glukuronide spaltet, den Abbau von Glukuroniden zu Glukuronat. Der tierische Organismus ist in der Lage, Glukuronsäure mit verschiedenen Verbindungen (organische Alkohole, Phenole, Hydroxysteroide, Säuren und Amine) unter Glukuronidbildung zu konjugieren. Dadurch werden diese Verbindungen in einen besser wasserlöslichen Zustand gebracht und können leichter ausgeschieden werden. Dieser Vorgang ist für den Organismus als „Entgiftungsfunktion“ (besonders bei Kopplung mit Phenolen) von Bedeutung, er spielt aber auch in der Entfernung von Abbauprodukten des Stoffwechsels und der Hormone (Medikamente, Toxine, Bilirubin, Thyroxin, weibliche Sexualhormone) eine große Rolle.

Natürlich vorkommende Amine wie Noradrenalin, Dopamin, Phenyläthylamin, Serotonin und Tryptamin werden durch die Monoaminooxidase oxidiert (Abbau aromatischer Monoamine durch oxidative Desaminierung). Adenosintriphosphatasen gehören zu den Nukleosidphosphatasen und spalten endständig Orthophosphatgruppen von energiereichen Pyrophosphatbindungen (P∼P) ab. Es gibt verschiedene Isoenzyme mit unterschiedlichen pH-Optima.

ATP hat eine große Bedeutung für die Phosphat- und Energieübertragung und kann gleichzeitig als Substrat für die Nukleinsäuresynthese eingesetzt werden. Die Adenosinmonophosphatase (5'-Nukleotidase) spaltet Adenosin-5'-phosphat (Muskeladenylsäure) und Inosin-5'-phosphat.

Die unspezifische alkalische Phosphatase ist eine Phosphomonoesterase vom Typ I. Diese Phosphomonoesterasen sind im tierischen Organismus weit verbreitet und liegen in Form mehrerer Isoenzyme vor. Eine Phosphomonoesterase vom Typ II ist die unspezifische saure Phosphatase. Als lysosomales Enzym spielt sie bei intrazellulären Abbauvorgängen (Phagozytose) eine erhebliche Rolle. Unspezifische Esterasen katalysieren die Spaltung und z. T. auch Synthese von Karbonsäureestern. Diese große Gruppe verschiedener, nahe verwandter Enzyme zeigt ein unterschied-

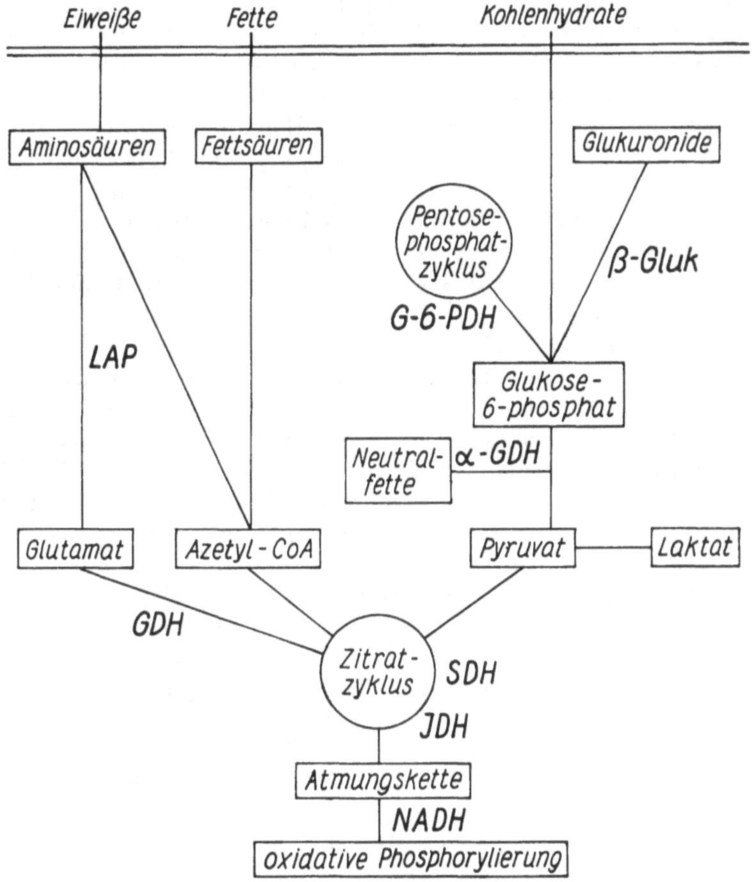

Abb. 5. Stellung der untersuchten Enzyme im Stoffwechsel.

liches Verhalten gegenüber Substraten und Inhibitoren. Es werden mit der L-Naphthylazetatmethode auch Lipasen erfaßt. Da gerade an der Lunge Phospholipide als Bestandteil des sog. oberflächenaktiven Systems von entscheidender funktioneller Bedeutung sind, wurde zusätzlich der Phospholipidnachweis durchgeführt.
Für die Erfassung eines breiten Spektrums cholinhaltiger Phospholipide wählten wir die Phosphomolybdänsäurereaktion (PMS-Reaktion) nach LANDING und Mitarb. [121] aus, während Phospholipide des Surfactantsystems bevorzugt fluoreszenzmikroskopisch mit Phosphin-3R bzw. einer einfachen, von uns entwickelten Schnellmethode nachgewiesen wurden.

2.3. Enzymhistochemisches Muster des Bronchialkarzinoms

2.3.1. Alkalische Phosphatase

Die unspezifische alkalische Phosphomonoesterase (Phosphomonoesterase vom Typ I; abgekürzt: alkalische Phosphatase) gehört zu den hydrolytischen Enzymen, die für den Abbau von Phosphatestern verantwortlich sind. Der chemischen Zusammensetzung nach ist die alkalische Phosphatase ein Glykoprotein. Magnesiumionen aktivieren sie in Gehirn, Niere und Knochenmark auf das 5—15fache, in Darm und Plazenta auf das 1,2—2fache. Diese Aktivierung ist pH-abhängig und erreicht bei pH 10 ein Optimum. Dem Hauptvorkommen bzw. der Organlokalisation nach sind 5 Isoenzyme der alkalischen Phosphatase bekannt, die im Darm, der Leber, dem Knochen, der Plazenta und im Tumorgewebe vorkommen. Sie werden als Darm-, Leber-, Knochen- oder Plazentatyp bezeichnet und unterscheiden sich durch ihre Hemmbarkeit mittels verschiedener Aminosäuren (L-Phenylalanin, L-Homoarginin), Hitzestabilität, elektrophoretische Wanderungsgeschwindigkeit und ihr immunologisches Verhalten. Das im Tumorgewebe vorkommende Isoenzym wird als REGAN-Isoenzym bezeichnet. Nach neueren Untersuchungen sind bei menschlichen Tumoren außer dem REGAN-Isoenzym weitere Isoenzyme bekannt, die als NAGAO-Isoenzym, REGAN-Variante und Non-REGAN-Isoenzym bezeichnet werden.
In der Zelle kommt die alkalische Phosphatase in der Plasmamembran (Zellwand), dem Kern, den Mitochondrien, dem endoplasmatischen Retikulum, den Lysosomen sowie dem Golgiapparat vor. Über die funktionelle Bedeutung der alkalischen Phosphatase ist bisher relativ wenig bekannt. Offenbar spielt sie bei Transphosphorylierungsvorgängen an Grenzflächen eine bedeutende Rolle, d. h., ihre wesentliche Funktion ist der aktive Transport und die Absorption an Membranen. Wenn man die normale Verteilung dieses Enzyms im menschlichen und tierischen Organismus verfolgt und in Relation zur Funktion setzt, kann man tatsächlich dort, wo Transportmechanismen durch eine Zellmembran stattfinden, eine starke Aktivität beobachten. Beispiele dafür sind Dünndarmepithelzellen, Kapillaren, Niere, Leber, Plazenta, Fibroblasten, Alveolarepithelzellen, polymorphkernige Leukozyten und auch das Tumorgewebe. An den Dünndarmzotten ist die alkalische Phosphatase an der Oberfläche der Epithelzellen lokalisiert und steht in enger Beziehung zur resorptiven Funktion des Dünndarms. So wurde bei fettreicher Diät eine deutliche Aktivierung der alkalischen Phosphatase im Dünndarmepithel beobachtet. In den Endothelzellen der Kapillaren ist die alkalische Phosphatase ebenfalls nachweisbar. Mit Hilfe dieses Enzyms kann man die Kapillarverteilung eines Gewebes gut untersuchen. Besonders deutlich kommt sie in lymphatischem Gewebe (Lymphknoten, Milz) zur Darstellung. In Tumoren kann man die Verteilung des Kapillarnetzes mit Hilfe der alkalischen Phosphatase besonders gut erkennen, wenn das

Tumorgewebe negativ reagiert. Auch hier wird angenommen, daß die Aktivität der alkalischen Phosphatase im Zusammenhang mit dem Stoffwechselaustausch zwischen Blut und perikapillärem Gewebe steht. In der Niere findet man eine deutliche Aktivität der alkalischen Phosphatase in den Bürstensäumen der Tubulusepithelzellen, also auch an Stellen eines aktiven Stoffwechselaustausches zwischen Zelle und Lumen des Harnkanälchens. Die alkalische Phosphatase stellt in der Leber selektiv die Gallekapillaren (kanalikuläre Mikrovilli) dar, d. h. man erfaßt den Ausschleusungsmechanismus der in der Leberzelle gebildeten Galle in die Gallekanälchen. An der Plazenta wird die Absorption von mütterlichen Nährstoffen angezeigt. Ähnliche Verhältnisse liegen bei einer aktiven Stoffwechselleistung der Fibroblasten vor. Kommt es zur Neubildung von Bindegewebe, so findet man in den Fibroblasten eine deutliche Aktivität der alkalischen Phosphatase. Sie tritt dann auf, wenn die von den Fibroblasten gebildeten fibrillären Vorstufen des Kollagens aus der Zelle ausgeschleust werden. Ähnliche Verhältnisse findet man im Rahmen der Knochenneubildung. Hier ist die alkalische Phosphatase in den Osteoblasten in starker Aktivität vorhanden. Deutliche Enzymaktivitäten werden bei osteoblastischen Veränderungen (Morbus Paget, Frakturen, osteoblastische Metastasen, einigen Knochentumoren) gesehen. An der Lunge beobachtet man eine deutliche Aktivität der alkalischen Phosphatase in den AEZ II. Es ist bekannt, daß die AEZ II oberflächenaktive Phospholipide bilden, die durch die Zellwand in das Alveolarlumen abgegeben werden. Hier spielt offenbar die alkalische Phosphatase für den Transport dieser oberflächenaktiven Phospholipide durch die Zellwand eine Rolle. Weniger geklärt sind die Verhältnisse in polymorphkernigen Leukozyten. Besonders bei infektiösen Erkrankungen ist die Aktivität der alkalischen Phosphatase in den Leukozyten stark erhöht. Dabei bestehen keine Zusammenhänge zwischen der Leukozytenphosphatase und der alkalischen Serumphosphatase.

Die ersten Beobachtungen über eine Enzymaktivität im Tumorgewebe gehen auf das Jahr 1941 zurück, als KABAT und FURTH [110] beim osteogenen Sarkom den Nachweis einer Enzymaktivität im Tumorgewebe erbrachten. Seitdem wurde dieses Enzym in wechselnder Häufigkeit in zahlreichen menschlichen und tierexperimentell erzeugten Tumoren nachgewiesen.

Aus den bisher vorliegenden Erfahrungen, die sich aus der Literatur ergeben, kann man bezüglich der Phosphataseaktivität im Tumorgewebe 3 Gruppen aufstellen:

1. Gewächse, die häufig phosphatasepositiv sind. Die Aktivität ist selten gleichmäßig über den ganzen Tumor verteilt, sondern tritt überwiegend herdförmig auf. Zu dieser Gruppe gehören Bronchialkarzinome, Chorionepitheliome, Dysgerminome und hypernephroide Nierenkarzinome.
2. Gewächse, die relativ selten phosphatasepositiv sind. Dazu gehören Mammakarzinome, Magenkarzinome, Leberkarzinome, Ovarialkarzinome, Uteruskarzinome und Pleuramesotheliome.
3. Gewächse, die generell keine Aktivität der alkalischen Phosphatase erkennen lassen. Es handelt sich überwiegend um nicht epitheliale gut- und bösartige Tumoren (Sarkome, Neurinome und Thymome).

Man kann diese Ergebnisse jedoch nicht verallgemeinern, da systematische Untersuchungen eines größeren Materials kaum vorliegen, so daß die zahlreichen Einzelbeobachtungen keine signifikanten Schlüsse zulassen und die z. T. divergierenden Anschauungen erklären. Daher schien es uns gerechtfertigt, ein zahlenmäßig größeres Material eines Organs systematisch zu untersuchen, um genauere Kenntnisse über die Verteilung der Enzyme im Tumorgewebe zu erhalten. Beim Bronchialkarzinom wird in der Literatur immer wieder darauf hingewiesen, daß die Adenokarzinome im Gegensatz zu den anderen Formen des Bronchialkarzinoms eine deutliche Aktivität der alkalischen Phosphatase aufweisen. Damit taucht zwangsläufig die Frage auf, ob sich dieses Enzym für eine Typendifferenzierung der Bronchialkarzinome heranziehen läßt, wobei besonders an solche Fälle gedacht wird, bei denen die Unterscheidung zwischen einem Plattenpithelkarzinom und unreifem Adenokarzinom schwierig ist. Die alkalische Phosphatase ist nur bei einem Teil der Bronchialkarzinome im Tumorgewebe nachweisbar. Generell gilt, daß die Enzymaktivität nicht regelmäßig über den gesamten Tumor verteilt, sondern nur an einzelnen Stellen in unterschiedlich starkem Ausmaß vorhanden ist. So ergibt sich das typische Bild mit herdförmig positiven Arealen (Abb. 6). In 51% sind die Randbezirke und in 2% die zentralen Anteile des Tumors bevorzugt enzymaktiv. Bei 34% der Bronchialkarzinome reagieren gleichmäßig sowohl periphere als auch zentrale Anteile herdförmig positiv und nur bei 13% läßt sich eine diffuse Aktivität über dem gesamten Tumor nachweisen. Bis auf die diffus reagierenden Tumoren, bei denen es sich um Adenokarzinome handelt, zeigt sich keine Beziehung zwischen dem histologischen Typ des Tumors und der Lokalisation phosphatasepositiver Areale innerhalb des Tumorgewebes. Aus Tabelle 2 ist ersichtlich, daß bei allen Bronchialkarzinomen zusammengenommen in 41% der Fälle die alkalische Phosphatase nachweisbar ist. Dabei zeigen sich hinsichtlich des histologischen Typs deutliche Unterschiede. Am häufigsten findet man die alkalische Phosphatase bei reifen Adenokarzinomen, während sie beim kleinzelligen Bronchialkarzinom und Alveolarzellkarzinom fehlt. Dazwischen stehen die Plattenepithelkarzinome, wobei bemerkenswerterweise auch hier die mehr reifen verhornten Formen häufiger positiv reagieren als die nicht verhornten Formen. Generell gilt, daß die reifen Formen der Karzinome einen anteilmäßig höheren Reaktionsausfall der alkalischen Phosphatase erkennen lassen als unreife und wenig differenzierte Karzinome. Das Gleiche gilt sinngemäß für die Reaktionsintensität (Stärke des Reaktionsausfalls). Hier besteht folgende Reihenfolge: reifes Adenokarzinom > verhorntes Plattenepithelkarzinom > nicht verhorntes Plattenepithelkarzinom > unreifes Adenokarzinom > mittelgroßzelliges undifferenziertes Karzinom (Tab. 2). Bei der histologischen Untersuchung findet man das Reaktionsprodukt der alkalischen Phosphatase im Zytoplasma der Tumorzellen, z. T. unter Betonung der Zellwände.

Um einen Vergleich zu erhalten, inwieweit unsere Ergebnisse mit denen in der Literatur übereinstimmen, haben wir aus den einzelnen Publikationen alle Bronchialkarzinome zusammengefaßt, die auf das Vorliegen der alkalischen Phosphatase hin untersucht wurden. Es sind insgesamt 146 Fälle; die Zahl der Beobachtungen schwankt zwischen 1 und 56 [4, 19, 26, 28, 54, 67, 71, 140, 185, 201]. Im Gegensatz zu unseren Untersuchungen wurden von den meisten Autoren die Plattenepithelkarzinome und Adenokarzinome nicht weiter differenziert. So ist aus der Literaturzusammenstellung ersichtlich, daß in 88% der Adenokarzinome die alkalische Phosphatase nachweisbar ist. Wir fanden bei den reifen Adenokarzinomen die alkalische Phosphatase ebenfalls in 88% aller Fälle, bei reifen und unreifen Adenokarzinomen zusammengenommen jedoch nur in 57%, da die unreifen Formen lediglich in 25% phosphatasepositiv sind. Die Plattenepithelkarzinome (verhornte und nicht verhornte zusammengenommen) zeigen an unserem Material in 43% aller Fälle eine Aktivität der alkalischen Phosphatase im Tumorgewebe, während die Fälle aus der Literaturzusammenstellung lediglich in 29% positiv sind. Unsere insgesamt 7 kleinzelligen Karzinome sind alle phosphatasenegativ; in der Literatur werden unter insgesamt 10 kleinzelligen Karzinomen 2 positive Fälle beschrieben. Aus diesen Beobachtungen läßt sich die Schlußfolgerung ziehen, daß die

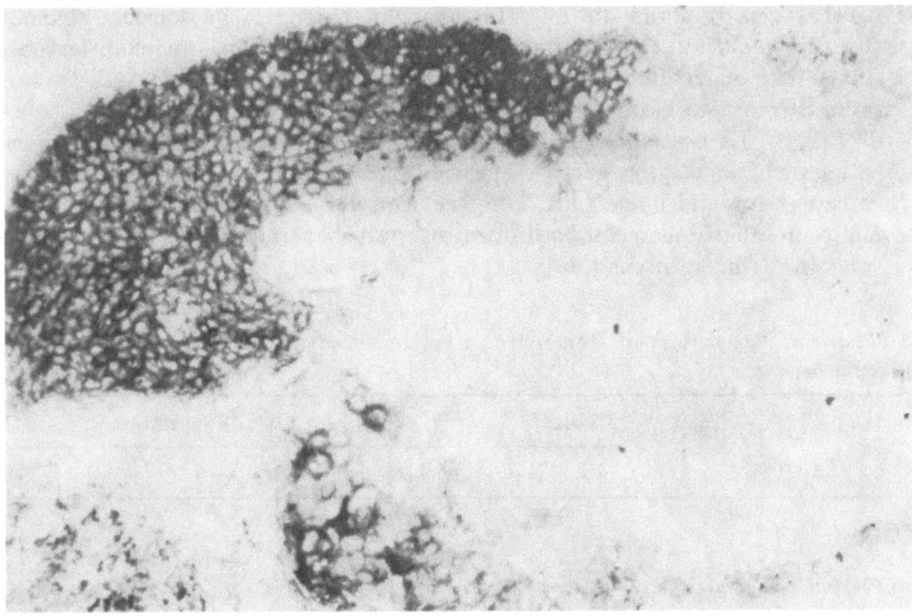

Abb. 6. Nicht verhorntes Plattenepithelkarzinom. Alkalische Phosphatase. Unregelmäßig verteilte Enzymaktivität.
Vergr. 100fach.

Tabelle 2: Alkalische Phosphatase bei verschiedenen histologischen Typen des Bronchialkarzinoms.

	absolut		%		Reaktionsstärke			
	pos.	neg.	pos.	neg.	∅	+	++	+++
Nicht verhorntes Plattenepithelkarzinom	15	22	40	60	22	15	—	—
Verhorntes Plattenepithelkarzinom	6	5	55	45	5	5	1	—
Adenokarzinom (reif)	15	2	88	12	2	6	8	1
Adenokarzinom (unreif)	4	12	25	75	12	3	1	—
Mittelgroßzelliges undifferenziertes Karzinom	1	7	12	88	7	1	—	—
Kleinzelliges Karzinom	0	7	0	100	7	—	—	—
Polymorphzelliges Karzinom	0	2	0	100	2	—	—	—
Alveolarzellkarzinom	0	2	0	100	2	—	—	—
Insgesamt:	41	59	41	59	59	30	10	1

alkalische Phosphatase am häufigsten in reifen drüsigen Bronchialkarzinomen vorkommt, daneben aber auch relativ häufig in Plattenepithelkarzinomen beobachtet wird. Offenbar ergeben sich Beziehungen zum Reifegrad des Tumors, denn reife Adenokarzinome bzw. verhornte Plattenepithelkarzinome sind häufiger phosphatasepositiv als unreife Adenokarzinome bzw. nicht verhornte Plattenepithelkarzinome.

Unabhängig von der Aktivität der alkalischen Phosphatase im Tumorgewebe findet man in der Hälfte der Fälle eine herdförmige Enzymaktivität im Tumorstroma. Besonders an Präparaten, bei denen die Aktivität der alkalischen Phosphatase mit einem roten

Farbstoff sichtbar gemacht und die mit Hämatoxylin gegengefärbt wurden, erkennt man, daß die Enzymaktivität im Zytoplasma von Bindegewebszellen lokalisiert ist. Eine Aufschlüsselung nach dem Tumortyp zeigt, daß die Aktivität der alkalischen Phosphatase im Stroma am häufigsten beim verhornten Plattenepithelkarzinom beobachtet wird (Tab. 3). Es besteht keine Beziehung zwischen der Aktivität im Tumorgewebe und im Stroma, d. h. negativ reagierende Karzinome zeigen durchaus eine positive Stromareaktion und umgekehrt. Die Reaktion der alkalischen Phosphatase im Tumorstroma ist in allen Fällen nur herdförmig nachweisbar und, wie es aus Tabelle 3 ersichtlich ist, von geringer Intensität.

Tabelle 3: Alkalische Phosphatase im Tumorstroma bei verschiedenen histologischen Typen des Bronchialkarzinoms.

	absolut		%		Reaktionsstärke			
	pos.	neg.	pos.	neg.	∅	+	++	+++
Nicht verhorntes Plattenepithelkarzinom	19	18	51	49	18	19	—	—
Verhorntes Plattenepithelkarzinom	8	3	73	27	3	6	2	—
Adenokarzinom (reif)	7	10	41	59	10	7	—	—
Adenokarzinom (unreif)	9	7	56	44	7	9	—	—
Mittelgroßzelliges undifferenziertes Karzinom	3	5	37	63	5	3	—	—
Kleinzelliges Karzinom	3	4	43	57	4	3	—	—
Polymorphzelliges Karzinom	1	1	50	50	1	1	—	—
Alveolarzellkarzinom	0	2	0	100	2	—	—	—
Insgesamt:	50	50	50	50	50	48	2	—

2.3.2. Saure Phosphatase

Unspezifische saure Phosphatasen sind im tierischen und menschlichen Organismus weit verbreitet. Besonders enzymreich sind Prostata, Milz und Leber. Auf Grund ihres pH-Optimums und der Hemmbarkeit durch verschiedene Substanzen kennt man 3 gruppenspezifische (isodyname) Phosphomonoesterasen, die als Phosphomonoesterase vom Typ II, III und IV bezeichnet werden. Sie haben alle ihr Wirkungsoptimum im sauren pH-Bereich. Am häufigsten findet man im menschlichen Organismus die Phosphomonoesterase vom Typ II, die mit Ausnahme vom Knochensystem und den Erythrozyten in fast allen Organen vorkommt. Die Phosphomonoesterase vom Typ III wird in Niere, Leber, Darmschleimhaut und Erythrozyten gefunden, während der Typ IV nur in den Erythrozyten vorkommt. Somit können in einzelnen Organen (Niere, Leber, Darm) 2 isodyname Typen nebeneinander vorkommen.

Neben den gruppenspezifischen Formen existiert eine noch unbekannte Zahl von Isoenzymen. Allein in der Prostata wurden mit Hilfe der Stärkegelelektrophorese 13 aktive Zonen mit 4 Gruppen nachgewiesen, die sich durch unterschiedliche Mobilität bei gleichem pH-Optimum unterscheiden. In Leber und Granulozyten wurden je 4, in Plazenta und Lymphozyten je 3 Isoenzyme der sauren Phosphatase nachgewiesen.

In der Zelle ist das Enzym an die Lysosomen gebunden und liegt daher in nicht löslicher Form vor. Nur an der Prostata und der Leber wurden im Zytoplasma lokalisierte und somit lösliche Isoenzyme beschrieben. Die Unterschiede im Reaktionsausfall zwischen der Metallsalzmethode und der Azofarbstoffmethode dürften am ehesten substratabhängig sein. Obwohl die Metallsalzmethode ein breiteres Spektrum erfaßt, muß den Azofarbstoffmethoden wegen der fehlenden Kernartefakte der Vorzug gegeben werden. Dabei sind die Naphthol-AS-phosphate den Naphthylphosphaten im sauren Bereich überlegen. Über die Funktion der sauren Phosphatase ist bisher relativ wenig bekannt. Man nimmt an, daß sie bestimmte Aufgaben im Eiweißstoffwechsel hat. So wird bei der Leberregeneration ein deutlicher Anstieg der sauren Phosphatase beobachtet. Die Hauptfunktion besteht im intrazellulären Abbau von phagozytiertem Fremdmaterial. Dafür spricht die hohe Aktivität in Makrophagen, Riesenzellen und Osteoklasten. Weiterhin wird angenommen, daß die saure Phosphatase eng mit sekretorischen Leistungen einer Zelle in Zusammenhang zu bringen ist. So findet man einen sekretionsabhängigen Reaktionsausfall der sauren Phosphatase in den sekretorisch aktiven myoepithelialen granulierten Zellen (juxtaglomerulären Zellen) der Niere. Auch die Bildung der oberflächenaktiven Phospholipide in den osmiophilen Lamellenkörperchen der AEZ II wird durch die Aktivität der sauren Phosphatase angezeigt. In drüsigen Organen, wie Prostata und Samenblasen ist ebenfalls eine deutliche Aktivität der sauren Phosphatase nachzuweisen. Der Uterus zeigt in der Mitte der Sekretionsphase eine zunehmend starke Reaktion im Zytoplasma der Drüsenzellen, die sogar die Anfärbungsstärke während der Schwangerschaft übertrifft.

Die saure Phosphatase wurde in zahlreichen menschlichen Tumoren (besonders Karzinomen) in unterschiedlich starker Intensität nachgewiesen. Man findet sie in Lungentumoren [27, 185, 200], Prostatakarzinomen, hypernephroiden Nierenkarzinomen, Hepatomen, Hirntumoren, Magen- und Darmkarzinomen, Mammakarzinomen, Uteruskarzinomen, Ovarialtumoren, Plattenepithelkarzinomen der Mundhöhle und anderen Tumoren.

Die Enzymaktivitäten variieren je nach Organlokalisation erheblich. Extrem hohe Werte werden beim Prostatakarzinom gefunden und sind daher von diagnostischem Wert bei der Suche nach einem Prostatakarzinom. Hohe Aktivitäten der sauren Phosphatase findet man bei ACTH-produzierenden Tumoren, Phäochromozytomen, Nebennierenrindentumoren, Nebenschilddrüsentumoren, Chorionepitheliomen, Histiozytomen, Onkozytomen, Harnblasenkarzinomen, Magenkarzinomen, Zylindromen und Karzinoiden. Niedrige Aktivitäten werden bei Bronchialkarzinomen, Kolonkarzinomen, Mammakarzinomen, Schilddrüsenkarzinomen, hypernephroiden Nierenkarzinomen, Seminomen, Ovarialtumoren, Knochentumoren und einer Reihe von mesenchymalen Tumoren gefunden. Bei induzierten Tumoren im Tierexperiment wurden sowohl bei Karzinomen als auch bei Sarkomen schwache und z. T. auch stark schwankende Aktivitäten der sauren Phosphatase beobachtet. Relativ schwache Werte findet man bei Fibrosarkomen, Papillomen der Haut, Plattenepithelkarzinomen der Haut, Nierenadenomen und -karzinomen, Hirntumoren, Uteruskarzinomen und Lymphomen. Hohe Werte werden bei verschiedenen Sarkomen (Yoshida-Sarkom, Jensen-Sarkom, Sarkom R-312) und bei Leberkarzinomen gefunden. An experimentell erzeugten Lungentumoren (histologisch handelt es sich meist um Adenome) sehen einzelne Autoren [29, 76] eine deutliche Aktivität der sauren Phosphatase, andere wiederum relativ schwache Werte [186].

Die saure Phosphatase zeigt bei allen untersuchten Bronchialkarzinomen ein recht charakteristisches Verhalten. Man findet generell einen schwachen Reaktionsausfall im Zytoplasma der Tumorzellen. Nur in 11% konnte keine eindeutige Aktivität nachgewiesen werden (Tab. 4). Bei verlängerter Inkubationszeit ließen sich jedoch auch hier noch Spuren nachweisen. Bei der Aufschlüsselung nach dem histologischen Typ des Tumors zeigt es sich, daß unreife Karzinome häufiger negativ reagieren als reife drüsige Karzinome (Tab. 4). Bezüglich der Reaktionsstärke besteht folgende Rangordnung: reifes Adenokarzinom > Alveolarzellkarzinom > nicht verhorntes Plattenepithelkarzinom > polymorphzelliges Karzinom > mittelgroßzelliges undifferenziertes

Tabelle 4: Saure Phosphatase bei verschiedenen histologischen Typen des Bronchialkarzinoms.

	absolut		%		Reaktionsstärke			
	pos.	neg.	pos.	neg.	∅	+	++	+++
Nicht verhorntes Plattenepithelkarzinom	34	3	81	19	3	34	–	–
Verhorntes Plattenepithelkarzinom	9	2	82	18	2	9	–	–
Adenokarzinom (reif)	17	0	100	0	–	10	7	–
Adenokarzinom (unreif)	13	3	81	19	3	13	–	–
Mittelgroßzelliges undifferenziertes Karzinom	7	1	87	13	1	7	–	–
Kleinzelliges Karzinom	5	2	71	29	2	5	–	–
Polymorphzelliges Karzinom	2	0	100	0	–	2	–	–
Alveolarzellkarzinom	2	0	100	0	–	2	–	–
Insgesamt:	89	11	89	11	11	82	7	–

Karzinom > verhorntes Plattenepithelkarzinom > kleinzelliges Bronchialkarzinom > unreifes Adenokarzinom.

Betrachtet man die Einzelzellen, so ist das Enzym meist gleichmäßig verteilt im Zytoplasma nachweisbar. Lediglich reife Adenokarzinome zeigen vereinzelt eine bevorzugt basale oder apikale Anfärbung. Offenbar hängt die Enzymaktivität vom Differenzierungsgrad des Tumors ab, da bei Adenokarzinomen ein stärkerer Enzymgehalt in den reifen Formen gefunden wird. Beim Plattenepithelkarzinom heben sich die Hornperlen durch ihre verstärkte Enzymaktivität deutlicher hervor (Abb. 7).

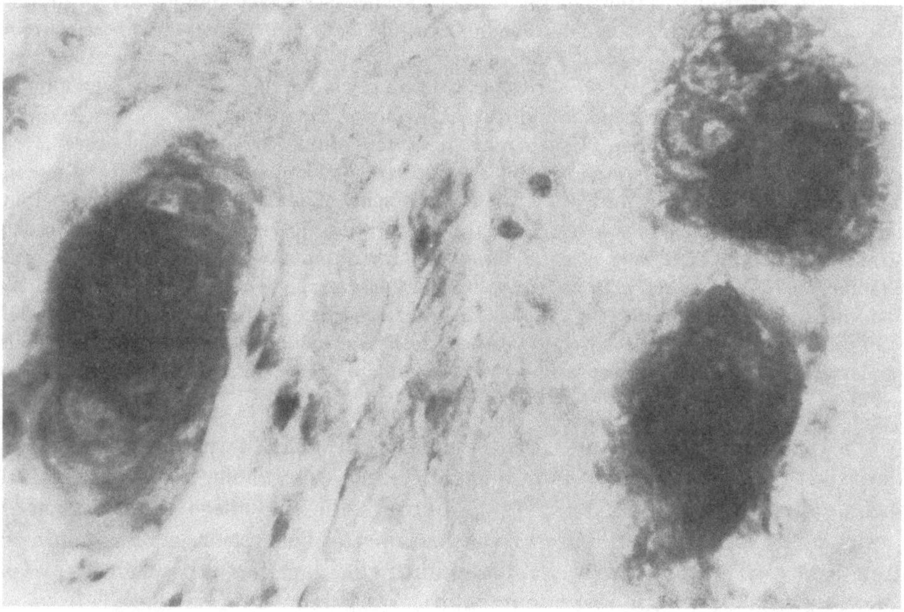

Abb. 7. Verhorntes Plattenepithelkarzinom. Saure Phosphatase. Deutliche Aktivität in Hornperlen.
Vergr. 100fach.

In $^2/_3$ aller Karzinome beobachtet man ähnlich wie bei der alkalischen Phosphatase eine herdförmige Aktivität der sauren Phosphatase im Tumorstroma, wobei sich das Enzym im Zytoplasma der Bindegewebszellen nachweisen läßt. Am häufigsten wird die Stromaaktivität beim kleinzelligen Bronchialkarzinom, polymorphzelligen Bronchialkarzinom und beim verhornten Plattenepithelkarzinom gesehen. Die Reaktionsstärke ist unterschiedlich; allgemein gilt, daß sie bei den Plattenepithelkarzinomen stärker als bei den Adenokarzinomen ausgeprägt ist (Tab. 5).
Makrophagen und Fremdkörperriesenzellen sind mit Hilfe der sauren Phosphatase gut im Tumorgewebe darstellbar (Abb. 8). Man kann auf diese Weise einen Überblick über die Zahl und Verteilung dieser Zellelemente gewinnen.

Tabelle 5: Saure Phosphatase im Tumorstroma bei verschiedenen histologischen Typen des Bronchialkarzinoms

	absolut		%		Reaktionsstärke			
	pos.	neg.	pos.	neg.	∅	+	++	+++
Nicht verhorntes Plattenepithelkarzinom	24	13	65	35	13	18	5	1
Verhorntes Plattenepithelkarzinom	9	2	82	18	2	5	3	1
Adenokarzinom (reif)	12	5	71	29	5	12	—	—
Adenokarzinom (unreif)	9	7	60	40	7	7	1	1
Mittelgroßzelliges undifferenziertes Karzinom	5	3	62	38	3	4	1	—
Kleinzelliges Karzinom	7	0	100	0	—	5	1	1
Polymorphzelliges Karzinom	2	0	100	0	—	2	—	—
Alveolarzellkarzinom	0	2	0	100	2	—	—	—
Insgesamt:	68	32	68	32	32	53	11	4

2.3.3. Unspezifische Esterase

Esterasen (Karbonsäure-Esterasen) sind eine Gruppe von hydrolytischen Enzymen, die vor allem die Spaltung, z. T. auch die Synthese von Karbonsäureestern katalysieren. Es handelt sich um eine Vielzahl von Enzymen mit unterschiedlicher Substratspezifität, einem breiten pH-Optimum, das sich von pH 5 bis 9 erstreckt, und unterschiedlichem Verhalten gegenüber Hemmstoffen.
Mit histochemischer Methodik lassen sich bisher 5 Esterasegruppen erfassen, die u. a. auf Grund ihres Verhaltens gegenüber organischen Phosphaten (E 600) in folgende Gruppen eingeteilt werden:

1. A-Esterase (Arylesterase, E 600-resistent)
2. B-Esterase (Karboxylesterase, E 600-empfindlich)
3. C-Esterase (Azetylesterase, E 600-resistent, aktivierbar mit p-Chlormercuribenzoat)
4. Azetylcholinesterase
5. Cholinesterase.

Innerhalb dieser 5 Hauptgruppen existieren viele Isoenzyme. Sie variieren von Organ zu Organ und Spezies zu Spezies. Mit α-Naphthylazetat als Substrat werden alle 5 Esterasegruppen erfaßt. In der Zelle sind die Esterasen in den Mikrosomen und Lysosomen lokalisiert. Esterasen spalten vorwiegend kurzkettige Ester, Lipasen dagegen langkettige

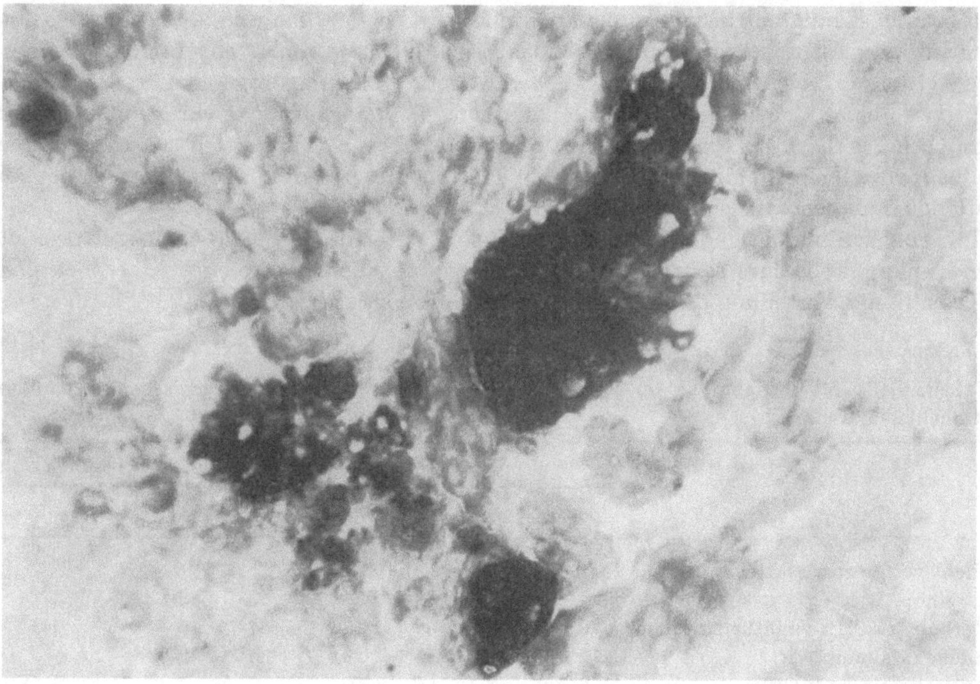

Abb. 8. Nicht verhorntes Plattenepithelkarzinom. Saure Phosphatase. Schwache Aktivität im Zytoplasma der Tumorzellen. Starke Aktivität in Fremdkörperriesenzellen.
Vergr. 500fach.

Ester. Hier gibt es aber Überschneidungen in der Form, daß einige Esterasen auch langkettige Ester und einzelne Lipasen kurzkettige Ester hydrolysieren können. Daher ist nicht auszuschließen, daß mit einzelnen histochemischen Nachweisverfahren für unspezifische Esterasen die Aktivität von Lipasen miterfaßt wird. Dies scheint besonders für die Lunge bedeutungsvoll zu sein, da man eine starke Aktivität der unspezifischen Esterase im Bronchial- und Bronchiolarepithel, der Bronchialwandmuskulatur, den AEZ II und den Alveolarmakrophagen findet. Die Aktivität im Bronchialepithel, Alveolarepithel und den Alveolarmakrophagen zeigt eine weitgehende Übereinstimmung mit der Höhe des Phospholipidgehalts dieser Zellen.
Hier ist durchaus die Tatsache in Erwägung zu ziehen, daß in die Aktivität der unspezifischen Esterase auch eine Aktivität von Lipasen mit eingeht. So konnte mit der Tween-Methode im Bronchialepithel und Alveolarepithel eine Lipaseaktivität nachgewiesen werden.
Über die funktionelle Bedeutung der Esterasen ist relativ wenig bekannt. Es wird eine Beteiligung am Proteinstoffwechsel angenommen, da Esterasen der Leber Amide und Aminosäureester hydrolysieren. Die z. T. deutliche Enzymaktivität in phagozytierenden Makrophagen zeigt die Beteiligung an Phagozytosevorgängen. Die Transformation der Monozyten in den phagozytär aktiven Makrophagen geht mit einem Aktivitätsanstieg der unspezifischen Esterase einher, wobei die Monozyten einen NaF-sensiblen Typ der unspezifischen Esterase aufweisen.
Im Tumorgewebe soll eine Korrelation zwischen der Aktivität der unspezifischen Esterase und dem Proteinstoffwechsel in der Form bestehen, daß Tumoren mit hohem Proteinstoffwechsel auch eine hohe Aktivität an unspezifischer Esterase aufweisen.

Bemerkenswert erscheint die Beobachtung von MUNJAL und Mitarb. [146, 147], daß eine enge Korrelation zwischen der Esteraseaktivität und dem Gehalt an karzinoembryonalem Antigen im Tumorgewebe besteht.

Der Esterasegehalt des Tumorgewebes wird sowohl im Rahmen biochemischer Untersuchungen als auch mit histochemischer Methodik recht unterschiedlich angegeben. Biochemisch ist er relativ gering und gegenüber dem Muttergewebe meist vermindert. Histochemisch wurde die unspezifische Esterase beim Menschen in einer Vielzahl verschiedener Tumoren nachgewiesen, wie in Mammakarzinomen, Uteruskarzinomen, Ovarialkarzinomen, Dysgerminomen, Magen- und Darmkarzinomen, Hirntumoren, hepatozellulären Karzinomen, Prostatakarzinomen, Plattenepithelkarzinomen der Mundhöhle, Speicheldrüsenkarzinomen und auch Bronchialkarzinomen [137, 185, 201]. Dabei werden an den verschiedenen Organtumoren unterschiedliche Befunde angegeben, die sich von negativ bis zu stark positiv erstrecken. Nach MONIS und WEINBERG [140] zeigen $^2/_3$ aller Karzinome eine deutliche Esteraseaktivität, während mesenchymale Tumoren meist negativ oder nur schwach positiv reagieren. Schilddrüsenkarzinome, Uteruskarzinome, Kolonkarzinome und Pankreaskarzinome zeigen die stärksten Aktivitäten an unspezifischer Esterase. Variable Befunde sind an Bronchialkarzinomen, Ovarialkarzinomen und Magenkarzinomen zu erheben.
Die starken Schwankungen im Esterasegehalt menschlicher Tumoren dokumentieren sich auch im Tierversuch. Hohe Aktivitäten wurden bei Plattenepithelkarzinomen der Haut und Karzinosarkomen der Niere beobachtet. Einen nur schwachen bzw. fehlenden Esterasegehalt findet man bei Lungentumoren, Mammakarzinomen, Uteruskarzinomen und verschiedenen Sarkomen. Biochemisch konnten COHEN und BITTNER [37] beim Mammakarzinom der Maus eine Abnahme der Esteraseaktivität im Vergleich zum Muttergewebe feststellen.

Beim Bronchialkarzinom des Menschen wird die Esterase in unterschiedlicher Häufigkeit beobachtet. WILLIGHAGEN und Mitarb. [201] fanden in 46 von 54, ELIZALDE und MILLER [54] in 2 von 5 und COHEN und Mitarb. [36] in keinem von 3 Bronchialkarzinomen eine Aktivität der unspezifischen Esterase. Zusammengenommen sind das 75% positive und 25% negative Befunde. An unserem umfangreichen Material finden wir nur 47% positive Fälle, d. h., die Hälfte aller Bronchialkarzinome ist esterasenegativ. Diese Differenz erklärt sich dadurch, daß unser Material nach dem histologischen Typ weiter aufgeschlüsselt wurde, wobei die meist negativ reagierenden kleinzelligen und undifferenzierten Karzinome in diesen Wert mit eingehen. Die unspezifische Esterase zeigt ähnlich wie die alkalische Phosphatase ein verschiedenartiges Verhalten im Tumorgewebe. In der Hälfte der Fälle läßt sich dieses Enzym in unterschiedlicher Intensität nachweisen. Bei den negativen Fällen fanden wir nach einer erheblichen Verlängerung der Inkubationszeit vielfach noch eine sehr schwache Aktivität im Zytoplasma der Tumorzellen. Innerhalb der einzelnen histologischen Typen des Bronchialkarzinoms sind die reifen drüsigen Karzinome und das verhornte Plattenepithelkarzinom am häufigsten esterasepositiv (Tab. 6). Dagegen waren die kleinzelligen Bronchialkarzinome durchweg negativ.
Die Enzymaktivität ist nur in 26% der Fälle gleichmäßig über den gesamten Tumor verteilt. Besonders beim reifen Adenokarzinom ist dies der Fall. In 33% aller esterasepositiven Bronchialkarzinome liegt eine bevorzugt periphere Lokalisation vor (Abb. 9), während 41% unregelmäßige Verteilungsbilder aufweisen, wobei die Aktivität unterschiedlich stark in Einzelzellen bzw. kleineren Tumorzellgruppen ausgeprägt ist. Auch die Auswertung der Reaktionsstärke innerhalb der verschiedenen Tumorarten zeigt eine verstärkte Intensität der reifen drüsigen Karzinome. Es besteht folgende Rangordnung: reifes Adenokarzinom > Alveolarzellkarzinom > verhorntes Plattenepithelkarzinom > nicht verhorntes Plattenepithelkarzinom > mittelgroßzelliges undifferenziertes Karzinom. Zusammenfassend zeigen diese Befunde eine häufig positive und meist starke Enzymaktivität der reifen Adenokarzinome, die oft über den gesamten Tumor gleichmäßig

Tabelle 6: Unspezifische Esterase bei verschiedenen histologischen Typen des Bronchialkarzinoms.

	absolut		%		Reaktionsstärke			
	pos.	neg.	pos.	neg.	⌀	+	++	+++
Nicht verhorntes Plattenepithelkarzinom	16	21	43	57	21	14	2	–
Verhorntes Plattenepithelkarzinom	8	3	73	37	3	7	1	–
Adenokarzinom (reif)	13	4	76	24	4	9	4	–
Adenokarzinom (unreif)	6	10	37	63	10	6	–	–
Mittelgroßzelliges undifferenziertes Karzinom	2	6	25	75	6	2	–	–
Kleinzelliges Karzinom	0	7	0	100	7	–	–	–
Polymorphzelliges Karzinom	0	2	0	100	2	–	–	–
Alveolarzellkarzinom	2	0	100	0	0	2	–	–
Insgesamt:	47	53	47	53	53	40	7	–

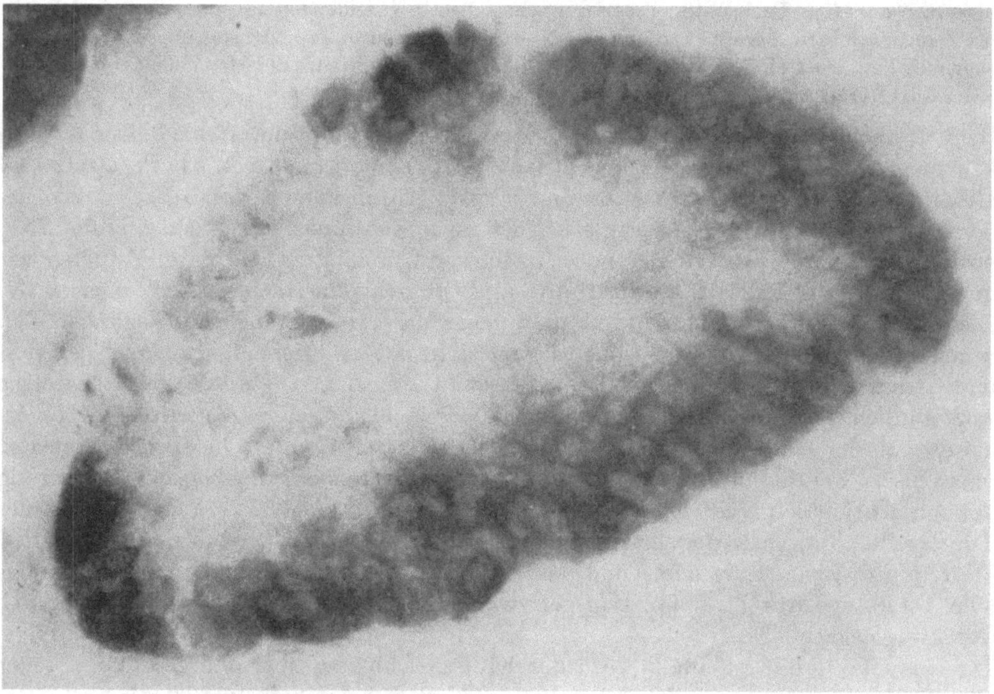

Abb. 9. Nicht verhorntes Plattenepithelkarzinom. Unspezifische Esterase. Unterschiedlich starke Aktivität in einem kleinen Tumorzellzapfen unter Bevorzugung peripherer Anteile.
Vergr. 500fach.

verteilt ist. Dagegen sind die Plattenepithelkarzinome nicht so häufig esterasepositiv, die Enzymaktivität ist weniger stark ausgeprägt und zeigt innerhalb der einzelnen Tumoren eine stark schwankende Verteilung, die sich häufig von negativ bis zu stark positiv reagierenden Arealen erstreckt.

Daß Zusammenhänge zwischen der Esteraseaktivität und der Keratinisierung bestehen,

wurde beim Plattenepithelkarzinom beobachtet. Hornperlen zeigen eine deutliche Aktivität der unspezifischen Esterase [25, 201].
Im Tierexperiment (Plattenepithelkarzinome der Mäusehaut) fanden Yoshimura und Mitarb. [203] einen Anstieg der A-Esterase sowie einen Abfall der B- und C-Esterase.
Bei den Bronchialkarzinomen konnten wir die Beobachtung machen, daß nach einer stark verlängerten Inkubationszeit in vorher negativ reagierenden Tumoren oft noch eine schwache Aktivität erkennbar ist. Diese Tatsache spricht dafür, daß möglicherweise die Esterase bei diesen Tumoren vorhanden war, aber im Laufe der Zeit verschwand. Ähnliche Verhältnisse findet man bei den Plattenepithelkarzinomen an der Übergangszone von normalem Zylinderepithel zu atypischem Plattenepithel. Die Esteraseaktivität des Zylinderepithels verschwindet dabei zunehmend in Richtung des atypischen Plattenepithels.

2.3.4. β-Glukuronidase

β-Glukuronidasen sind Enzyme mit einer Spezifität zur β-Glykosidkette, d. h., sie spalten die β-glykosidische Bindung zahlreicher Glukuronide.
Sie kommen im Organismus in vielen Organen vor. Besonders enzymreich sind Leber, Niere, Milz, Haut, Magen-Darm-Kanal, Nebenniere, Schilddrüse und Ovar.
Im wesentlichen haben die β-Glukuronidasen 4 Funktionen im Organismus:

1. Die Hydrolyse von konjugierten Glukuroniden.
   Die Glukuronidsynthese ist in quantitativer Hinsicht gesehen die wichtigste synthetische Entgiftungsreaktion bei Mensch und Tier. Eine wesentliche Rolle spielen dabei Leber, Niere, Magen-Darmschleimhaut und die äußere Haut. Eine Glukuronidsynthese wird auch in der Lunge beobachtet.
2. Eine Beteiligung am Östrogenstoffwechsel.
   Bei Schwangerschaft werden erhöhte Werte der β-Glukuronidase im Blut, Uterus, Ovar, Mammagewebe und der Plazenta gefunden. Nach Ovarektomie findet man im Tierversuch einen Abfall des Enzymgehalts im Uterus. Werden anschließend Östrogene appliziert, kehrt der Enzymgehalt im Uterus wieder zur Norm zurück. Auf Grund dieser Befunde wird eine Teilnahme der β-Glukuronidase am steroidhormoninduzierten Organwachstum (besonders des Uterus) diskutiert.
3. Eine Beteiligung am Abbau der Glykosaminoglykane (Mucopolysaccharide).
   Hyaluronsäure enthält Glukuronsäure. Endprodukte des Hyaluronsäureabbaus werden durch β-Glukuronsäure weiter abgebaut.
4. Funktionen im Rahmen der Zellproliferation.
   Die β-Glukuronidase kann als partieller Index des Zellwachstums gewertet werden.

Beziehungen bestehen zwischen der Aktivität der β-Glukuronidase in der Mäuseleber und -niere und dem Ausmaß der zellulären Proliferation. Die β-Glukuronidase ist im Mäuseuterus ein Index des Wachstums dieses Organs.
Weiterhin bestehen enge Beziehungen zwischen der Enzymaktivität und einer Organatrophie. Beim Fasten und einer durch Röntgenbestrahlung induzierten Atrophie wurde eine erhöhte Aktivität der β-Glukuronidase in den atrophischen Organen gefunden.
In den 50er Jahren konnten durch zahlreiche biochemische und histochemische Untersuchungen enge Beziehungen zwischen dem Tumorwachstum und der Aktivität der β-Glukuronidase festgestellt werden. Dabei fand sich in den meisten Fällen eine gegenüber dem Normalgewebe erhöhte Aktivität dieses Enzyms im Tumorgewebe.
Die anfangs optimistischen Einschätzungen der Bedeutung dieses Enzyms im Rahmen

der Tumordiagnostik haben sich nicht bestätigt. Erhöhte Enzymwerte sind Ausdruck einer Zellproliferation und finden sich daher nicht nur beim Tumorwachstum, sondern auch bei einer Reihe von regenerativen bzw. reparativen Prozessen (z. B. nach Hepatektomie).

In der Zelle ist die β-Glukuronidase in den Lysosomen, im endoplasmatischen Retikulum, in den Zisternen des Golgi-Apparates, in der Kernmembran und an der Hüllmembran von Mitochondrien lokalisiert. Beim histochemischen Nachweis der β-Glukuronidase führen unterschiedliche Nachweismethoden zu unterschiedlichen Ergebnissen. Auf Grund unserer Erfahrungen hat sich am Tumormaterial die Simultankupplungsmethode mit Naphthol-AS-Bl-β-D-Glukuronid als Substrat und hexazotiertem Pararosanilin als Kuppler am besten bewährt.

In zahlreichen histochemischen Untersuchungen wurde das Enzym in verschiedenen Tumoren in relativ hoher Aktivität nachgewiesen. Deutliche Aktivitäten wurden bei Hirntumoren, Uteruskarzinomen, Magenkarzinomen, Mundhöhlenkarzinomen, Bronchialkarzinomen, Kolonkarzinomen Mammakarzinomen, Pankreaskarzinomen, Ovarialkarzinomen, Ösophaguskarzinomen und Nierenkarzinomen nachgewiesen. Sarkome reagieren meist negativ. Auch bei verschiedenen tierischen Tumoren (Rous-Sarkom, Mammakarzinom der Maus, Plattenepithelkarzinom der Mäusehaut, Fibrosarkom der Maus, Bronchialadenome und Adenokarzinome der Lunge von Ratte und Maus) wurden histochemisch deutliche Aktivitäten an β-Glukuronidase gefunden.

Biochemische Untersuchungen von Cohen und Bittner [37], die eine Erhöhung der β-Glukuronidase im Mammakarzinom der Maus erkennen ließen, bestätigen die histochemischen Befunde. Sie wurden durch weitere biochemische Untersuchungen bestätigt. Dabei findet man bei vielen Tumoren (Magen-Darmkarzinome, Lungensarkome, Chondrosarkome) einen Anstieg des Enzymgehalts auf das Doppelte, bei einigen (Mammakarzinome) sogar auf das Zwanzigfache [86]. Erhöhte Enzymwerte finden sich bei Uteruskarzinomen in der Vaginalflüssigkeit, bei Harnblasenkarzinomen im Urin und bei verschiedenen metastasierenden Organkrebsen in Pleuraergüssen und Bauchhöhlenergüssen.

Auf Grund der inkonstanten Befunde mit zahlreichen Überlappungen und großen Streuwerten sind diese biochemischen Enzymbestimmungen für eine Routinediagnostik nicht geeignet.

An der Lunge wurde die β-Glukuronidase von Melnick [137] in 26 von 31 Bronchialkarzinomen, d. h. in 84% aller Tumoren nachgewiesen. Diese Zahl steht mit unseren Ergebnissen (73% positive Befunde) in weitgehender Übereinstimmung (Tab. 7). In bezug auf die Häufigkeit glukuronidasepositiver Tumoren stehen die kleinzelligen und

Tabelle 7: β-Glukuronidase bei verschiedenen histologischen Typen des Bronchialkarzinoms.

	absolut		%		Reaktionsstärke			
	pos.	neg.	pos.	neg.	∅	+	++	+++
Nicht verhorntes Plattenepithelkarzinom	25	12	68	32	12	23	2	—
Verhorntes Plattenepithelkarzinom	8	3	73	37	3	6	2	—
Adenokarzinom (reif)	15	2	88	12	2	3	9	3
Adenokarzinom (unreif)	13	3	81	19	3	8	5	—
Mittelgroßzelliges undifferenziertes Karzinom	3	5	37	73	5	3	—	—
Kleinzelliges Karzinom	7	0	100	0	0	7	—	—
Polymorphzelliges Karzinom	0	2	0	100	2	—	—	—
Alveolarzellkarzinom	2	0	100	0	—	2	—	—
Insgesamt:	73	27	73	27	27	52	18	3

drüsigen Karzinome an der Spitze. Auffallenderweise sind keine größeren Differenzen zwischen den reifen und unreifen Adenokarzinomen zu sehen, wie wir sie z. B. bei der alkalischen Phosphatase und unspezifischen Esterase fanden. Die Intensität der Reaktionsstärke zeigt folgende Reihenfolge: reifes Adenokarzinom > unreifes Adenokarzinom > verhorntes Plattenepithelkarzinom > Alveolarzellkarzinom = kleinzelliges Bronchialkarzinom = nicht verhorntes Plattenepithelkarzinom > mittelgroßzelliges undifferenziertes Karzinom.

In 48% aller Bronchialkarzinome ist die Enzymaktivität gleichmäßig über den gesamten Tumor verteilt (bei allen kleinzelligen Bronchialkarzinomen, aber auch bei den anderen histologischen Typen unter Bevorzugung der Adenokarzinome).

Bei 52% der Bronchialkarzinome findet man die β-Glukuronidase nur herdförmig in unregelmäßiger Anordnung über den Tumor verteilt (Abb. 10). Offenbar bestehen keine Beziehungen zum Differenzierungsgrad des Tumors, da die unreifen Adenokarzinome immerhin noch häufiger positiv reagieren als die reifen Plattenepithelkarzinome. Die Berücksichtigung der Reaktionsintensität, d. h. der Stärke des Reaktionsausfalls, läßt erkennen, daß auch hier die drüsigen Karzinome an der Spitze stehen.

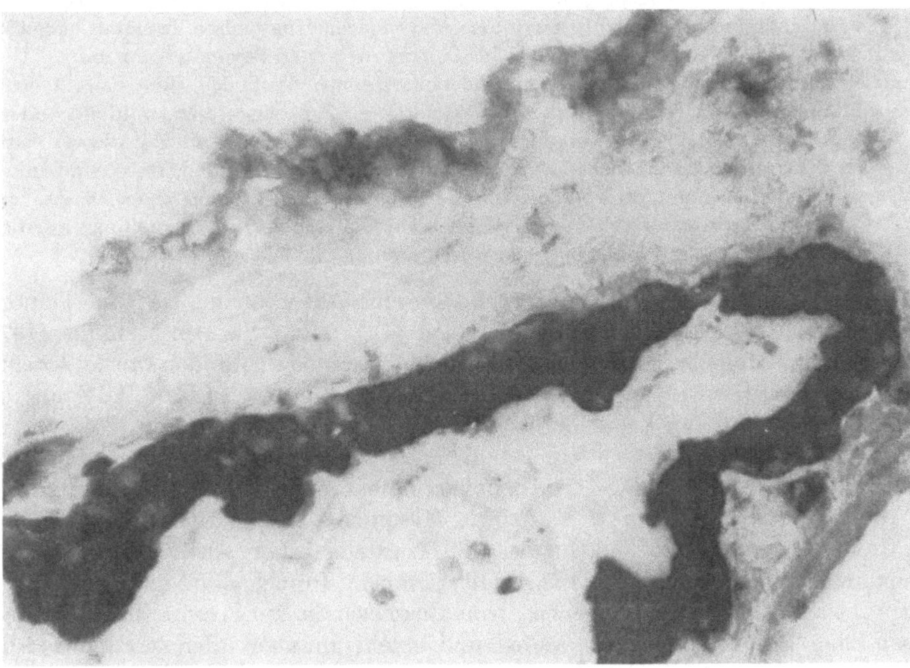

Abb. 10. Adenokarzinom. β-Glukuronidase. Unterschiedlich starke Aktivität im Drüsenepithel. Vergr. 500fach.

2.3.5. Leuzinaminopeptidase

Peptidasen sind proteolytische Enzyme, die an eiweißabbauenden Reaktionen innerhalb des Zellstoffwechsels und der Zwischensubstanz teilhaben. Proteolytische Vorgänge findet man sowohl beim Abbau körpereigener als auch körperfremder Eiweiße. Daher sind Peptidasen im Gewebe überall vorhanden.

Die Leuzinaminopeptidase (LAP) gehört zu den Exopeptidasen, besitzt ein breites proteolytisches Wirkungsspektrum mit Überschneidungen in der Substratspezifität und spaltet zahlreiche Oligo- sowie Polypeptide hydrolytisch vom freien Aminoende her.

Bei der Verwendung von L-leucyl-β-naphthylamid als Substrat wird nicht nur ein spezifisches Enzym, sondern eine Gruppe metallabhängiger Enzyme nachgewiesen, zu denen offenbar auch Proteinasen, α-Chymotrypsin, Prolinasen und Dikarboxipeptidase B sowie Kathepsin B gehören. Aus den vorliegenden Gründen ist daher die Bezeichnung LAP nicht korrekt. Man sollte besser den Begriff Aminopeptidasen verwenden; andere Vorschläge beruhen darauf, daß man uncharakteristisch von Naphthylamidpeptidasen, Arylamidasen oder nur von leuzinamidspaltender Aktivität spricht.

Die LAP ist in der Zelle im Hyaloplasma lokalisiert. Besonders enzymreiche Organe sind Leber, Niere, Magen-Darmkanal und Pankreas, während die Lunge sehr enzymarm ist. Sie enthält nur $^1/_{30}$ des Enzymgehalts der Leber oder Niere. Mit histochemischer Methodik sieht man daher an der normalen Lunge keine wesentliche LAP-Aktivität.

Im Tumorgewebe läßt sich eine unterschiedlich starke Aktivität der LAP in wechselnder Häufigkeit feststellen. Hirntumoren, Hauttumoren, hypernephroide Nierenkarzinome, hepatozelluläre Karzinome, Mundhöhlenkarzinome, Speicheldrüsenkarzinome, Uteruskarzinome, Ovarialkarzinome, Magen-Darmkarzinome, Bronchialkarzinome und verschiedene andere Tumoren lassen in unterschiedlicher Frequenz eine LAP-Aktivität im Tumorgewebe und Stroma erkennen.

Am Tiermodell wurden bei Lungenadenomen und Adenokarzinomen der Lunge, Uteruskarzinomen, Sarkomen und anderen Tumoren zum Teil Aktivitäten der LAP nachgewiesen, während andere Autoren nur im Stroma die LAP nachweisen konnten. Die häufigsten und auch stärksten Aktivitäten werden dabei in Karzinomen des Magens und der Gallenwege gefunden. Dabei sind Inkubationszeiten von nur 5 Minuten erforderlich, um die Tumorzellen gut darzustellen. Dieses Verfahren wird daher als enzymhistochemische Schnellschnittmethode zur Darstellung szirrhös wachsender Tumorzellnester im Randgebiet von Resektaten empfohlen.

Bronchialkarzinome zeigen nur in wenigen Fällen eine Aktivität der LAP im Tumorgewebe. Die hohe Zahl positiver Befunde (23 von 31 = 74%), die von MELNICK [137] bei verschiedenen histologischen Typen des Bronchialkarzinoms gefunden wurde, scheint uns sehr hoch gegriffen zu sein, zumal andere Autoren [54, 60, 61, 185, 201] nur in Einzelfällen eine Aktivität im Tumorgewebe beschreiben. Die von uns in 25% nachgewiesenen positiven Befunde entsprechen den Werten der letztgenannten Autoren. Wir finden die LAP am häufigsten in Adenokarzinomen und in Übereinstimmung mit FISHER [60], FISHER und GEDIGK [61] sowie MELNICK [137] relativ selten in kleinzelligen Bronchialkarzinomen. Von SUZUKI [185] wurden stärkere Aktivitäten der LAP in Adenokarzinomen beobachtet. Die LAP läßt sich beim Bronchialkarzinom sowohl im Tumorgewebe als auch im tumoreigenen Stroma nachweisen. Im Stroma finden wir die Aminopeptidase lediglich bei einem reifen und einem unreifen Adenokarzinom. Alle anderen Karzinome reagieren negativ.

Im Tumorgewebe sieht man in 25% der Fälle eine unterschiedlich starke Aktivität. Zahlenmäßig stehen dabei die Adenokarzinome an der Spitze (Tab. 8). Sowohl das reife als auch das unreife Adenokarzinom zeigen in über der Hälfte der Fälle eine herdförmige positive Aktivität. Die Reaktionsintensität ist insgesamt sehr schwach, wobei die Adenokarzinome etwas stärker als die übrigen Karzinome reagieren.

Nach SYLVEN [187] sollen Proteinasen der Tumorzellen das angrenzende bindegewebige Stroma verdauen und in eine gelatinöse Matrix umwandeln, die für die Invasion wachsender Tumorzellen bessere Voraussetzungen bietet. Begründet wird dies durch den Nachweis einer höheren Dipeptidasen- und Kathepsinaktivität in peripheren Tumorpartien [188, 189].

Diese Theorie von der destruktiven Kapazität des Tumorgewebes („extrazelluläre Proteolyse"; SYLVEN [187]) blieb nicht unwidersprochen. GLENNER und Mitarb. [81] nehmen an, daß der Anstieg der proteolytischen Aktivität im Stroma das Ergebnis einer Induktion oder Aktivierung proteolytischer Enzyme ist, bedingt durch Substanzen, die von den Tumorzellen produziert werden. Nach MOTTET [145] ist die LAP-Aktivität im Stroma die Reaktion des Organismus gegen den wachsenden Tumor. Verpflanzte man Tumorzellen (H. Ep. — 3 Ca) in Kükenembryonen, so wuchsen sie in Chorion-Allantoismembranen ohne Ausbildung einer Stromareaktion, und es ließ sich auch keine

Tabelle 8: Aminopeptidase im Tumorgewebe bei verschiedenen histologischen Typen des Bronchialkarzinoms.

	absolut		%		Reaktionsstärke			
	pos.	neg.	pos.	neg.	∅	+	++	+++
Nicht verhorntes Plattenepithelkarzinom	9	28	24	76	28	8	1	—
Verhorntes Plattenepithelkarzinom	1	10	0	91	10	1	—	—
Adenokarzinom (reif)	7	10	41	59	10	6	—	1
Adenokarzinom (unreif)	6	10	38	62	10	5	1	—
Mittelgroßzelliges undifferenziertes Karzinom	1	7	12	88	7	1	—	—
Kleinzelliges Karzinom	1	6	14	86	6	—	1	—
Polymorphzelliges Karzinom	0	2	0	100	2	—	—	—
Alveolarzellkarzinom	0	2	0	100	2	—	—	—
Insgesamt:	25	75	25	75	75	21	3	1

LAP-Aktivität nachweisen. Die gleiche Zellart, auf Ratten übertragen, führt zur Ausbildung einer Stromareaktion mit deutlich nachweisbarer LAP-Aktivität. Die Aktivität der LAP im Stromabindegewebe wird von einigen Autoren sogar nur als Ausdruck einer unspezifischen entzündlichen Reaktion des Bindegewebes gewertet. Offenbar ist es so, daß im Tumorgewebe mehr Kathepsine (besonders Kathepsin A und B) als Aminopeptidasen vorkommen. BENZ [16] konnte den Nachweis erbringen, daß Kathepsine (zu den Endopeptidasen gehörend) vom Tumorrand in die Umgebung abgegeben werden und proteolytisch wirken. Die Tumoraußenzone hat eine 3mal höhere Kathepsinaktivität als das mehr oder weniger nekrotische Tumorinnere.

2.3.6. Sukzino-Dehydrogenase

Die Sukzino-Dehydrogenase ist ein wesentliches Enzym des Krebszyklus, das Wasserstoff aus dem Krebszyklus auf die Atmungskette überträgt. Dieses substratspezifische Enzym, das ohne Koenzym direkt auf das Substrat einwirkt, ist in der Innenmembran der Mitochondrienhülle und der Cristae mitochondriales lokalisiert. Die Aktivität der SDH ist in Epithelzellen stärker als in mesenchymalen Zellen. Besonders enzymreich sind hormonproduzierende und wachsende Zellen.

An der Lunge findet man eine deutliche Aktivität im Bronchialepithel und eine etwas schwächere in den AEZ II. Die Bronchialwand- und Gefäßmuskulatur zeigen nur eine schwache Aktivität.

Sowohl biochemische als auch histochemische Untersuchungen an menschlichen und experimentellen Tumoren erbrachten den Nachweis, daß die Sukzino-Dehydrogenaseaktivität vermindert ist. Eine Ausnahme bieten lediglich experimentelle Hauttumoren der Maus, bei denen im Tumorgewebe höhere Aktivitäten als in der normalen Epidermis gefunden werden. Der generelle Enzymverlust in menschlichen Tumoren wurde histochemisch bei Magen-Darmkarzinomen, hepatozellulären Karzinomen, Mammakarzinomen, Uteruskarzinomen, Mundhöhlenkarzinomen, Hirntumoren und anderen Organtumoren nachgewiesen. Parallel dazu findet man auch an tierexperimentellen Tumoren wie Karzinosarkomen der Niere, Hepatomen, Uteruskarzinomen, Speicheldrüsenkarzinomen, Nebennierenrindentumoren, Hirntumoren, Walker-Karzinomen der Ratte und verschiedenen Sarkomen verminderte Aktivitäten der SDH. Durch biochemische Untersuchungen konnte in Lebertumoren nur $^1/_4$ der SDH-Aktivität des normalen Lebergewebes festgestellt werden.

Beim Bronchialkarzinom des Menschen werden ebenfalls geringe Aktivitäten gefunden [71, 185, 201]. Unter 31 Bronchialkarzinomen konnte MELNICK [137] die SDH nur in 19 Fällen (61%) finden, an unserem Material beobachten wir in 82 von 100 Fällen eine meist schwache Aktivität im Tumorgewebe. Die häufigsten negativen Reaktionen findet

Tabelle 9: Sukzino-Dehydrogenase bei verschiedenen histologischen Typen des Bronchialkarzinoms.

	absolut		%		Reaktionsstärke			
	pos.	neg.	pos.	neg.	∅	+	++	+++
Nicht verhorntes Plattenepithelkarzinom	28	9	76	24	9	25	2	1
Verhorntes Plattenepithelkarzinom	10	1	91	9	1	10	—	—
Adenokarzinom (reif)	17	0	100	0	0	6	10	1
Adenokarzinom (unreif)	13	3	81	19	3	9	4	—
Mittelgroßzelliges undifferenziertes Karzinom	4	4	50	50	4	2	2	—
Kleinzelliges Karzinom	7	0	100	0	—	7	—	—
Polymorphzelliges Karzinom	1	1	50	50	1	1	—	—
Alveolarzellkarzinom	2	0	100	0	—	—	1	1
Insgesamt:	82	18	82	18	18	60	19	3

man beim mittelgroßzelligen undifferenzierten Karzinom und polymorphzelligen Bronchialkarzinom. Dagegen lassen alle reifen Adenokarzinome und kleinzelligen Karzinome sowie die meisten verhornten Plattenepithelkarzinome einen positiven Reaktionsausfall erkennen (Tab. 9). Die Enzymaktivität ist bei den positiv reagierenden Tumoren gleichmäßig über den gesamten Tumor verteilt. Dagegen ist die Reaktionsintensität unterschiedlich. Reife drüsige Karzinome und verhornte Plattenepithelkarzinome reagieren stärker als die restlichen Karzinome.

Es besteht folgende Reihenfolge: Clarazellkarzinom > Alveolarzellkarzinom > reifes Adenokarzinom = verhorntes Plattenepithelkarzinom > unreifes Adenokarzinom > nicht verhorntes Plattenepithelkarzinom = kleinzelliges Bronchialkarzinom > polymorphzelliges Karzinom > mittelgroßzelliges undifferenziertes Karzinom. Offenbar bestehen enge Beziehungen zwischen dem Reifegrad des Tumors und der Enzymaktivität. Die stärkere Reaktion der reifen drüsigen Karzinome wurde auch bei Mammakarzinomen, Magenkarzinomen, Kolonkarzinomen und Uteruskarzinomen beobachtet.

2.3.7. NADH-Zytochrom-Oxidoreduktase

Die NADH-Zytochrom-Oxidoreduktasen gehören zu einem Multienzymsystem, das gebundenen Wasserstoff über Ubichinon zum Zytochromsystem (Zytochrome b, c1, c und a) transferiert. Diese Enzyme sind in den Mitochiondrien lokalisiert. An der Lunge findet man eine starke Aktivität im Bronchialepithel und den AEZ II. Nur mäßig stark reagieren die Gefäß- und Bronchialwandmuskulatur. Damit zeigt die NADH an der Lunge ein gleichartiges Verhalten wie die Laktat-Dehydrogenase.

Histochemische Untersuchungen über das Vorkommen dieses Enzyms im Tumorgewebe sind relativ spärlich. Allgemein wurde eine deutliche Aktivität gefunden, die etwa der des Muttergewebes entspricht. Diese Verhältnisse findet man bei Hirntumoren, hepatozellulären Karzinomen, Magen-Darmkarzinomen, Uteruskarzinomen und Bronchialkarzinomen.
Experimentelle Tumoren wie Leberkarzinome, Hautkarzinome, Nierenadenome und -karzinome, Walker-Karzinome sowie verschiedene Sarkome zeigen ein gleichartiges Verhalten.

Tabelle 10: Reaktionsintensität einiger Dehydrogenasen und der Monoaminooxidase bei verschiedenen histologischen Typen des Bronchialkarzinoms.

	LDH	NADH	G-6-PDH	GDH	α-GDH	IDH	MAO
Nicht verhorntes Plattenepithelkarzinom	+/++	+/++	+/++	(+)	(+)	+	∅
Verhorntes Plattenepithelkarzinom	+/++	+/++	++	(+)	(+)	+	∅/(+)
Adenokarzinom (reif)	++/+++	++/+++	++	+/++	+/++	++	∅/++
Adenokarzinom (unreif)	++	++	++	+	(+)/+	+	∅/+
Mittelgroßzelliges undifferenziertes Karzinom	++	++	+/++	+	(+)	+	∅
Kleinzelliges Karzinom	+	+	+	∅	∅	(+)	∅
Polymorphzelliges Karzinom	++	++	++	+	(+)	+	∅
Alveolarzellkarzinom	++/+++	++	+/++	+	+	++	(+)

Die NADH zeigt in allen Bronchialkarzinomen eine deutliche Aktivität (Tab. 10). In bezug auf die Reaktionsstärke liegen auch hier die drüsigen Karzinome an der Spitze.
Es besteht folgende Rangordnung: Alveolarzellkarzinom > reifes Adenokarzinom > unreifes Adenokarzinom = polymorphzelliges Karzinom > mittelgroßzelliges undifferenziertes Karzinom > nicht verhorntes Plattenepithelkarzinom > verhorntes Plattenepithelkarzinom > kleinzelliges Bronchialkarzinom. Die Aktivität ist gleichmäßig über den gesamten Tumor verteilt. Bei den Adenokarzinomen ist die Reaktionsstärke im Tumorgewebe etwa identisch mit der des Bronchialepithels. Ansonsten zeigt die NADH im Tumorgewebe schwächere Aktivitäten als im normalen Bronchialepithel.
Übereinstimmend mit den von PFLEIDERER [164, 165] an Uteruskarzinomen erhobenen Befunden finden wir ebenfalls eine verstärkte Enzymaktivität in infiltrierend wachsenden Tumorzellen der Peripherie. Ein Vergleich mit normalem Bronchialepithel läßt erkennen, daß nur bei den drüsigen Karzinomen die Reaktionsintensität wie im Bronchialepithel erreicht wird.

2.3.8. Glukose-6-Phosphat-Dehydrogenase

Die Glukose-6-Phosphat-Dehydrogenase katalysiert den ersten Schritt zum Pentosephosphatzyklus und dient damit zur Bereitstellung von Pentosen, die für die Nukleinsäuresynthese von Bedeutung sind. Dieses Enzym wurde in den Mitochondrien, in der zytoplasmatischen Matrix und dem Zellkern nachgewiesen. An der Lunge findet man eine starke Aktivität der G-6-PDH im Bronchialepithel und den AEZ II, schwächere Aktivitäten in der Gefäßwand- und Bronchialwandmuskulatur. Auch in den Alveolarmakrophagen ist dieses Enzym nachweisbar.

Mit histochemischer Methodik findet man im Tumorgewebe deutliche Enzymaktivitäten. Beim Menschen sind starke Reaktionen in Magen-Darmkarzinomen, Mammakarzinomen, Ovarialkarzinomen, Hirntumoren und Bronchialkarzinomen zu finden [35].

Bei Uteruskarzinomen (Endometriumkarzinomen) soll die G-6-PDH wesentlich höhere Aktivitäten aufweisen als bei anderen Karzinomen [143, 165]. Deutliche Aktivitäten werden auch an Tiertumoren wie Uteruskarzinomen, Speicheldrüsenkarzinomen, Nierentumoren und Bronchialadenomen sowie Bronchialkarzinomen gesehen. Nach biochemischen Untersuchungen ist der Enzymgehalt im Tumorgewebe deutlich erhöht. Beim Mammakarzinom der Ratte wurde ein Anstieg auf das 3fache [100], bei menschlichen Kolonkarzinomen (Plattenepithelkarzinomen) auf das 6fache und bei Zervixkarzinomen (Plattenepithelkarzinomen) auf das 5fache gefunden.

Dieser Befund entspricht den Ergebnissen biochemischer Untersuchungen, nach denen der Pentoseshunt im Tumorgewebe vermehrt ist. Allerdings haben auch einige Autoren in Dickdarmkarzinomen des Menschen eine Verminderung des Pentosephosphatzyklus festgestellt.

Die G-6-PDH ist wie die NADH-Zytochrom-Oxidoreduktase bei allen Bronchialkarzinomen mit einer deutlichen Aktivität nachweisbar (Tab. 10, Abb. 11). Am stärksten reagiert das Adenokarzinom. Reife sowie unreife Formen zeigen eine erhebliche Aktivi-

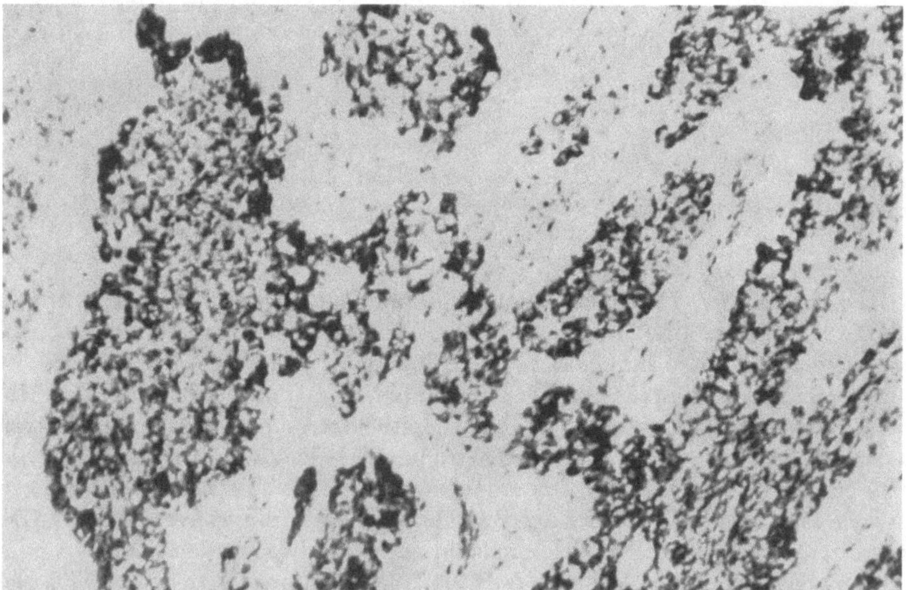

Abb. 11. Nicht verhorntes Plattenepithelkarzinom. Glukose-6-Phosphat-Dehydrogenase. Gleichmäßig verteilte Enzymaktivität.

Vergr. 200fach.

tät, am schwächsten reagiert das kleinzellige Bronchialkarzinom. Die Reaktionsstärke differiert zwischen den einzelnen Typen relativ wenig; es besteht folgende Reihenfolge: reifes Adenokarzinom > unreifes Adenokarzinom = polymorphzelliges Karzinom > verhorntes Plattenepithelkarzinom > nicht verhorntes Plattenepithelkarzinom = mittelgroßzelliges undifferenziertes Karzinom > kleinzelliges Bronchialkarzinom. Beim verhornten Plattenepithelkarzinom reagieren die reifen hornbildenden Zellen stärker positiv. Haben sich bereits Hornperlen ausgebildet, so entsteht ein ringförmiges Bild mit einer verstärkten Anfärbung in den noch erhaltenen Epithelzellen, während das kernlose, nur aus Hornmassen bestehende Zentrum enzymfrei ist (Abb. 12).

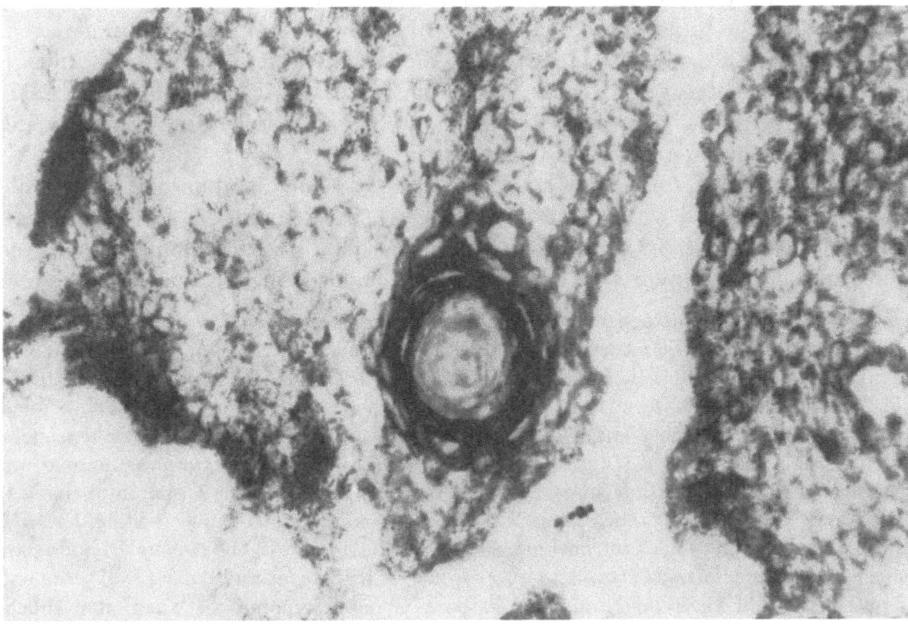

Abb. 12. Verhorntes Plattenepithelkarzinom. Glukose-6-Phosphat-Dehydrogenase. Verstärkte Enzymaktivität in peripheren Anteilen einer Hornperle (Bildmitte).
Vergr. 500fach.

2.3.9. Laktat-Dehydrogenase

Die Laktat-Dehydrogenase kommt in den meisten Zellen des menschlichen und tierischen Organismus in löslicher Form in der zytoplasmatischen Matrix vor. Sie katalysiert die Umwandlung der Brenztraubensäure zur Milchsäure und ist somit ein Schlüsselenzym für die letzte Stufe der anaeroben Glykolyse. Da die Reaktion reversibel ist, wird auch die Oxidation der Milchsäure zur Brenztraubensäure katalysiert. Man kennt 5 Isoenzyme der LDH, die sich elektrophoretisch voneinander trennen lassen und sich auch immunologisch unterscheiden. Diese 5 Isoenzyme sind Tetramere, zusammengesetzt aus 2 Untereinheiten A und B. Bei menschlichen Tumoren überwiegen die Isoenzyme LD_4 und LD_5. Die Veränderungen im Isoenzymspektrum sind auch tierexperimentell nachweisbar. Bei unbehandelten Kontrolltieren (Ratten) findet man im Lebergewebe nur LD_5. Wird ein Kanzerogen (Dimethylbenzanthrazen) verfüttert, so entwickelten sich Lebertumoren, wobei zusätzlich die LD_4 im Lebergewebe nachgewiesen werden kann. Wird die Verfütterung des Kanzerogens rechtzeitig abgesetzt, ohne daß sich Tumoren entwickeln, so stellt sich das normale Enzymmuster wieder ein, d. h., die LD_4, die bereits vor dem Auftreten der Tumoren in Erscheinung tritt, verschwindet wieder. In ähnlicher Weise führt der Einfluß von Benzpyren auf die Bronchialschleimhaut von Ratten im Rahmen der malignen Transformation zu einer Verschiebung des Isoenzymmusters auf die Fraktionen LD_4 und LD_5. Die tumorcharakteristischen Isoenzyme sind im Tumorgewebe häufiger nachweisbar als im Serum. Daß den Abweichungen im Isoenzymmuster während der Karzinogenese bereits morphologisch erkennbare Veränderungen vorausgehen, zeigen die Untersuchungen von TURNER und Mitarb. [194] an der Bronchialschleimhaut der Ratte nach intratrachealer Applikation von Benzpyren. Metastasen zeigen das gleiche Isoenzymmuster wie der Primärtumor.

An der normalen Lunge findet man eine starke Aktivität der Laktat-Dehydrogenase in den Bronchialepithelien und AEZ II, während die Gefäß- und Bronchialwandmuskulatur nur schwach positiv reagiert. Dieser Verteilungstyp findet sich auch bei der NADH-Zytochrom-Oxidoreduktase. In der Reaktionsintensität bestehen zwischen beiden Enzymen ebenfalls keine wesentlichen Unterschiede.

Seit den grundlegenden Untersuchungen von WARBURG über die anaerobe und aerobe Glykolyse im Tumorgewebe wurde dem histochemischen Nachweis der LDH besondere Aufmerksamkeit geschenkt. In zahlreichen biochemischen und histochemischen Untersuchungen wurde dieses Enzym im Tumorgewebe nachgewiesen.

Beim Menschen findet man histochemisch deutliche Enzymaktivitäten bei Magen-Darmkarzinomen, Uteruskarzinomen, Ovarialkarzinomen, Hirntumoren, hepatozellulären Karzinomen, Mundhöhlenkarzinomen und Bronchialkarzinomen [137, 141, 185, 201]. Der biochemisch bestimmbare totale Laktat-Dehydrogenasegehalt zeigt bei menschlichen Tumoren unterschiedliche Werte, die teils denen des Muttergewebes entsprechen, teils darüber hinaus erhöht sind. Unveränderte Werte findet man bei Uterus- und Magenkarzinomen, erhöhte Werte bei Mamma-, Lungen- und Dickdarmtumoren. Ähnliche Veränderungen wurden an tierexperimentellen Tumoren nachgewiesen. HERSHLY und Mitarb. [100] fanden beim Mammakarzinom der Ratte einen Anstieg der LDH auf das 3fache, MEISTER [136] bei Lungentumoren auf das 7fache. Dagegen ist beim Rhabdomyosarkom gegenüber dem Mäuseskelettmuskel nur $^1/_4$ der Aktivität nachweisbar [136]. Dementsprechend haben sowohl tierische Impftumoren bzw. Spontantumoren als auch menschliche Tumoren einen hohen Gehalt an Milchsäure. Die vermehrte Bildung von Milchsäure läßt sich nicht nur unter in-vitro-Versuchen nachweisen, sondern auch am lebenden Tier, indem nachgewiesen wurde, daß das venöse Blut, das den Tumor verläßt, mehr Milchsäure und weniger Glukose enthält als das arterielle Blut, das den Tumor versorgt. Aszitestumorzellen zeigen in vitro nach zweistündiger Inkubation in Warburgflaschen sowohl unter anaeroben als auch aeroben Bedingungen einen 2—3fachen Anstieg der Laktat-Dehydrogenaseaktivität.

Auch histochemisch findet man bei einigen Tiertumoren wie Karzinosarkomen der Niere, Uteruskarzinomen und Bronchialadenomen und -karzinomen deutliche Aktivitäten der LDH.

Im Gegensatz zur SDH zeigt die LDH bei allen Bronchialkarzinomen einen deutlichen Reaktionsausfall. Die Reaktionsintensität ist bei den reifen drüsigen Karzinomen am stärksten. So extreme Unterschiede in der Reaktionsintensität, wie sie bei der SDH beobachtet wurden, lassen sich bei der LDH nicht nachweisen (Tab. 10). Es besteht folgende Reihenfolge: Alveolarzellkarzinom > reifes Adenokarzinom > mittelgroßzelliges undifferenziertes Karzinom > polymorphzelliges Karzinom > unreifes Adenokarzinom > nicht verhorntes Plattenepithelkarzinom > verhorntes Plattenepithelkarzinom > kleinzelliges Bronchialkarzinom.

Die Enzymaktivität ist gleichmäßig über den gesamten Tumor verteilt. Beim Plattenepithelkarzinom ist die Reaktionsstärke im Tumorgewebe etwas schwächer als im Bronchialepithel und den Alveolarepithelzellen, so daß von einer verstärkten Aktivität gegenüber dem Normalgewebe (unverändertes Lungengewebe) nicht gesprochen werden kann. Beim reifen Adenokarzinom entspricht die Aktivität des Tumorgewebes etwa der des Bronchialepithels. Das polymorphzellige Bronchialkarzinom ist dadurch gekennzeichnet, daß besonders die Tumorriesenzellen stark positiv reagieren. Einzelne Autoren [135, 141] weisen darauf hin, daß in der Anfärbungsstärke zwischen Normalgewebe sowie gut- und bösartigen Tumoren keine wesentlichen Unterschiede bestehen. Wir können dies an Hand unseres Materials bestätigen. Betrachtet man pauschal alle Karzinome und zieht die Reaktionsstärke des Bronchialepithels zu Vergleichszwecken heran, so findet man im Tumorgewebe eine etwa gleichstarke Aktivität der LDH. Es gibt keinen Tumor, sei er gut- oder bösartig, der nicht eine deutliche Aktivität der LDH erkennen läßt. Nach PFLEIDERER [165] besteht eine Beziehung zwischen dem NAD-Angebot in der Inkubationslösung und der Reaktionsstärke der LDH. So soll eine Verminderung des NAD-Angebotes in der Inkubationslösung im Tumorepithel zu einer stärkeren Verminderung der Anfärbung führen als im normalen Gewebe. Offenbar ist dieses koenzymabhängige Verhalten in der histochemischen Reaktion Ausdruck einer biochemisch nachgewiesenen Verminderung der Koenzymkonzentration im Tumorgewebe.

2.3.10. Glutamat-Dehydrogenase

Beim oxidativen Abbau der Aminosäuren besitzen Glutamat-Dehydrogenasen eine entscheidende Rolle. Diese Enzyme stellen eine Verbindung zwischen dem Kohlenhydrat- und Aminosäurestoffwechsel her und katalysieren die reversible Umwandlung von α-Ketoglutarat zu L-Glutaminat. Die bedeutende Rolle dieser Enzyme besteht darin, daß ihre Metabolite (α-Ketoglutarat und L-Glutamat) in verschiedene Stoffwechselkreise einmünden können.
Man kennt 3 Typen von Glutamat-Dehydrogenasen, die sich durch ihre Abhängigkeit gegenüber Koenzymen unterscheiden:

1. Eine NAD-abhängige Glutamat-Dehydrogenase.
2. Eine NADP-abhängige Glutamat-Dehydrogenase.
3. Eine Glutamat-Dehydrogenase, die ohne Koenzym wirksam ist.

Im tierischen Organismus dominieren die beiden erstgenannten Formen. Die Glutamat-Dehydrogenasen sind in der Mitochondrienmatrix lokalisiert. An der Lunge läßt sich die Glutamat-Dehydrogenase mit deutlicher Aktivität im Bronchialepithel und den AEZ darstellen.
Glutamat ist im Tumorgewebe ein aktiver Metabolit für den Einbau in Proteine. Es existieren nur wenig biochemische und histochemische Untersuchungen über das Vorkommen und die Verteilung der Glutamat-Dehydrogenase im Tumorgewebe. Dabei sind die Ergebnisse recht unterschiedlich. Biochemisch fand MAINIGI (1972) beim Plattenepithelkarzinom der Zervix uteri gegenüber dem normalen Uterus um 50% erhöhte Enzymwerte. Histochemische Untersuchungen an Uteruskarzinomen zeigen unterschiedliche Enzymaktivitäten. Generell reagiert die Glutamat-Dehydrogenase schwächer als die übrigen Dehydrogenasen (mit Ausnahme der α-Glyzerophosphat-Dehydrogenase). Stärkere Aktivitäten findet man bei den Adenokarzinomen. Gegenüber dem Normalgewebe erhöhte Reaktionen wurden histochemisch bei hepatozellulären Karzinomen, Hirntumoren und verschiedenen anderen Tumoren gesehen.
Bei experimentellen Tumoren (Hautkarzinom der Maus) wurden teils erhöhte, teils verminderte Enzymaktivitäten gefunden, während Sarkome und Uteruskarzinome in ihrer Aktivität dem Ausgangsgewebe entsprechen. An Bronchialadenomen und -karzinomen

von Maus und Ratte fand SUZUKI [186] schwache Aktivitäten der Glutamat-Dehydrogenase, die etwa denen des Bronchialepithels nahekommen. Gleichartige Veränderungen beschrieb er [185] beim Bronchialkarzinom des Menschen, wobei keine Intensitätsunterschiede zwischen Plattenepithelkarzinomen, Adenokarzinomen und undifferenzierten Karzinomen angegeben wurden. Diesen Befund können wir nicht bestätigen. Drüsige Karzinome zeigen stärkere Enzymaktivitäten als Plattenepithelkarzinome, während kleinzellige Karzinome negativ reagieren. Übereinstimmend mit unseren Beobachtungen konnte MELNICK [137] ebenfalls nur beim kleinzelligen Bronchialkarzinom keine Enzymaktivität nachweisen. Bronchialadenome, Lungenmetastasen sowie die verschiedenen mesenchymalen Lungen- und Mediastinaltumoren zeigen einheitlich eine schwache Aktivität der Glutamat-Dehydrogenase. Die gleichen Verhältnisse findet man in Pleuraergüssen. Sowohl die Pleuramesothelzellen als auch die Tumorzellen reagieren schwach positiv.

2.3.11. α-Glyzerophosphat-Dehydrogenase

Die in der zytoplasmatischen Matrix lokalisierte α-Glyzerophosphat-Dehydrogenase mit ihrem Koenzym NAD ist in einen Nebenweg der Glykolyse eingeschaltet und verbindet den Zucker- mit dem Fettstoffwechsel. Das bei der Oxidation von α-Glyzerophosphat entstehende Dihydroxyazetonphosphat ist ein wichtiger Metabolit für die Synthese von Triglyzeriden und Phospholipiden. Daneben gibt es ein weiteres nicht NAD-abhängiges Enzym, das in den Mitochondrien vorkommt und besonders im Muskel und im Dünndarm beobachtet wurde.

Im Tumorgewebe kommt die α-Glyzerophosphat-Dehydrogenase nur in schwacher Aktivität vor. Das wurde bei EHRLICH-Zellen, Hepatomen und Mammakarzinomen der Maus beobachtet. Bei menschlichen Tumoren ist das histochemisch nachweisbare Enzym gegenüber dem Normalgewebe meist vermindert, teils jedoch von gleichstarker Aktivität und vereinzelt auch erhöht. Durch biochemische Untersuchungen von SHONK und Mitarb. (1965) wurde bei Kolonkarzinomen ein Abfall der Enzymaktivität festgestellt. Bei Plattenepithelkarzinomen betrug der Enzymgehalt nur die Hälfte, bei Adenokarzinomen $^3/_4$ des Wertes der normalen Kolonschleimhaut.

Histochemisch wurde die α-Glyzerophosphat-Dehydrogenase in Magen-Darmkarzinomen, Mammakarzinomen, Uteruskarzinomen, Ovarialtumoren, hepatozellulären Karzinomen, Schilddrüsenkarzinomen, Kehlkopfkarzinomen und Bronchialkarzinomen nachgewiesen.

Das größte Material überblicken MORI und Mitarb. [144] mit 140 malignen und 90 benignen Tumoren verschiedener Organlokalisation. In allen Fällen fand sich eine schwache bis mäßig starke Aktivität im Tumorgewebe. Die α-Glyzerophosphat-Dehydrogenaseaktivität ist beim Bronchialkarzinom relativ schwach ausgeprägt und zeigt ein ähnliches Verhalten wie die Glutamat-Dehydrogenase (vgl. auch Tab. 10). Kleinzellige Karzinome reagieren negativ. Die stärkste Intensität findet sich bei den drüsigen Karzinomen, wobei deutliche Unterschiede zwischen dem reifen Adenokarzinom und den unreifen Adenokarzinomen bestehen. Die Aktivität ist beim reifen Adenokarzinom deutlich ausgeprägt, jedoch beim unreifen Adenokarzinom relativ schwach. Eine sehr schwache Aktivität findet sich beim nicht verhornten Plattenepithelkarzinom. Allgemein gilt, daß die drüsigen Karzinome eine stärkere Aktivität aufweisen als die nicht drüsigen Karzinome. Im Stroma findet man eine schwache Aktivität in den Bindegewebszellen und Kapillaren. Die Makrophagen reagieren negativ, Fremdkörperriesenzellen stark positiv.

2.3.12. Isozitrat-Dehydrogenase

Isozitrat-Dehydrogenasen sind Enzyme des Zitratzyklus. Man kennt 2 verschiedene Formen, die sich durch ihr Koenzym unterscheiden, eine NAD- und eine NADP-abhängige Isozitrat-Dehydrogenase. Die NAD-abhängige Isozitrat-Dehydrogenase benötigt ADP und begünstigt die Atmung, während die NADP-abhängige Isozitrat-Dehydrogenase die Fettsäuresynthese fördert. In der Zelle ist das NADP-abhängige Enzym überwiegend in der zytoplasmatischen Matrix und das NAD-abhängige Enzym dagegen in den Mitochondrien lokalisiert. Das NADP-abhängige Enzym findet sich im tierischen Organismus in weit stärkerer Aktivität und spielt beim histochemischen Nachweis eine größere Rolle. Von uns wurden beide koenzymabhängige Enzyme untersucht. Sie lassen sich an der Lunge in etwa gleichstarker Aktivität im Bronchialepithel und den AEZ II nachweisen.

Die biochemisch nachweisbare Aktivität der Isozitrat-Dehydrogenasen zeigt bei verschiedenen Tumoren von Ratte und Maus gegenüber dem Normalgewebe keine wesentlichen Abweichungen. Der gleiche Befund wurde beim Menschen am Plattenepithelkarzinom der Zervix uteri erhoben. Dagegen sind die Ergebnisse histochemischer Analysen an menschlichen und tierischen Tumoren nicht so einheitlich. Aktivitäten wie im Normalgewebe wurden bei verschiedenen menschlichen Karzinomen, Uteruskarzinomen der Maus und Hautkarzinomen von Ratte, Maus und Hamster beobachtet. Einen Verlust der Enzymaktivität fand man beim Menschen an Magenkarzinomen und Speicheldrüsenkarzinomen.

Untersuchungen an Bronchialkarzinomen des Menschen liegen nur von MELNICK [137] und WILLIGHAGEN und Mitarb. [201] vor. Die Autoren finden bei verschiedenen histologischen Typen des Bronchialkarzinoms nur schwache Aktivitäten. Übereinstimmend mit diesen Befunden konnten wir auch bei den übrigen gut- und bösartigen Lungen- und Mediastinaltumoren die Isozitrat-Dehydrogenase in schwacher Aktivität nachweisen. Besonders beim Bronchialkarzinom fanden wir, daß die Aktivität des NADP-abhängigen Enzyms in ihrer Intensität stärker ist als die des NAD-abhängigen Enzyms. Am stärksten reagiert das reife Adenokarzinom. Nur leichte Aktivitäten finden wir bei den Plattenepithelkarzinomen, wobei zwischen verhornten und nicht verhornten Formen keine Unterschiede bestehen. Gleichstark wie die Plattenepithelkarzinome reagiert das unreife Adenokarzinom. Eine sehr schwache Aktivität findet sich beim kleinzelligen Karzinom (Tab. 10).

2.3.13. Monoaminooxidase (Monoamino-O_2-Oxidoreduktase)

Monoaminooxidasen sind ubiquitäre Enzyme, die im tierischen Gewebe jedoch nur in einer relativ geringen Konzentration vorkommen. Sie wirken auf primäre, sekundäre und tertiäre Monoamine mit der Bildung von niederen Aminen oder Aldehyden. Hohe Aktivitäten findet man in Leber und Nieren, geringe in der Lunge. Natürlich vorkommende Amine wie Phenyläthylamin, Dopamin, Noradrenalin und 5-Hydroxytryptamin werden leicht oxidiert. Es bestehen Hinweise dafür, daß die Monoaminooxidase nicht ein einzelnes Enzym ist, sondern aus verschiedenen Isoenzymen besteht, die sich durch eine unterschiedliche Substratspezifität und ihr differentes Verhalten gegenüber Hemmsubstanzen unterscheiden. Über die Zahl der Isoenzyme besteht noch keine einheitliche Meinung. An der Lunge wurde eine A-Form gefunden, die 5-Hydroxytryptamin und Noradrenalin metabolisiert, eine B-Form, die Benzylamin und Phenyläthylamin metabolisiert sowie eine dritte Form, die in der Mikrosomenfraktion der Arterien gefunden wurde und ebenfalls Benzylamin und Phenylamin metabolisiert. In der Zelle ist die

Monoaminooxidase überwiegend in den Mitochondrien lokalisiert. Man findet das Enzym in der äußeren und inneren Mitochondrienmembran, jedoch ist die äußere Mitochondrienmembran bevorzugter Sitz.
In der Luge besteht die Hauptfunktion des Enzyms in der Entfernung biogener Amine (5-Hydroxytryptamin und Noradrenalin) aus dem Blutkreislauf. Histochemisch ist eine mäßig starke Aktivität im Bronchialepithel und eine leichte Aktivität in den Alveolarepithelzellen vom Typ II zu sehen.

Über das Verhalten der Monoaminooxidase im Tumorgebiet gibt es nur wenig Beobachtungen. Bei Hepatomen des Menschen wurde ein Abfall der Enzymaktivität gegenüber dem normalen Lebergewebe beobachtet. An Hirntumoren wurden unterschiedliche Befunde erhoben. Die stärksten Reaktionen findet man in epithelialen Tumoren (Plexuspapillome, Kraniopharyngeome), mittelstarke Reaktionen in mesenchymalen Tumoren (Meningeome) und schwache Aktivitäten in neuroektodermalen Tumoren (multiformes Glioblastom). Negative Befunde wurden bei Astrozytomen, Oligodendrogliomen und Ependymomen erhoben. Im Gegensatz dazu fand man bei experimentell induzierten Hirntumoren des Kaninchens eine deutliche Enzymaktivität in Oligodendrogliomen und Ependymomen.

Bronchialkarzinome des Menschen zeigen eine schwache Aktivität der Monoaminooxidase. Suzuki [185] beschreibt stärkere Enzymaktivitäten bei Adenokarzinomen und undifferenzierten Karzinomen. Wir finden ein von den Dehydrogenasen abweichendes Verhalten der Enzymaktivität. Plattenepithelkarzinome, mittelgroßzellige, kleinzellige und polymorphzellige Karzinome lassen keine Aktivität erkennen (Tab. 10). Nur in einigen Fällen findet man bei reifen Plattenepithelkarzinomen eine äußerst schwache Aktivität nach verlängerter Inkubationszeit. Im Gegensatz dazu zeigen drüsige Karzinome eine mäßig starke Reaktion, wobei das Alveolarzellkarzinom an der Spitze steht, gefolgt von dem reifen Adenokarzinom und dem unreifen Adenokarzinom. Allgemein gilt, daß die drüsigen Karzinome positiv reagieren, während die nicht drüsigen Krebse keinen Reaktionsausfall erkennen lassen.

2.3.14. Adenosintriphosphatase

Adenosintriphosphatasen (ATP-Phosphohydrolasen) sind eine Gruppe von Enzymen, die die hydrolytische Phosphatabspaltung bei der Umwandlung von ATP in ADP katalysieren. Sie kommen in den Mitochondrien, im Zellkern und auch in der Zellwand vor. Die mitochondriale ATPase spielt eine entscheidende Rolle in der Atmungskontrolle der Zelle, da dieses Enzym die intramitochondriale ADP- und Orthophosphatkonzentration reguliert. Diese mitochondriale ATPase wird mit der Bleisalzmethode nach Wachstein und Meisel erfaßt. Eine weitere Adenosintriphosphatase ist die sog. Myosin-ATPase, die in der Muskulatur vorkommt, eine Rolle bei der Muskelkontraktion spielt und durch die Kalziumsalzmethode nach Padykula und Herman [158] dargestellt wird. Man kann mit der Methode nach Padykula und Herman [158] bei einem pH von 7,5 eine weitere mitochondriale ATPase erfassen, die zum Nachweis von Störungen der oxidativen Phosphorylierung besonders geeignet ist. Eine andere membrangebundene ATPase ist für den Durchtritt von Natrium und Kalium durch die Zellwand wesentlich (Na-K-ATPase).
An der Lunge beobachtet man eine deutliche Aktivität der ATPase in den Kapillaren der Alveolarsepten, der Bronchialwandmuskulatur und der Gefäßmuskulatur.
Der Ablauf der Glykolyse im Tumorgewebe erfordert ein gut eingestelltes Gleichgewicht zwischen ATPase und Hexokinase, wobei die ATPase im Tumorgewebe gegenüber dem Normalgewebe stark überwiegt. Dabei bestehen Unterschiede zwischen den ATPasen im Tumorgewebe und Normalgewebe, die sich durch das Verhalten gegenüber Inhibi-

toren und die Verteilung in den Zellorganellen dokumentieren. Nach biochemischen Untersuchungen ist die Gesamt-ATPase-Aktivität im Tumorgewebe vermindert. Histochemische Untersuchungen der ATPase-Aktivität zeigen recht unterschiedliche Ergebnisse, die sich nicht nur zwischen verschiedenen Organtumoren finden, sondern auch innerhalb eines Tumortyps beobachtet werden.

So zeigen beim Menschen die Magenkarzinome, Kolonkarzinome, Mammakarzinome, Mundhöhlenkarzinome, Nierenkarzinome und einige Hirntumoren eine gegenüber dem Normalgewebe verminderte Aktivität der ATPase, Ein Aktivitätsanstieg wird beim hepatozellulären Karzinom beschrieben.

Im Tierexperiment wurde während der Entwicklung eines Plattenepithelkarzinoms (Mäusehaut) beobachtet, daß die ATPase-Aktivität des Epithels abfällt. Ähnliche Befunde wurden auch an der Mäuseportio erhoben. Bei verschiedenen Hepatomen fand sich ebenfalls ein Aktivitätsverlust gegenüber der normalen Leber.
Innerhalb der Zelle konnte die ATPase überwiegend an Zellmembranen nachgewiesen werden [89, 112]. Gropp und Mitarb. [89] fanden an 2 HeLa-Zellstämmen verschiedener Herkunft und einem Stamm von Af-Karzinomzellen, daß unterschiedliche Inkubationszeiten erforderlich sind, um die ATPase darzustellen. Bei einem HeLa-Stamm zeigte sich bereits nach 10 Minuten an den Zellgrenzen eine Aktivität, während bei den restlichen Zellstämmen diese Aktivität erst nach einstündiger Inkubation zu beobachten war. Für die Darstellung der mitochondrialen ATPase sind sogar Inkubationszeiten bis zu 4 Stunden erforderlich.
Wir führten die ATPase sowohl in der Modifikation nach Wachstein und Meisel (pH 7,2) als auch nach Padykula und Herman (pH 9,4) durch. Dabei zeigte es sich, daß nur in einzelnen Fällen (7% aller Bronchialkarzinome) eine relativ schwache Aktivität der ATPase im Tumorgewebe zu finden war (Tab. 11). In allen Fällen ist die Enzymaktivität nur lokal nachweisbar und erreicht selten stärkere Ausmaße (Abb. 13). Häufiger als im Tumorparenchym selbst sieht man eine Aktivität der ATPase im Tumorstroma (Tab. 12). Dabei reagieren das Bindegewebe und die Kapillaren z. T. so stark positiv, daß die ungefärbten Tumorareale regelrecht in den Hintergrund treten können (Abb. 14). Am häufigsten wird die Stromareaktion bei den Plattenepithelkarzinomen beobachtet; die Reaktionsintensität ist bei diesen Tumoren auch am stärksten. Ähnlich

Tabelle 11: Adenosintriphosphatase bei verschiedenen histologischen Typen des Bronchialkarzinoms.

	absolut		%		Reaktionsstärke			
	pos.	neg.	pos.	neg.	%	+	++	+++
Nicht verhorntes Plattenepithelkarzinom	3	34	8	92	34	3	—	—
Verhorntes Plattenepithelkarzinom	0	11	0	100	11	—	—	—
Adenokarzinom (reif)	1	16	6	94	16	1	—	—
Adenokarzinom (unreif)	0	16	0	100	16	—	—	—
Mittelgroßzelliges undifferenziertes Karzinom	1	7	12	88	7	—	1	—
Kleinzelliges Karzinom	1	6	14	86	6	—	1	—
Polymorphzelliges Karzinom	0	2	0	100	2	—	—	—
Alveolarzellkarzinom	1	1	50	50	1	1	—	—
Insgesamt:	7	93	7	93	93	5	2	—

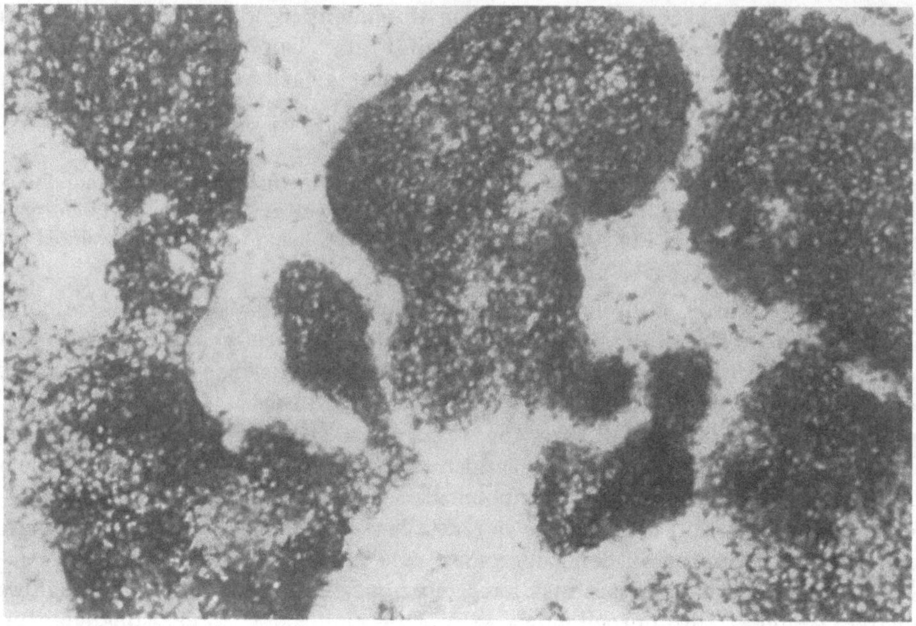

Abb. 13. Nicht verhorntes Plattenepithelkarzinom. ATPase (pH 7,2). Deutliche Aktivität im Tumorgewebe.
Vergr. 200fach.

starke Stromareaktionen wurden bei Mammakarzinomen und Uteruskarzinomen gesehen. Beziehungen zum histologischen Typ des Bronchialkarzinoms lassen sich nicht eindeutig erkennen. Auffallend ist, daß die mittelgroßzelligen undifferenzierten und kleinzelligen Karzinome die häufigsten positiven Befunde aufweisen.
In der Literatur liegen über die Häufigkeit der histochemisch nachweisbaren ATPase-Aktivität beim Bronchialkarzinom widersprechende Ergebnisse vor. Suzuki [185] fand unter 20 Fällen keinen positiven Befund, Melnick [137] unter 31 Bronchialkarzinomen

Tabelle 12: Adenosintriphosphatase im Tumorstroma bei verschiedenen histologischen Typen des Bronchialkarzinoms.

	absolut		%		Reaktionsstärke			
	pos.	neg.	pos.	neg.	∅	+	++	+++
Nicht verhorntes Plattenepithelkarzinom	28	9	76	24	9	19	19	–
Verhorntes Plattenepithelkarzinom	8	3	73	27	3	6	2	–
Adenokarzinom (reif)	5	12	29	71	12	4	1	–
Adenokarzinom (unreif)	10	6	62	38	6	8	2	–
Mittelgroßzelliges undifferenziertes Karzinom	5	3	62	38	3	5	–	–
Kleinzelliges Karzinom	4	3	57	43	3	4	–	–
Polymorphzelliges Karzinom	0	2	0	100	2	–	–	–
Alveolarzellkarzinom	0	2	0	100	2	–	–	–
Insgesamt:	60	40	60	40	40	46	14	–

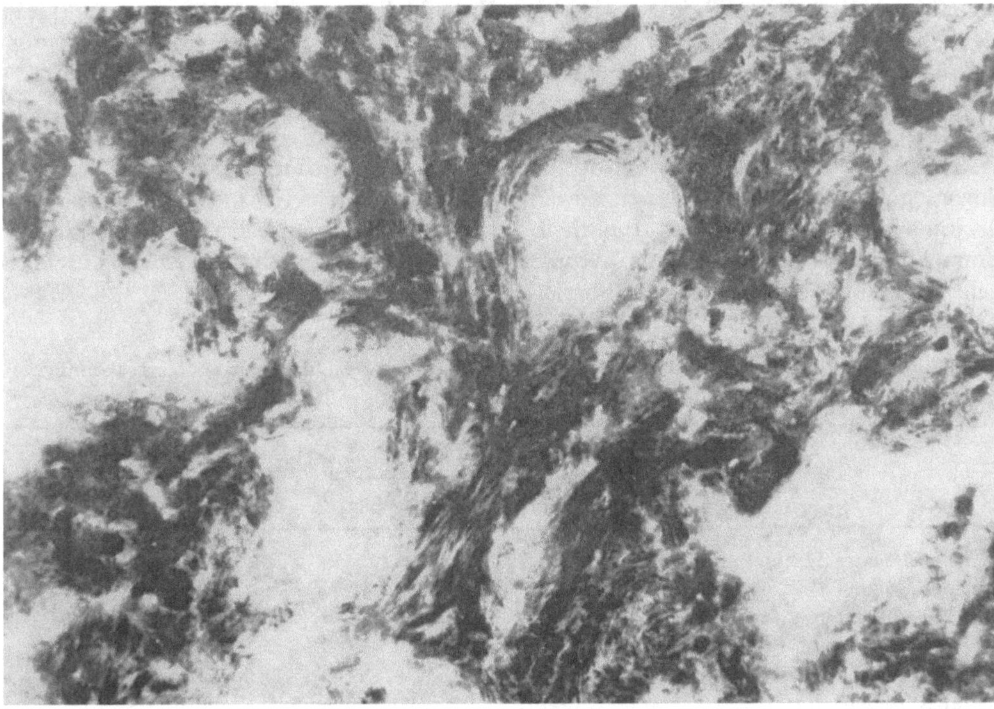

Abb. 14. Nicht verhorntes Plattenepithelkarzinom. ATPase (pH 9,4). Starke Aktivität im Stromabindegewebe. Keine Aktivität im Tumorgewebe (helle Areale).
Vergr. 200fach.

25 positive Fälle (= 81%). Dazwischen liegen die Ergebnisse von WILLIGHAGEN und Mitarb. [201] mit 14% positiven Ergebnissen (6 positive Fälle unter 42 Bronchialkarzinomen).

2.3.15. Adenosinmonophosphatase (5'-Nukleotidase)

Die Adenosinmonophosphatase (5'-Nukleotidase) spaltet Adenosin-5-Phosphat und Inosin-5-Phosphat in Nukleoside und anorganisches Phosphat. Ihr pH-Optimum liegt bei 7,5. Für den histochemischen Nachweis wird allgemein die Bleisalzmethode nach WACHSTEIN und MEISEL angewandt, nur gibt man anstatt ATP AMP in den Inkubationsansatz. Bei der Reaktion ist mit vielen Fehlerquellen zu rechnen, insbesondere können auch unspezifische Phosphatasen (besonders die alkalische Phosphatase) mitreagieren. Daher ist zur Bewertung der Reaktionsintensität und -verteilung stets der Vergleich mit dem Reaktionsausfall der alkalischen Phosphatase erforderlich.
Die Adenosinmonophosphatase zeigt im Lungengewebe besonders deutlich eine Reaktion in den muskulären Pulmonalarterien. Die Kapillarwände sind kaum angefärbt. Über das Vorkommen bei den Tumoren liegen in der Literatur bisher kaum Mitteilungen vor.

Beim Menschen wurden positive Befunde bei Magenkarzinomen, Ovarialtumoren, hepatozellulären Karzinomen, Prostatakarzinomen, hypernephroiden Nierenkarzinomen, Dysgerminomen und Bronchialkarzinomen erhoben.

Die Häufigkeit positiver Befunde wird beim Bronchialkarzinom von MELNICK [137] mit 71% (22 von 31 Fällen positiv) und WILLIGHAGEN und Mitarb. [201] mit 29% (14 von 48 Fällen positiv) angegeben. In unserem Material (33% positive Fälle) finden wir etwa die gleiche Häufigkeit wie WILLIGHAGEN und Mitarb. [201].

Am häufigsten findet man die Adenosinmonophosphatase in reifen Adenokarzinomen (Tab. 13). Die Enzymaktivität ist in allen Fällen nur herdförmig nachweisbar. Eine Bevorzugung peripherer oder zentraler Anteile besteht nicht, die positiv reagierenden Bezirke sind irregulär verteilt. Innerhalb der einzelnen Tumorzellen ist die Adenosinmonophosphatase gleichmäßig im Zytoplasma zu finden. Lediglich beim Adenokarzinom sieht man herdförmig apikale Zellanteile stärker reagierend.

Tabelle 13: Adenosinmonophosphatase (5'-Nukleotidase) bei verschiedenen histologischen Typen des Bronchialkarzinoms.

	absolut		%		Reaktionsstärke			
	pos.	neg.	pos.	neg.	∅	+	++	+++
Nicht verhorntes Plattenepithelkarzinom	5	32	13	87	32	4	1	–
Verhorntes Plattenepithelkarzinom	2	9	18	82	9	2	–	–
Adenokarzinom (reif)	15	2	88	12	2	13	2	–
Adenokarzinom (unreif)	7	9	44	56	9	7	–	–
Mittelgroßzelliges undifferenziertes Karzinom	4	4	50	50	4	4	–	–
Kleinzelliges Karzinom	0	7	0	100	7	–	–	–
Polymorphzelliges Karzinom	0	2	0	100	2	–	–	–
Alveolarzellkarzinom	0	2	0	100	2	–	–	–
Insgesamt:	33	67	33	67	67	30	3	–

3. Die praktische Bedeutung histochemischer Befunde beim Bronchialkarzinom

3.1. Selektive Tumorzelldarstellung

Enzymhistochemische Untersuchungen an gut- und bösartigen Gewächsen können unter verschiedenen Gesichtspunkten durchgeführt werden, die sich von rein theoretischen Aspekten des Tumorstoffwechsels bis hin zu praxisbezogenen Fragen einer selektiven Darstellung der Tumorzellen erstrecken. Die für die Routinediagnostik wichtige Frage nach der Existenz tumorspezifischer Enzyme, die im Normalgewebe nicht anzutreffen sind und somit eine selektive Tumorzelldarstellung ermöglichen, muß weitgehend verneint werden.

Bronchialkarzinome können im wesentlichen alle Enzyme besitzen, die auch im normalen Lungengewebe nachweisbar sind. Stärkere Differenzen ergeben sich hauptsächlich in quantitativer Hinsicht. Berücksichtigt man noch die unterschiedlichen Enzymaktivitäten in den verschiedenen Zellarten der Lunge, so ergeben sich nur schwer übersehbare Beziehungen, die eine pauschale Betrachtungsweise von vornherein ad absurdum führen (Tab. 14). Hinzu kommen vom jeweiligen Funktionszustand der Zellen abhängige Schwankungen der Enzymaktivität, die besonders bei den Makrophagen zu beobachten sind. Versucht man trotzdem eine Eingliederung, so findet man bei Bronchialkarzinomen gegenüber dem normalen Lungengewebe teils einen vermehrten, teils einen verminderten Enzymgehalt. Enzyme, die beim Bronchialkarzinom z. T. in starker Aktivität vorliegen, sind die Leuzinaminopeptidase und alkalische Phosphatase. Nur gering verminderte Aktivitäten sieht man bei einigen Dehydrogenasen (Laktat-, Iso-

Tabelle 14: Vergleich des Enzymmusters ortsständiger Zellen der menschlichen Lunge (obere Hälfte) mit verschiedenen histologischen Typen des Bronchialkarzinoms (untere Hälfte).

	aP	sP	Est	β-Gluk	LAP	SDH	MAO	PMS
Makrophage	∅	++/+++	+/+++	∅/++	∅	+	∅	(+)
AEZ II	+	+	+	(+)	∅	++	+	+
Basalzelle	∅/+	(+)	∅	(+)	∅	+	(+)	+
Clarazelle	∅	(+)	+++	+	∅	+++	+	+++
Plattenepithelkarzinom	∅/+	(+)	∅/++	∅/++	∅/++	∅/(+)	∅/(+)	+/++
Adenokarzinom	∅/++	(+)	∅/+++	∅/+++	∅/+++	∅/++	∅/++	++
Kleinzelliges Karzinom	∅	(+)	∅	∅/+	∅/++	∅	∅	+
Alveolarzellkarzinom	∅	(+)	∅/+	∅/+	∅	(+)	(+)	+

zitrat-, Glukose-6-Phosphat-, α-Glyzerophosphat-Dehydrogenase und NADH-Zytochrom-Oxidoreduktase). Schwache bzw. fehlende Enzymaktivitäten findet man bei der sauren Phosphatase, Sukzino-Dehydrogenase, Monoaminooxidase, ATPase und AMPase. Ein tumorspezifisches Enzymmuster ist somit beim Bronchialkarzinom nicht vorhanden. Anhaltspunkte ergeben sich eventuell durch den Nachweis von Isoenzymen, die tumorspezifisch sind, aber bisher nur mit biochemischen Methoden dargestellt werden können. So besitzt die alkalische Phosphatase mehrere Isoenzyme, die nur im Tumorgewebe vorkommen und sich mit biochemischen Methoden (elektrophoretische Wanderungsgeschwindigkeit, Verhalten gegenüber Hemmsubstanzen bzw. Hitzeeinwirkung) von den Isoenzymen des Normalgewebes unterscheiden. Doch ist man noch weit davon entfernt, große Hoffnungen an eine universelle Anwendungsmöglichkeit zu knüpfen. Einerseits sind diese Isoenzyme nicht bei allen Tumoren zu finden, sondern treten nur in einem relativ geringen Prozentsatz der Fälle (etwa 10% positive Serumbefunde) auf, andererseits ist der Isoenzymnachweis technisch gesehen noch relativ kompliziert und störanfällig, so daß zur Zeit nur biochemische Nachweismethoden eingesetzt werden können. Isoenzymbestimmungen an zytologischem und histologischem Untersuchungsmaterial wären aber aus den dargelegten Gründen besonders bei der alkalischen Phosphatase erfolgversprechender als biochemische Untersuchungen der Serumisoenzyme. Da nach unseren Untersuchungen etwa die Hälfte aller Bronchialkarzinome eine Aktivität der alkalischen Phosphatase besitzt, wäre es möglich, daß die krebsspezifischen Isoenzyme im Tumorgewebe häufiger als im Serum vorkommen.
Weitere tumorspezifische Isoenzyme, die aber bei weitem nicht so gut untersucht sind wie die der alkalischen Phosphatase, findet man bei der Laktat-Dehydrogenase, β-Glukuronidase und Aldolase. Die diagnostische Bedeutung der tumorspezifischen Isoenzyme zeigt viele Parallelen zu einzelnen Tumorproteinen wie karzinoembryonales Antigen (CEA), α-Fetoprotein (AFP) u. a. mehr. Sie werden alle den menschlichen Tumorproteinen („oncodevelopmental proteins") zugeordnet, und ihr Nachweis ist nur auf einzelne Organtumoren bzw. innerhalb einzelner Organtumoren auf einen bestimmten Prozentsatz beschränkt, wobei eine hohe Treffsicherheit erreicht wird. Damit sind die Grenzen der Enzymhistochemie in bezug auf eine selektive Tumordarstellung klar abgesteckt. Gleichzeitig wird die Richtung für weitere methodische Untersuchungen zum enzymhistochemischen Nachweis von Isoenzymen gewiesen.

3.2. Typendifferenzierung

Für verschiedene histologische Typen des Bronchialkarzinoms gibt es kein typisches Enzymmuster, das sich für differentialdiagnostische Zwecke auswerten läßt. Besonders in der oft schwer zu entscheidenden Frage zwischen dem Vorliegen eines unreifen Adenokarzinoms bzw. eines Plattenepithelkarzinoms kann man mit enzymhistochemischen Methoden keine endgültige Klärung erreichen. Generell gilt, daß bei den reifen Bronchialkarzinomen (reifes Adenokarzinom, ausgereiftes nicht verhorntes sowie verhorntes Plattenepithelkarzinom) die Enzymaktivitäten stärker ausfallen als bei den unreifen Formen. Die reifen drüsigen Karzinome (reifes Adenokarzinom, Alveolarzellkarzinom) zeigen den stärksten Enzymreichtum. Besonders auffällig gilt dies für viele Dehydrogenasen und die Monoaminooxidase. Damit taucht zwangsläufig die Frage nach der Beziehung zwischen dem Enzymgehalt und Malignitätsgrad eines Tumors auf. Schon eine subjektive Einschätzung beim Bronchialkarzinom läßt erkennen, daß die reifen und in ihrer Prognose relativ günstigen Formen wie das reife Adenokarzinom und

Alveolarzellkarzinom relativ enzymreich sind, während die in ihrer Prognose weitaus ungünstigeren kleinzelligen und undifferenzierten mittelgroßzelligen Karzinome einen geringeren Enzymgehalt aufweisen. Diese Verhältnisse versuchten wir zu objektivieren, indem der Enzymgehalt (ausgedrückt als absoluter Zahlenwert) mit dem im wesentlichen morphologisch erfaßbaren Malignitätsgrad (ebenfalls als absoluter Zahlenwert dargestellt) verglichen wurde.

Bei der Erfassung des Malignitätsgrades wurden folgende Faktoren berücksichtigt:
die Einstufung nach der TNM-Nomenklatur,
die Zahl der Mitosen im Tumorgewebe,
die Polymorphie des Tumorgewebes,
die Größe des Tumors (in cm^3) und
der Anteil der nekrotischen Bezirke im Tumorgewebe.
Für Vergleichszwecke wurden diejenigen Enzyme herangezogen (alkalische Phosphatase, saure Phosphatase, unspezifische Esterase, Sukzino-Dehydrogenase), die bei den einzelnen Typen des Bronchialkarzinoms auch variable Aktivitätsdifferenzen aufwiesen.

Dabei findet man mit zunehmendem Malignitätsgrad einen verminderten Enzymgehalt, der fast stetig abnimmt (Abb. 15). Diese Tendenz gilt gleichermaßen für alle histologischen Typen des Bronchialkarzinoms. Damit gilt auch für die Bronchialkarzinome ein Teilaspekt der GREENSTEINschen Konvergenzhypothese [86], daß das Enzymmuster eines Tumors weitgehend von seinem Alter und seiner Wachstumsrate unabhängig ist. Nicht ganz zutreffend erscheint uns — zumindest für Bronchialkarzinome — die GREENSTEINsche Ansicht einer enzymatischen Konvergenz der Tumoren zu einem nahezu identischen Enzymspektrum. Kleinzellige Bronchialkarzinome zeichnen sich immer durch die fehlende Aktivität der alkalischen Phosphatase und unspezifischen Esterase aus, wobei auch die übrigen Enzymaktivitäten relativ schwach ausfallen. Die von WILLIGHAGEN herausgestellten Unterschiede zwischen der unspezifischen Esterase-

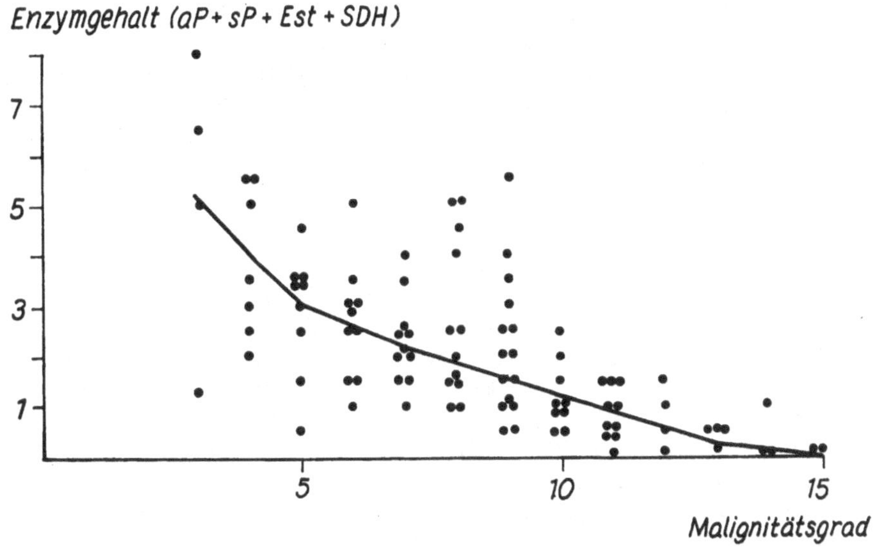

Abb. 15. Abhängigkeit des Enzymgehalts vom Malignitätsgrad beim Bronchialkarzinom

aktivität und dem Differenzierungsgrad von Plattenepithelkarzinomen wurden von uns ebenfalls gefunden. Reife Plattenepithelkarzinome zeigen generell eine stärkere Aktivität der unspezifischen Esterase als unreife Formen, wobei wir bei negativem Reaktionsausfall nach stark verlängerter Inkubationszeit vielfach noch eine äußerst schwache Enzymaktivität im Tumorgewebe fanden. Zusammengefaßt resultiert aus diesen Befunden die Tatsache, daß eine Typendifferenzierung beim Bronchialkarzinom besonders in der Abgrenzung von unreifen, solide wachsenden Adenokarzinomen gegenüber Plattenepithelkarzinomen durch den Einsatz histochemischer Methoden nicht möglich ist. Hinweise aus der Literatur, daß die alkalische Phosphatase in Adenokarzinomen vorkommt und in Plattenepithelkarzinomen nicht, sind als falsch abzulehnen. Die beste Gewähr für eine möglichst genaue Typendifferenzierung gibt auch heute noch die persönliche Erfahrung des Untersuchers, verbunden mit einer optimalen Verarbeitung des Materials. Dazu gehören nicht nur verschiedene Schnitte aus unterschiedlichen Arealen des Tumorgewebes und entsprechende Spezialfärbungen zum Schleimnachweis, sondern auch zytologische Befunde. Abklatschpräparate vom Tumorgewebe sind ohne großen Aufwand herzustellen und können dem erfahrenen Untersucher bei der Beurteilung oft von Nutzen sein.

3.3. Histogenese

Als Ausgangspunkt der Bronchialkarzinome werden die Epithelzellen der Bronchial- und Bronchiolarschleimhaut, der Alveolen und auch der Bronchialwandschleimdrüsen in Erwägung gezogen. Von zentralem Interesse ist dabei die Basalzelle des Bronchialepithels, die durch ihre bipolare Differenzierungsmöglichkeit in Flimmerzellen bzw. Becherzellen offenbar sehr variable Entwicklungsformen in der malignen Transformation besitzt. Allgemein wird angenommen, daß aus den Basalzellen die Plattenepithelkarzinome und Adenokarzinome hervorgehen. Die endokrin aktiven KULTSCHITZKY-Zellen werden als Ausgangspunkt für die kleinzelligen Bronchialkarzinome und Bronchialadenome angesehen. Das Fiasko in der unterschiedlichen Einstufung der Bronchialkarzinome bezüglich ihres histologischen Typs ist unserer Meinung darin zu sehen, daß zu wenig Kenntnisse über die Besonderheiten des Ausgangsgewebes bzw. Mutterbodens bestehen, auf dem sich die Karzinome entwickeln. Die schwammartig aufgelockerte Struktur der Lunge mit ihren präexistenten Hohlräumen führt zwangsläufig dazu, daß beim fortschreitenden Tumorwachstum organoide Strukturen vorgetäuscht werden können, die in Wirklichkeit gar nicht existieren. So müssen adenoide Strukturen, die beim tapetenartigen Auskleiden von Alveolen bzw. Bronchiolen durch Tumorgewebe entstehen, nicht in jedem Fall Ausdruck eines Adenokarzinoms sein, sondern nur eine besondere Wachstumsform, modifiziert durch präexistente Strukturen. Weiterhin können vom Tumorgewebe eingeschlossene Areale noch erhaltenen Lungengewebes drüsenähnliche Strukturen vortäuschen, die durch Proliferationen von Bronchiolarepithelzellen oder Alveolarepithelzellen bedingt sind. Diese Veränderungen führen unter Umständen zu Trugschlüssen in Richtung von Kombinationstumoren (z. B. Plattenepithelkarzinome und Adenokarzinome) bzw. zu der Ansicht, daß Karzinome eines bestimmten histologischen Typs (wie z. B. Plattenepithelkarzinome) Anteile eines anderen histologischen Typs (z. B. Strukturen eines Adenokarzinoms) erkennen lassen. Andererseits ist es fast charakteristisch für die unreifen Adenokarzinome, daß in soliden Tumorarealen „epidermoide" Zellen vorkommen. Sie lassen sich jedoch bei genauer Kenntnis von den Zellen eines Plattenpithelkarzinoms unterscheiden. Die in der Literatur manchmal von Klinikern z. T. etwas vordergründig dargestellte Beobachtervariabilität in der histologischen Diagnostik des Bronchialkarzinoms betrifft nicht die Tumordiagnose als solche, sondern eine exakte Typendifferenzierung einiger Formen des Bronchialkarzinoms, zu denen die unreifen Adenokarzinome und großzelligen undifferenzierten Karzinome gehören. Hier werden bis zu 40% abweichende Typendifferenzierungen beobachtet. Dagegen besteht bei den mehr differenzierten Bronchialkarzinomen in über 90% der Fälle eine Übereinstimmung in der Typendifferenzierung.

3.3.1. Adenokarzinome

Die Adenokarzinome der Lunge zeigen, wenn man ihre Morphologie näher ins Auge faßt, fast gesetzmäßige Besonderheiten, wobei 4 Haupttypen auftreten: reife drüsige Karzinome, unreife drüsige Karzinome und sog. papilläre Karzinome (Clarazellkarzinome). In diese Gruppe gehören auch die sog. Alveolarzellkarzinome, sie werden aber auf Grund ihrer Sonderstellung getrennt abgehandelt. Die von anderen Organtumoren her bekannte Einteilung in reife und unreife Adenokarzinome, wobei für die reifen Adenokarzinome organoide Strukturen wie tubuläres, alveoläres Wachstum mit und ohne Schleimbildung charakteristisch sind, läßt sich auf die Bronchialkarzinome nur unter Vorbehalt übertragen, da einmal Schleimbildungen bei Adenokarzinomen der Lunge relativ selten und wenn, dann meist nur in geringer Intensität auftreten und andererseits die Adenokarzinome der Lunge etwa zur Hälfte der Fälle als unreife, solide wachsende Formen vorkommen. Als unreife Adenokarzinome haben wir diejenigen Formen eingestuft, bei denen mehr als 50% der Tumorzellmasse aus undifferenzierten soliden Arealen besteht.
Bei den reifen Adenokarzinomen überwiegen zylinderzellähnliche Zellelemente mit mehr oder weniger charakteristischen zytologischen und histologischen Besonderheiten. Man findet typische Drüsenlumina, deren Auskleidung durch ein meist einschichtiges zylindrisches Epithel bedingt ist. Die Zellen ähneln manchmal sehr den Zylinderepithelzellen der normalen Bronchialschleimhaut, wobei jedoch stets histologisch sichtbare Flimmerhaare vermißt werden. Die Kerne liegen basal oder suprabasal, sind länglich bis stäbchenförmig und lassen 1—2 relativ kleine Nukleolen erkennen (Abb. 16, 17). Im zytologischen Bild kann man als charakteristische Besonderheit organoide Strukturen in Form von nebeneinanderliegenden zylinderähnlichen Zellelementen sehen (Abb. 18). Typisch ist in der Pappenheim-Färbung das tiefblaue Zytoplasma. Die kleinen Nukleolen sind nur schwer zu erkennen, ein fast charakteristisches Merkmal für die Adenokarzinome der Lunge. Im histologischen Bild sieht man die Nukleolen deutlicher, wobei sie in der HE-Färbung durch ihren eosinophilen Charakter auffallen.
Beim unreifen Adenokarzinom findet man teils zylindrische, teils abgerundete bis polygonale Zellen, die insgesamt etwas größer als die des reifen Adenokarzinoms sind. Charakteristisch ist das solide Wachstum, wobei tubuläre oder alveoläre Strukturen fehlen können. Die Kerne sind größer, mehr abgerundet, man findet 1—3 Nukleolen, die in der HE-Färbung durch ihre Eosinophilie ebenfalls stark hervortreten, jedoch wesentlich größer als bei den reifen Formen sind (Abb. 19). Das Zytoplasma ist teils eosinophil, teils auffallend hell (klarzellig), wobei nicht selten eine intrazytoplasmatische Schleimbildung gefunden werden kann. Histologische Besonderheiten sind epidermoide Strukturen mit deutlich erkennbaren Zellgrenzen, die unter Umständen Verwechslungsmöglichkeiten mit einem Plattenepithelkarzinom geben können (Abb. 20, 21). Eine

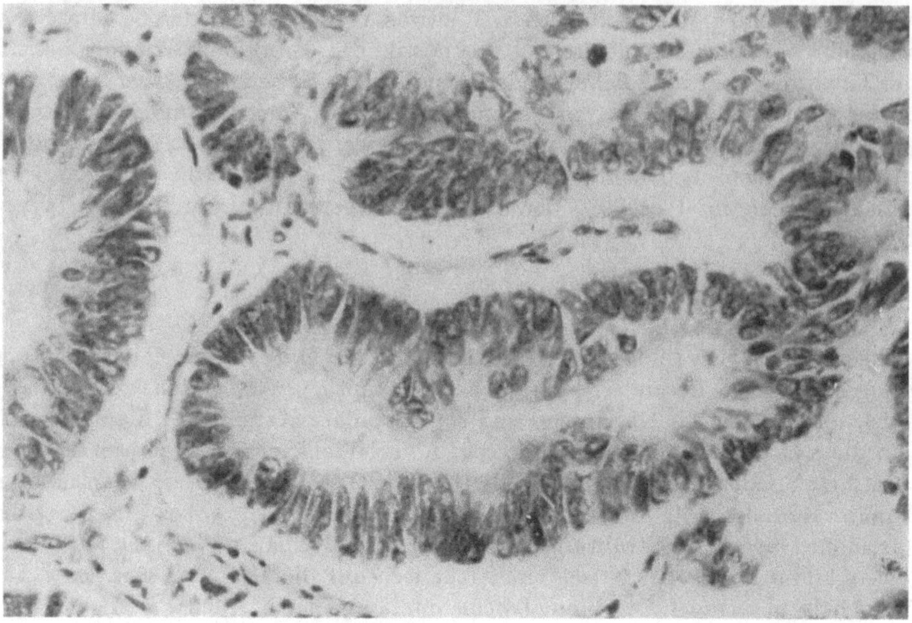

Abb. 16. Reifes Adenokarzinom. HE.
Vergr. 600fach.

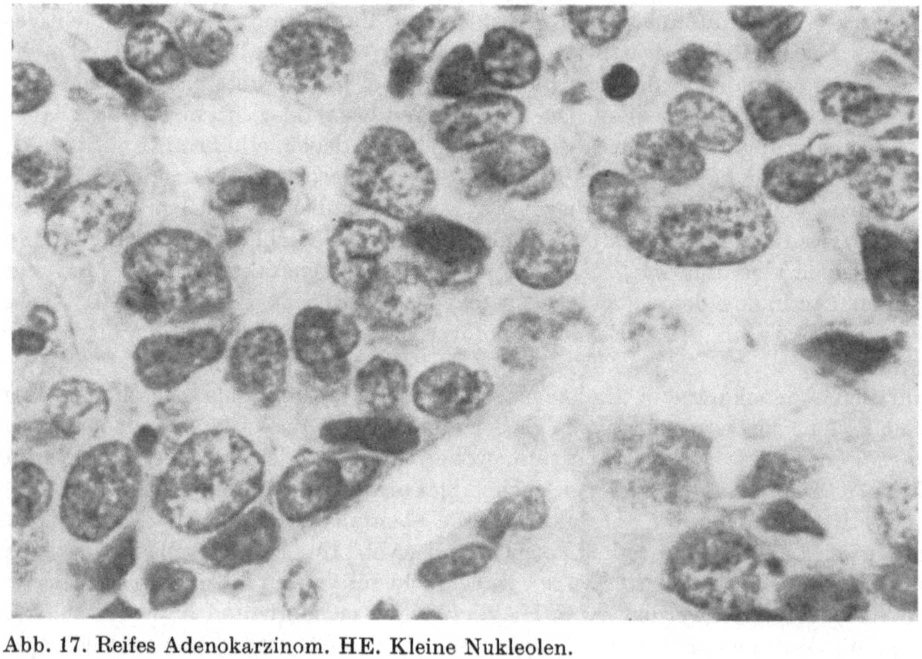

Abb. 17. Reifes Adenokarzinom. HE. Kleine Nukleolen.
Vergr. 1000fach.

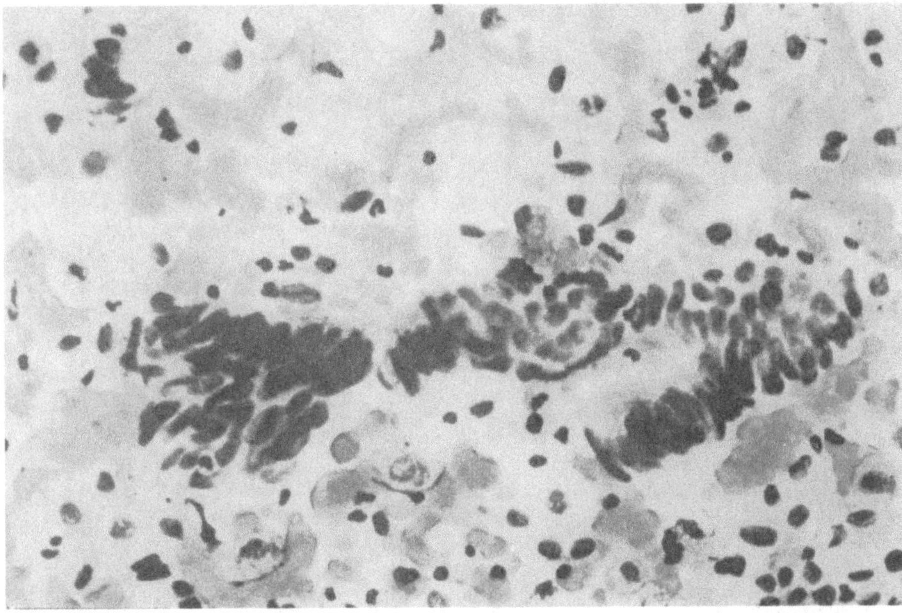

Abb. 18. Reifes Adenokarzinom. Zytologisches Bild mit „organoiden“ Strukturen. Papanicolaou.
Vergr. 200fach.

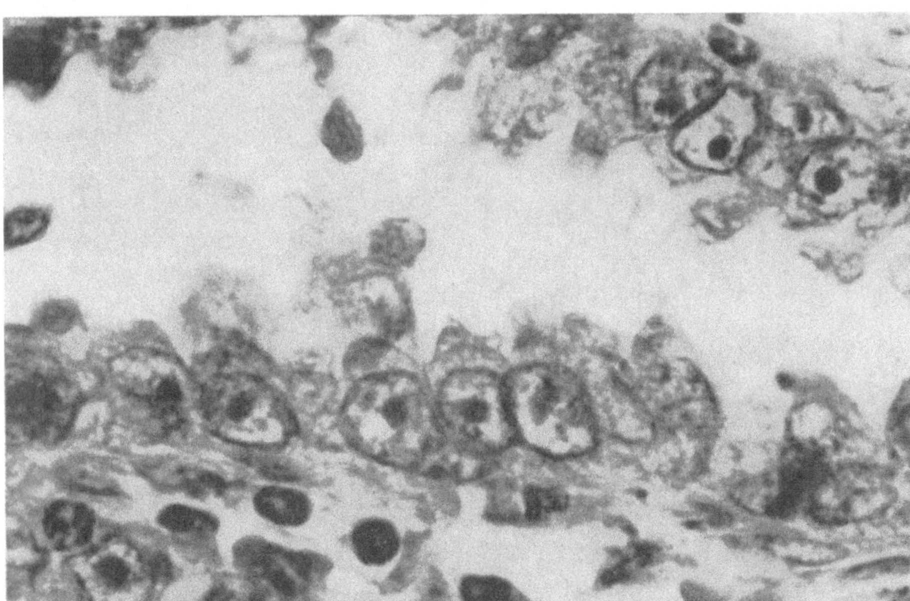

Abb. 19. Unreifes Adenokarzinom. Domagk. Große Nukleolen.
Vergr. 1000fach.

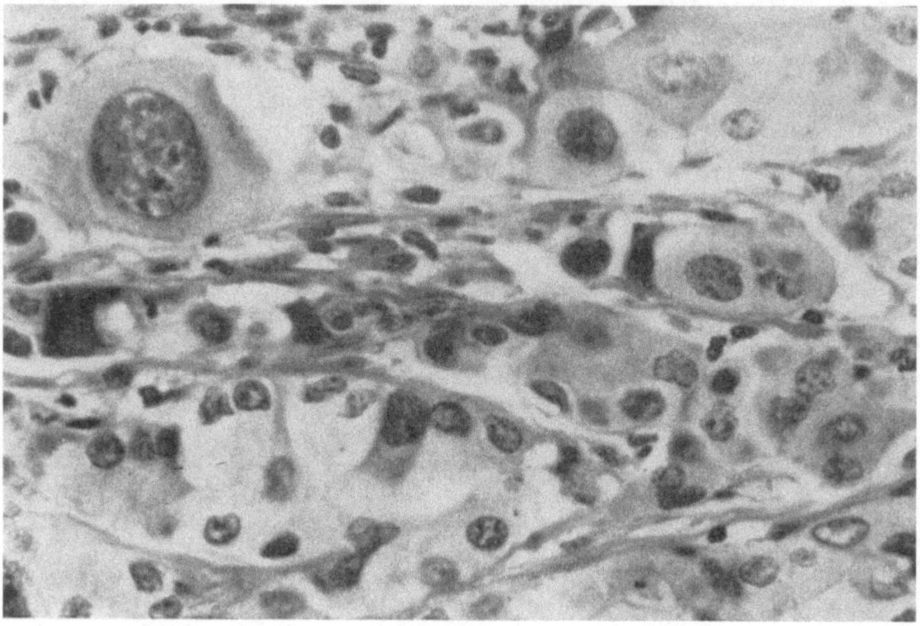

Abb. 20. Unreifes Adenokarzinom. Domagk. Solide Anteile mit „epidermoidem“ Charakter.
Vergr. 1300fach.

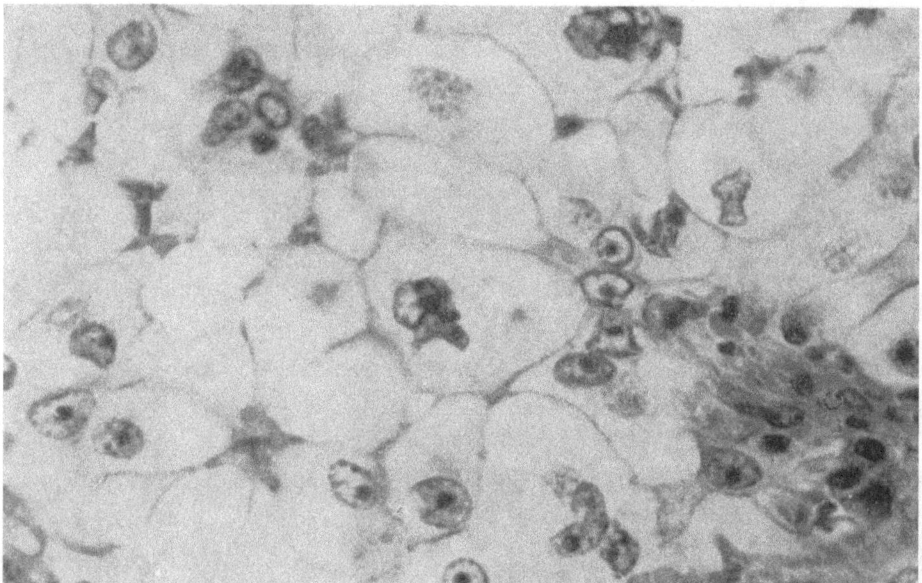

Abb. 21. Unreifes Adenokarzinom. HE. Klarzellige Anteile.
Vergr. 1300fach.

zweite Besonderheit der unreifen Adenokarzinome besteht im Auftreten von intrazytoplasmatischen Vakuolen, die z. T. optisch leer sind, z. T. auch kugeliges Material mit positiver PAS-Reaktion erkennen lassen. Wir halten sie für eine gestörte bzw. unvollständige Schleimbildung. Diese typischen Vakuolen wurden von uns auch in Lymphknotenmetastasen gesehen und ermöglichten Hinweise auf den histologischen Typ des Primärtumors. Sie treten nicht beim Plattenepithelkarzinom auf und können als wichtiges differentialdiagnostisches Kriterium herangezogen werden (Abb. 22). Zytologisch findet man in der Pappenheimfärbung häufig Prosekretgranula bzw. feine Vakuolen als Hinweis auf eine Schleimbildung.

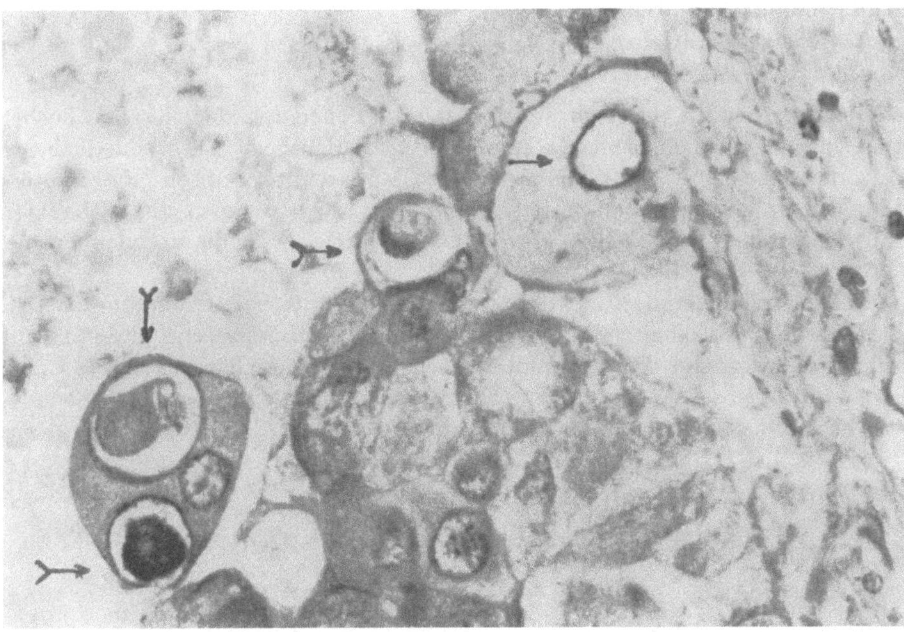

Abb. 22. Unreifes Adenokarzinom. Verschiedene Formen intrazytoplasmatischer Vakuolen (↗) mit z. T. PAS-positiven Einschlüssen (↗). PAS. Vergr. 1300fach.

Aus den zytologischen Untersuchungen geht hervor, daß sowohl bei reifen als auch bei unreifen Adenokarzinomen Tumorzellen mit angedeuteter Differenzierung in Zylinderzellen bzw. Becherzellen vorhanden sind. Wir unterscheiden daher überwiegend zylinderzellig oder becherzellig differenzierte Karzinome, wobei Prototypen des überwiegend zylinderzellig differenzierten Karzinoms das sog. reife (tubuläre) Adenokarzinom und das nicht-schleimbildende Alveolarzellkarzinom sind. Prototyp des überwiegend becherzellig differenzierten Bronchialkarzinoms ist das schleimbildende Alveolarzellkarzinom. Unserer Meinung nach kann als Vorstufe dieser Karzinome nur eine Zelle in Betracht kommen, die Differenzierungsmöglichkeiten zur Zylinderzelle bzw. schleimbildenden Becherzelle bietet. Das ist die Basalzelle des Bronchialepithels. Die sog. Adenokarzinome der Lunge sind somit Basalzellkarzinome mit unterschiedlich starker zylinderzellähnlicher bzw. becherzellähnlicher Differenzierung.

Unter mehr als 200 Adenokarzinomen (Resektionsmaterial) finden wir in 55% reife und in 45% unreife Formen. 56% aller Adenokarzinome (reife und unreife Formen zusammengenommen) sind überwiegend zylinderzellig, 29% überwiegend becherzellig und 15% gemischt zylinderzellig-becherzellig differenziert (Abb. 23). Betrachtet man die reifen und unreifen Adenokarzinome getrennt, so dominieren bei den reifen Adenokarzinomen die zylinderzellig differenzierten Formen:

Adenokarzinom — reif
überwiegend zylinderzellig differenziert = 73%
überwiegend becherzellig differenziert = 12%
gemischt becherzellig — zylinderzellig = 15%

Adenokarzinom — unreif
überwiegend zylinderzellig differenziert = 41%
überwiegend becherzellig differenziert = 44%
gemischt becherzellig — zylinderzellig = 15%

Wesentliche Differenzen im Enzymmuster bestehen zwischen zylinderzellig und becher zellig differenzierten Formen nicht. Dagegen sind z. T. deutliche Unterschiede in der Reaktionsstärke einzelner Enzyme (alkalische Phosphatase, unspezifische Esterase und saure Phosphatase) zwischen den unreifen und den reifen Formen zu beobachten. Generell gilt, daß reife Adenokarzinome weitaus enzymreicher als die unreifen Formen sind.

Unter den Adenokarzinomen der Lunge findet man einen dritten Typ mit charakteristischen zytologischen, histologischen und histochemischen Besonderheiten, die seine Sonderstellung rechtfertigen. Diese Tumoren werden oft als papilläres Adenokarzinom bezeichnet. Man findet sie besonders häufig im Bereich von Lungennarben, wobei von den Randbezirken der Narbe ausgehend ein zentrifugal in das Lungenparenchym aus-

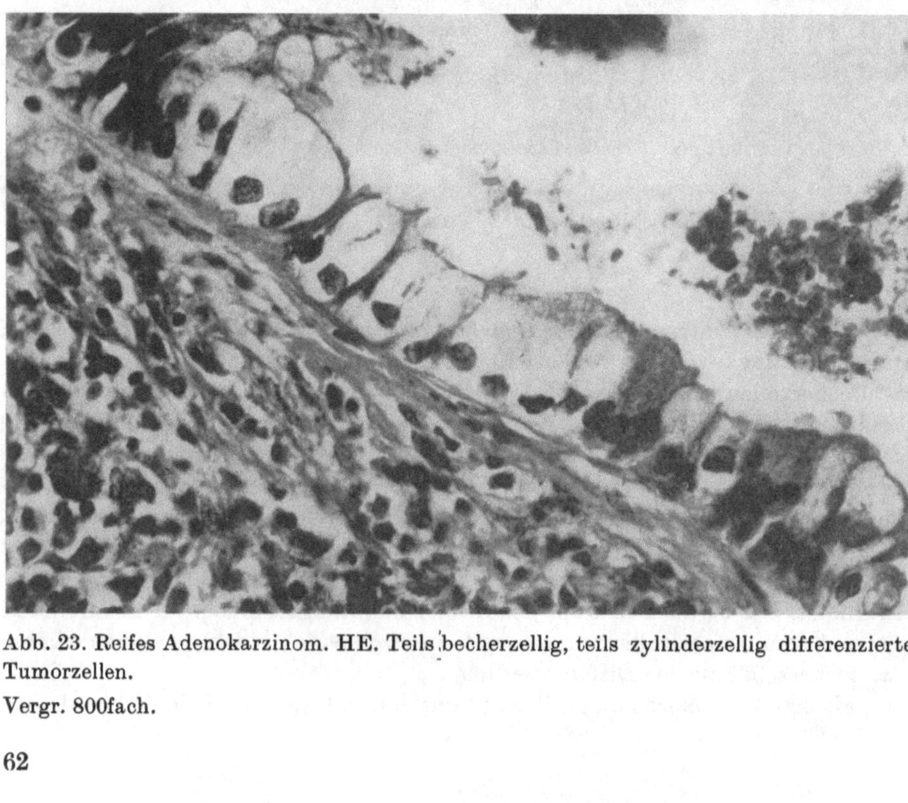

Abb. 23. Reifes Adenokarzinom. HE. Teils becherzellig, teils zylinderzellig differenzierte Tumorzellen.
Vergr. 800fach.

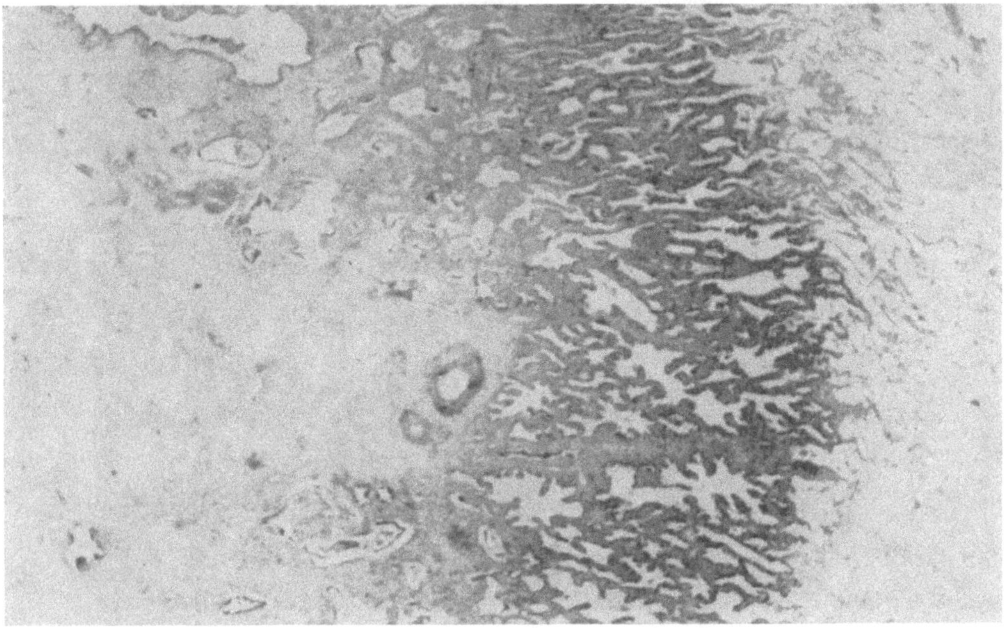

Abb. 24. Clarazellkarzinom (Narbenkarzinom). HE. In der linken Bildhälfte Narbengewebe, daran anschließend Tumorgewebe und normales Lungengewebe (rechte Bildseite). Vergr. 80fach.

gerichtetes Tumorwachstum zu beobachten ist (Abb. 24). Die Tumorzellen kleiden in einschichtiger Lage Bronchiolen und Alveolen aus, so daß adenoide Strukturen vorgetäuscht werden, aber tatsächlich nicht vorhanden sind. Weitere Besonderheiten sind die fehlende Stromareaktion und der fließende Übergang des Tumorgewebes zum umgebenden Lungenparenchym. Bereits histologisch erkennt man charakteristische Zellen, die sich oft keulenförmig in das Lumen der Hohlräume vorwölben und auffallende Ähnlichkeiten mit den Clarazellen der Bronchiolen erkennen lassen (Abb. 25). Noch deutlicher kommt dies im zytologischen Bild zum Ausdruck. Im Gegensatz zu den zylinderzellig oder becherzellig differenzierten Adenokarzinomen findet man große runde Kerne und einen relativ schmalen Zytoplasmasaum, wobei mit zunehmender Zellgröße der Zytoplasmasaum anteilmäßig größer wird (Abb. 26, 27). Typisch sind auch zweikernige Zellen mit keulenförmig gestaltetem Zytoplasmaleib (Abb. 28). Dabei bleibt die typische Keulenform auch bei polymorphen, weniger ruhig aufgebauten Clarazellkarzinomen erhalten (Abb. 29). Charakteristische organoide Strukturen im zytologischen Bild sind Traubenformationen, wobei sich die Tumorzellen konzentrisch um einen Mittelpunkt anordnen. Auch histologisch ist diese traubenförmige oder papilläre Struktur im Tumorgewebe zu erkennen. Man kann diesen Tumorzelltyp bereits lichtmikroskopisch diagnostizieren, wenn man die typischen, z. T. keulenförmigen Tumorzellen mit ihrer angedeutet papillären Struktur und einschichtigen Auskleidung der präformierten Hohlräume sieht (Abb. 30–32). Die PAS-Reaktion ist negativ, d. h. eine Schleimbildung liegt nicht vor. Auch die normalen Clarazellen sind PAS-negativ und zeigen keine Schleimbildung. Auf Grund dieser Befunde handelt es sich um ein Karzinom, das offenbar von den *Clarazellen* der Lunge ausgeht. Wir bezeichnen diesen Tumor als **Clarazellkarzinom**.

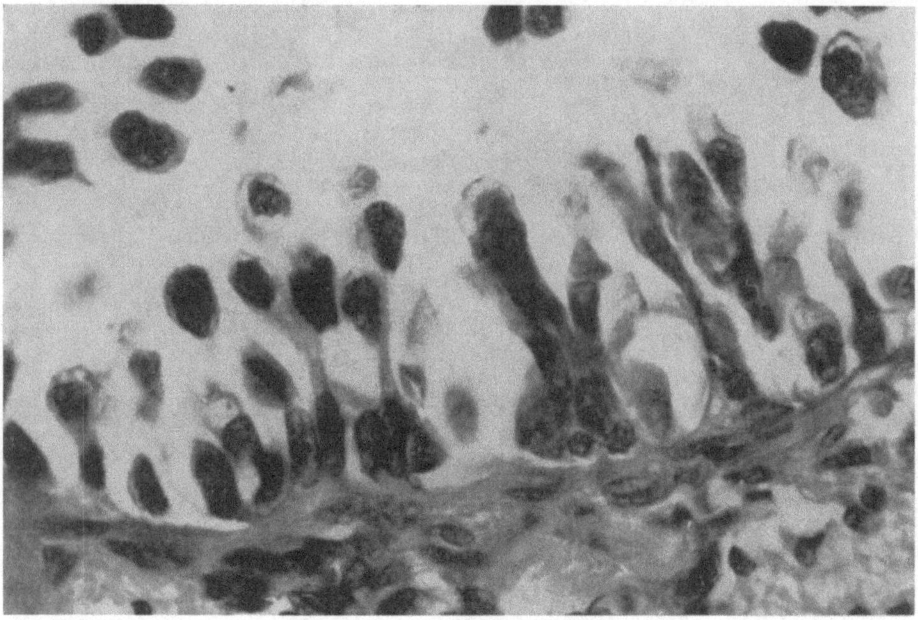

Abb. 25. Clarazellkarzinom. HE. Typische „Keulenform“ der Tumorzellen. Vergr. 500fach.

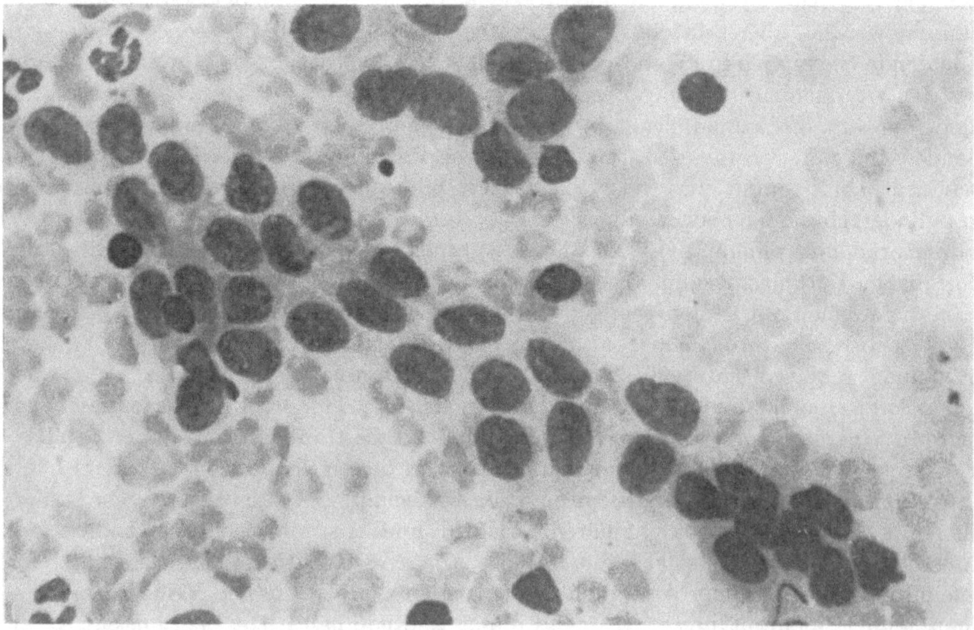

Abb. 26. Clarazellkarzinom. Zytologisches Bild. Pappenheim. Vergr. 600fach.

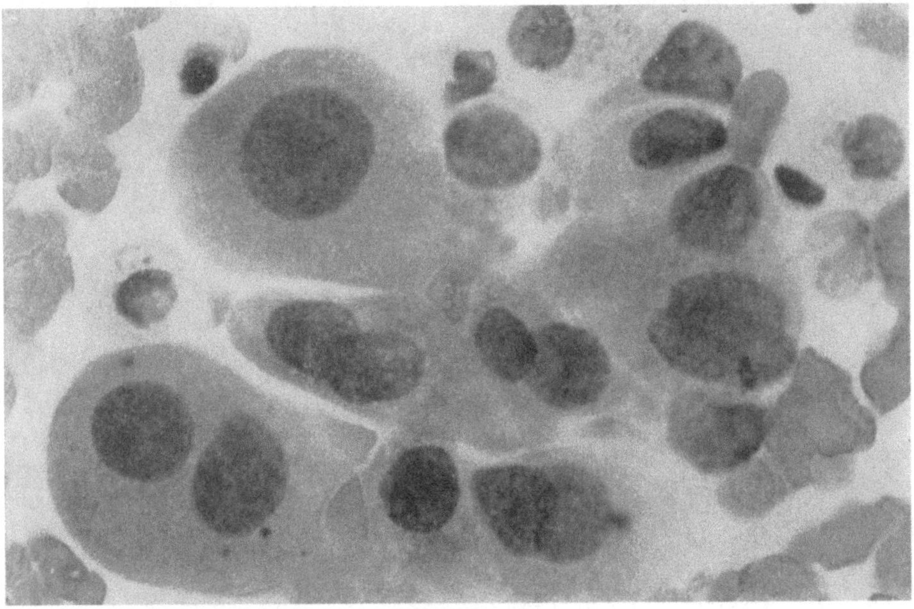

Abb. 27. Clarazellkarzinom. Zytologisches Bild. Zweikernige Tumorzellen, starke Größendifferenzen und angedeutete „Keulenform". Pappenheim.
Vergr. 2500fach.

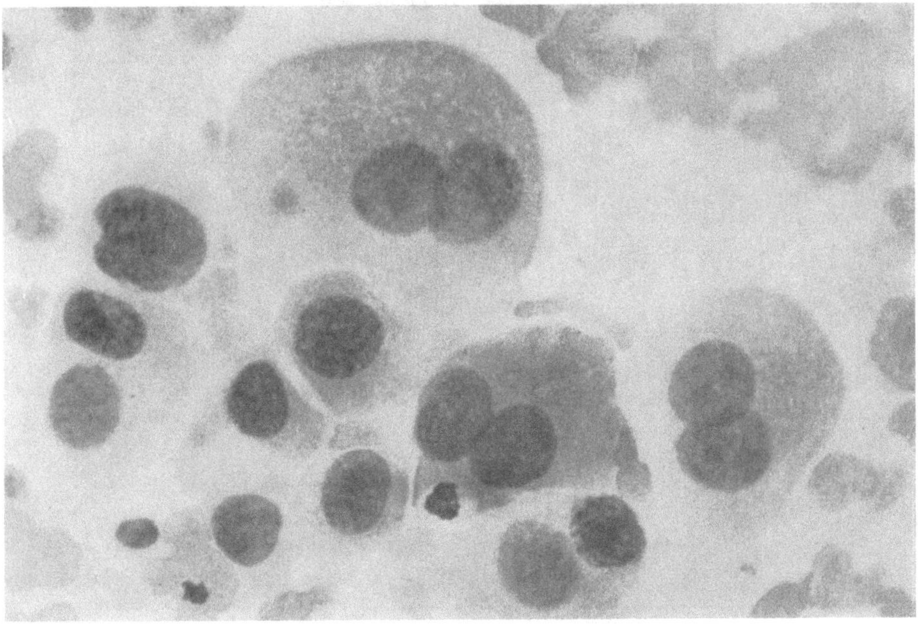

Abb. 28. Clarazellkarzinom. Zytologisches Bild. Pappenheim. Mehrkernige Tumorzellen.
Vergr. 2500fach.

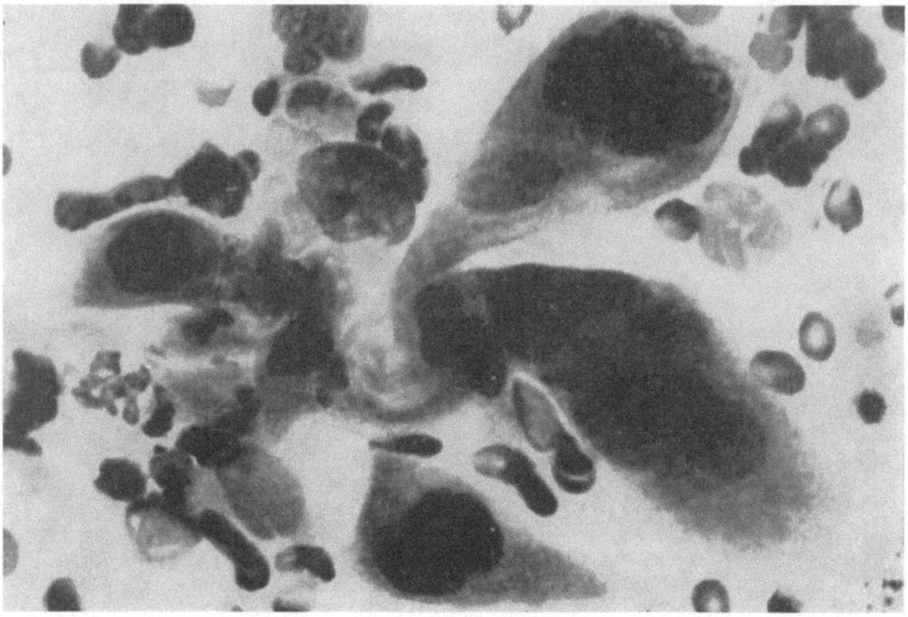

Abb. 29. Clarazellkarzinom. Zytologisches Bild. Pappenheim. Stärkere Polymorphie der Tumorzellen.
Vergr. 2000fach.

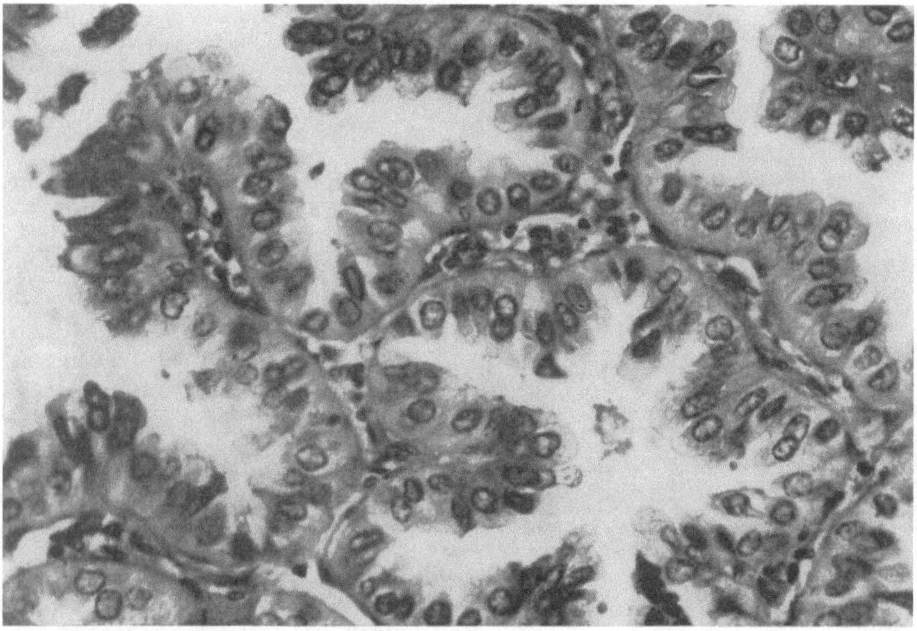

Abb. 30. Clarazellkarzinom. HE. Papilläre Strukturen.
Vergr. 800fach.

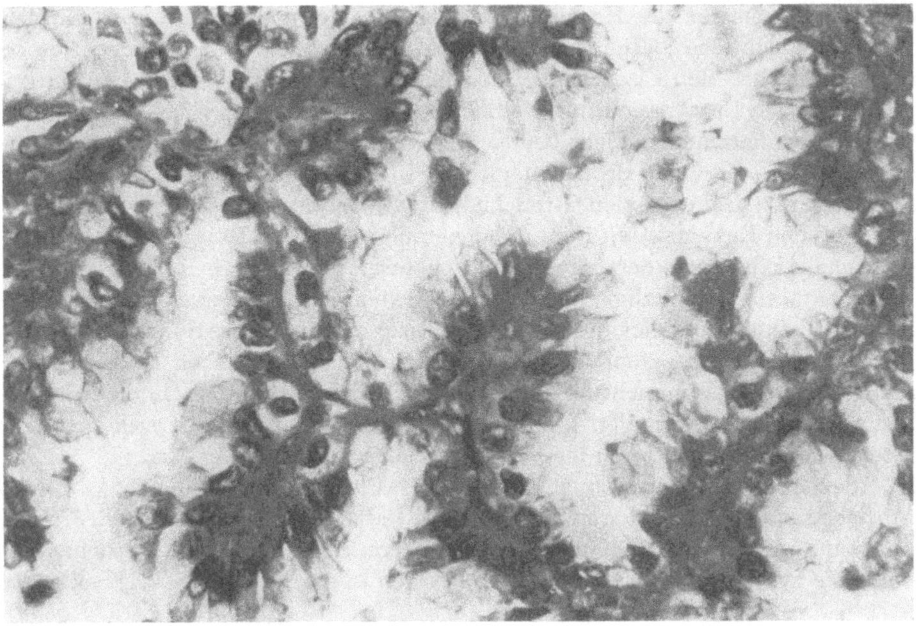

Abb. 31. Clarazellkarzinom. HE. „Hellzelliger Typ". Keine Schleimbildung!
Vergr. 800fach.

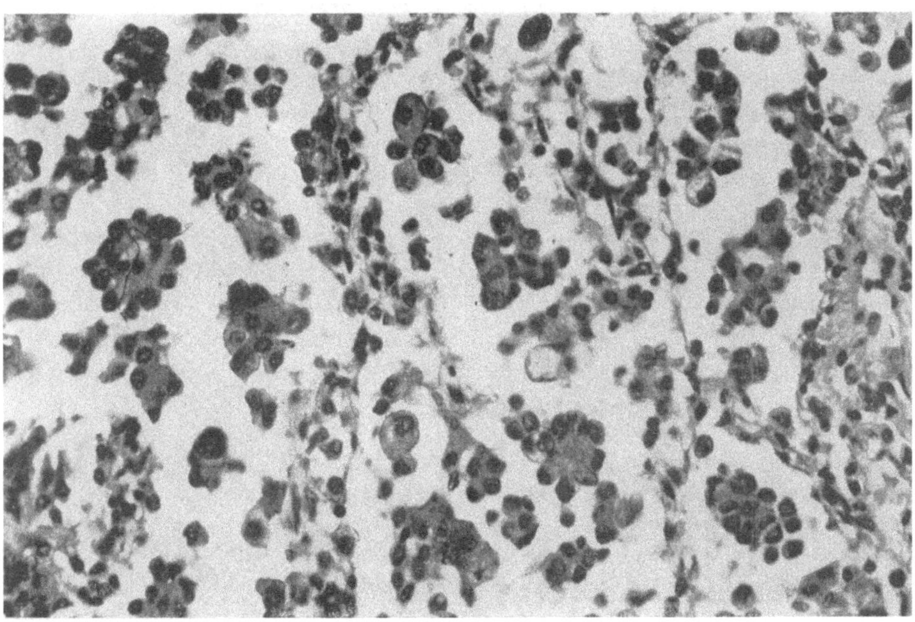

Abb. 32. Clarazellkarzinom. HE. „Traubenförmige" Strukturen, durch Papillenquerschnitte bedingt.
Vergr. 500fach.

Der endgültige Beweis für die Herkunft der Clarazellkarzinome aus den Clarazellen wird durch histochemische Befunde erbracht. Wir finden deutliche Unterschiede im Enzymmuster zwischen den Clarazellkarzinomen und den Adenokarzinomen. Charakteristisch ist der hohe Enzymreichtum der Clarazellkarzinome, der in dieser Form auch bei den reifen Adenokarzinomen nicht beobachtet wird. Wählt man als Bezugsgröße die Enzymaktivität des normalen Bronchialepithels, so liegen die Adenokarzinome noch unter der Aktivität des normalen Bronchialepithels. Dagegen zeigen die Clarazellkarzinome deutliche Enzymaktivitäten, die denen des normalen Bronchialepithels entsprechen. Hohe Aktivitäten der sauren Phosphatase, unspezifischen Esterase, alkalischen Phosphatase und Sukzino-Dehydrogenase zeichnen das Clarazellkarzinom aus (Abb. 33–36). Diagnostisch relevant ist die hohe Enzymaktivität der Sukzino-Dehydrogenase, da alle anderen Bronchialkarzinome nur schwache Aktivitäten dieses Enzyms aufweisen. Der starke Enzymreichtum dieser Clarazellkarzinome entspricht dem Enzymmuster der Clarazelle im normalen Lungengewebe. Die Clarazelle hebt sich von allen anderen Zellarten der Lunge durch ihren Enzymreichtum deutlich hervor.
Unter 202 Adenokarzinomen der Lunge finden wir 33 Clarazellkarzinome (16%). Nur $^1/_3$ aller Clarazellkarzinome besteht aus einer Zellart, d. h. malignen Clarazellen. $^2/_3$ sind Mischformen mit Anteilen zylinderzellig oder becherzellig differenzierter Adenokarzinome, wobei die zylinderzellig differenzierten Formen überwiegen. Hier zeigt sich, daß

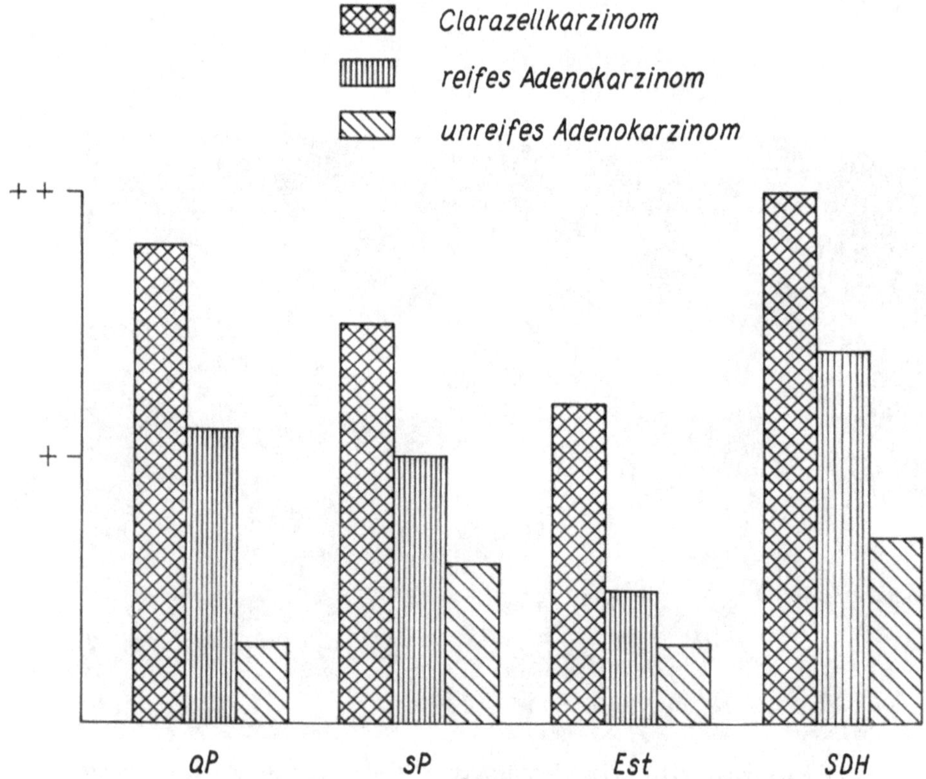

Abb. 33. Semiquantitative Einschätzung der Enzymaktivitäten beim Adenokarzinom und Clarazellkarzinom.

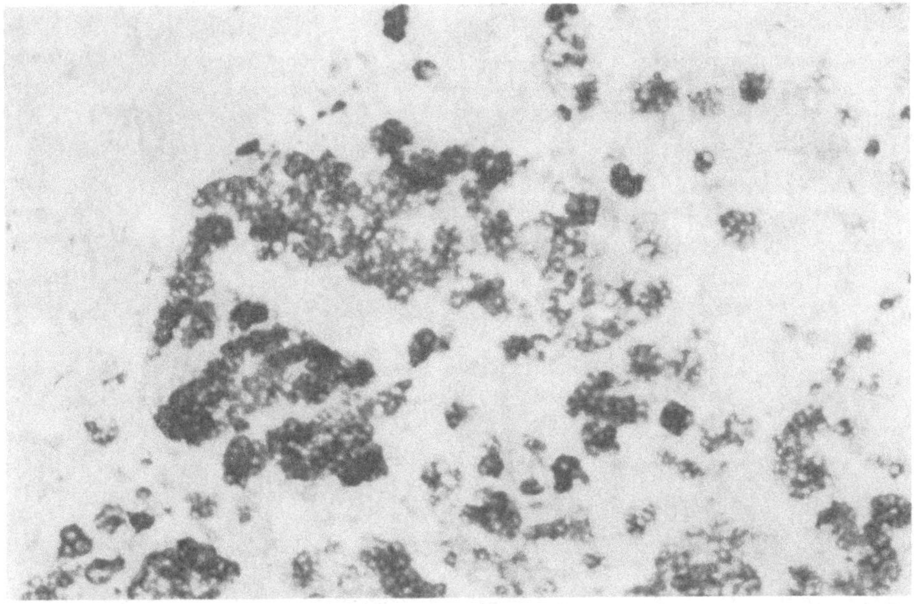

Abb. 34. Clarazellkarzinom. Alkalische Phosphatase. Deutliche Enzymaktivität in den „traubenförmigen“ Tumorzellnestern (Vergleiche mit Abb. 32!).

Vergr. 350fach.

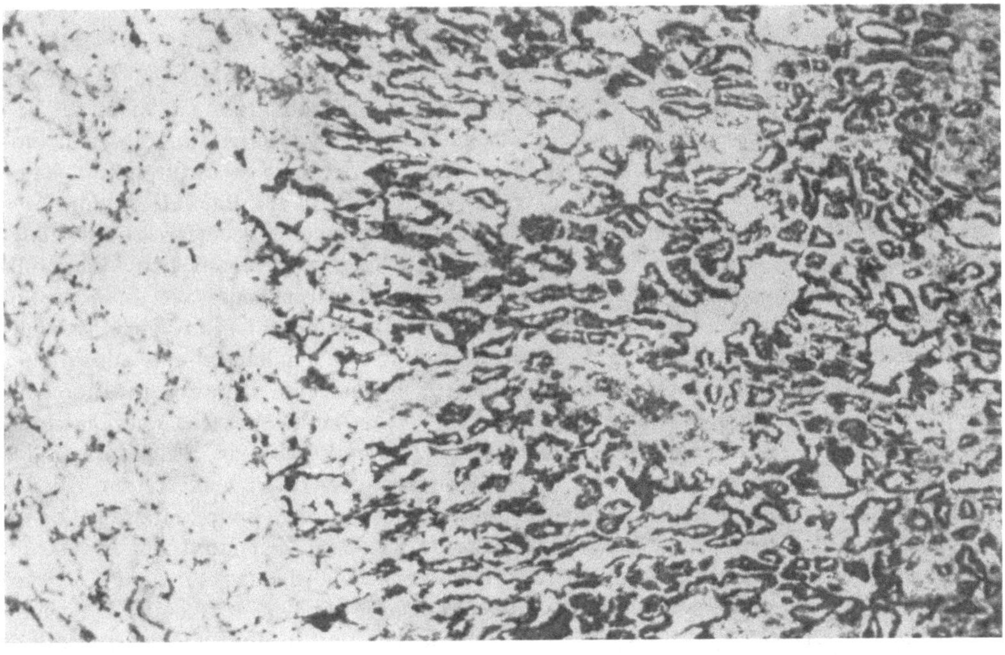

Abb. 35. Clarazellkarzinom. Sukzino-Dehydrogenase. Starke Enzymaktivität im Tumorgewebe (rechte Bildseite).

Vergr. 150fach.

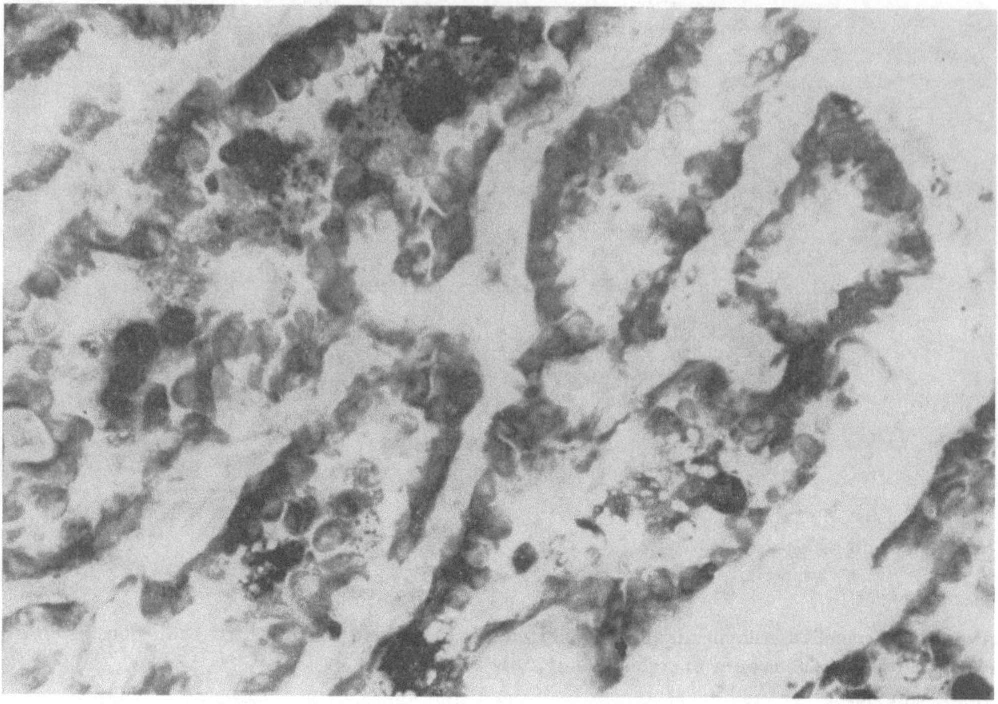

Abb. 36. Clarazellkarzinom. Unspezifische Esterase. Deutliche Aktivität im Zytoplasma der Tumorzellen.
Vergr. 900fach.

die maligne Transformation im Rahmen der Karzinogenese nicht nur eine Zellart der Lunge erfassen kann. An und für sich gehören die Clarazellkarzinome nicht zu den Adenokarzinomen, da sie einmal vom histogenetischen Standpunkt aus gesehen eine andere Stammzelle haben und andererseits keine echten drüsigen Strukturen bzw. keine Schleimbildung erkennen lassen. Da aber $^2/_3$ der Clarazellkarzinome Kombinationsformen sind, ist eine Eingliederung unter die Adenokarzinome gerechtfertigt. Im histochemischen Bild lassen sich die einzelnen Anteile (Adenokarzinom bzw. Clarazellkarzinom) durch ihre unterschiedlich starke Enzymaktivität meist voneinander abgrenzen. Auffallend hoch ist der Anteil der Narbenkarzinome unter den Clarazellkarzinomen. Während wir unter den reifen und unreifen Adenokarzinomen zusammengenommen nur in 12% Narbenkarzinome finden, sind immerhin 48% unserer Clarazellkarzinome Narbenkarzinome. Dem biologischen Verhalten nach steht das Clarazellkarzinom dem reifen Adenokarzinom nahe. Der Zeitpunkt von der Entdeckung des Karzinoms im Röntgenbild bis zum Operationstermin beträgt beim reifen Adenokarzinom 23 Monate, beim Clarazellkarzinom 18 Monate und beim unreifen Adenokarzinom nur 7 Monate. Das Tumorvolumen beträgt zum Zeitpunkt der Resektion 33 cm^3 beim reifen Adenokarzinom, 27 cm^3 beim unreifen Adenokarzinom und 16 cm^3 beim Clarazellkarzinom. Nach der TNM-Nomenklatur ist der T-Wert bei allen 3 Formen gleich, nur der N-Wert (als Ausdruck einer Metastasierung in die regionären Lymphknoten) ist beim Clarazellkarzinom etwas höher als bei den reifen und unreifen Adenokarzinomen (Mittlerer N-Wert 0,18 beim reifen und 0,19 beim unreifen Adenokarzinom, 0,33 beim Clarazellkarzinom).

3.3.2. Alveolarzellkarzinom

Das Alveolarzellkarzinom ist eine hochdifferenzierte Variante des reifen Adenokarzinoms mit z. T. erheblicher Schleimbildung. Die noch unklaren Kenntnisse über die Histogenese äußern sich in 37 verschiedenen Namen [127]. Im deutschsprachigen Schrifttum hat sich die Bezeichnung Alveolarzellkarzinom eingebürgert, während im anglo-amerikanischen Schrifttum die Bezeichnungen „bronchiolar cell carcinoma", „alveolar cell carcinoma" und „bronchiolo-alveolar cell carcinoma" gebräuchlich sind.

Der Ursprung des Alveolarzellkarzinoms ist immer noch umstritten. Wie es aus dem Namen hervorgeht, wird einmal die AEZ II als Ausgangspunkt angesehen [3, 34, 85, 117, 152]. Als weitere Ursprungsorte werden das Epithel der größeren und kleineren Bronchien [117, 151, 167, 175] und die Clarazellen [117] in Erwägung gezogen. Elektronenmikroskopische Untersuchungen lassen in Alveolarzellkarzinomen charakteristische Zellorganellen sowohl von Flimmer- als auch von Becherzellen erkennen [11, 58, 62, 70, 120, 182].

Bedrossian und Mitarb. [11] fanden Zilien, die in charakteristischer Weise aus neun peripher gelegenen Filamenten mit zwei Zentralkörperchen bestanden. Das Zytoplasma enthält reichlich Mitochondrien. Einige degenerativ veränderte Mitochondrien zeigen lamelläre Strukturen, die sich jedoch deutlich von den charakteristischen lamellären osmiophilen Einschlüssen der Surfactantkörperchen, die man im Zytoplasma der AEZ II findet, unterscheiden. Wenige Zellen enthalten auch dunkle homogene Strukturen, die größer sind als die sekretorischen Granula der Clarazellen und außerdem die dichte limitierende Membran der neurosekretorischen Zellen, die man in Karzinoiden oder kleinzelligen Karzinomen findet, vermissen lassen. Sekretorische Vakuolen mit irregulären Konturen und einer flockulären verklumpten Matrix werden häufig beobachtet. Hier besteht eine eindeutige Beziehung zwischen Schleimproduktion und der Zahl solcher Vakuolen. Ihre Ultrastruktur ist identisch mit der der sekretorischen Vakuolen, die man in den Becherzellen des Tracheobronchialbaums findet.

Somit weisen elektronenmikroskopische Untersuchungen darauf hin, daß die Alveolarzellkarzinome als hoch differenzierte Karzinome anzusehen sind, die am ehesten vom Bronchialepithel ihren Ausgangspunkt nehmen, da sie ultramikroskopisch viel Ähnlichkeiten mit den Becherzellen und Flimmerzellen besitzen.

Enzymhistochemisch können wir diese Befunde bestätigen. Alle Alveolarzellkarzinome zeigen eine nur schwache Aktivität lysosomaler Enzyme (unspezifische Esterase, saure Phosphatase). Die alkalische Phosphatase ist nicht nachweisbar. In der Umgebung der Alveolarzellkarzinome sieht man dagegen reichlich zusammengedrängte AEZ II, die eine starke Aktivität der alkalischen Phosphatase aufweisen, ein Befund, den man auch bei anderen Bronchialkarzinomen an der Randzone zwischen Tumor und normalem Lungengewebe beobachten kann. Der Phospholipidgehalt der Alveolarzellkarzinome ist nur mäßig stark ausgeprägt. Phospholipide des Surfactantsystems, stark in den AEZ II der Randzone vertreten, sind in den Tumorzellen nicht zu finden. Bei einigen Tumoren sieht man im apikalen Zellpol umschriebene Enzymaktivitäten der Sukzino-Dehydrogenase, ein auch für normale Flimmerzellen typischer Befund (Abb. 37). Betrachtet man das Enzymmuster der Alveolarzellkarzinome, so lassen sich mit den AEZ II keine Gemeinsamkeiten erkennen, dagegen Gemeinsamkeiten mit dem Enzymmuster des Bronchialepithels. Bereits die Tatsache, daß es becherzellig ausgereifte Formen mit massiver Schleimbildung gibt, läßt sich nur schwer mit der Hypothese in Übereinstimmung bringen, daß gerade die AEZ II, die zu keiner Schleimbildung befähigt ist, als Stammzelle der Alveolarzellkarzinome anzusehen ist. Andererseits haben wir keine

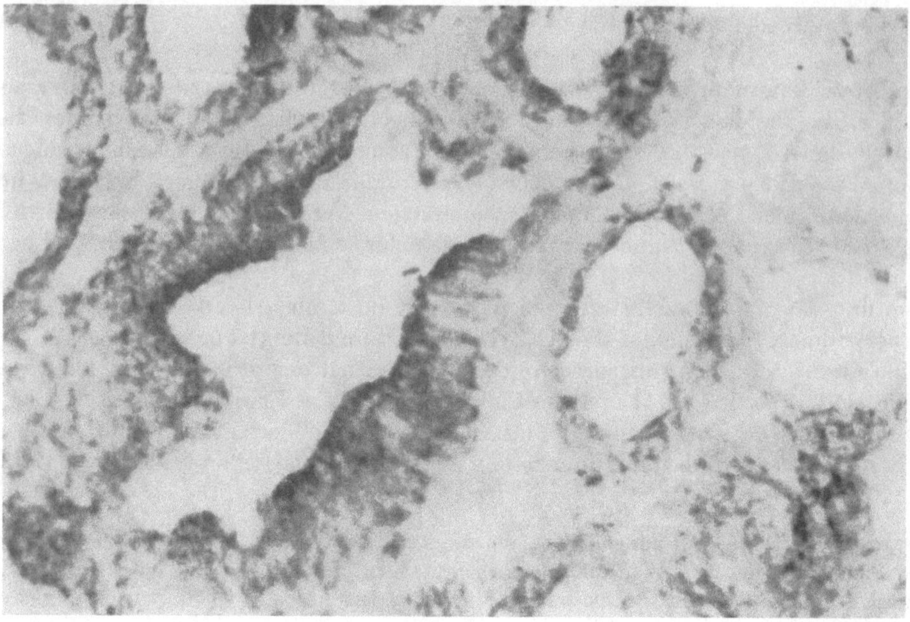

Abb. 37. Alveolarzellkarzinom. Sukzino-Dehydrogenase. Verstärkte Aktivität in apikalen Anteilen der Tumorzellen.
Vergr. 600fach.

Lipide des Surfactantsystems, die von den AEZ II produziert werden, in Alveolarzellkarzinomen nachweisen können. Zylinderzellig differenzierte Formen der Alveolarzellkarzinome ohne Schleimbildung und mit dem charakteristischen apikal betonten Enzymmuster der Sukzino-Dehydrogenase sind letztlich ein weiterer Hinweis für die histogenetische Ableitung vom Bronchialepithel. Die ebenso wie bei den Adenokarzinomen zu beobachtende bipolare Differenzierungsmöglichkeit der Alveolarzellkarzinome deutet wiederum auf die Basalzelle als Ausgangspunkt der Alveolarzellkarzinome hin. Die Befunde sprechen dafür, daß es sich bei dem sog. „Alveolarzellkarzinom" um ein hochdifferenziertes Adenokarzinom handelt, als dessen Ausgangspunkt die Basalzelle des Bronchialepithels anzunehmen ist. Dabei kommen ebenso wie bei den reifen Adenokarzinomen überwiegend becherzellig bzw. zylinderzellig differenzierte Formen vor. Die becherzellig differenzierten Karzinome zeigen oft eine erhebliche Schleimbildung. Es existieren somit keine schlüssigen Beweise, daß die AEZ II als Stammzelle dieser Tumoren anzusehen ist, so daß der Name Alveolarzellkarzinom vom histogenetischen Standpunkt aus betrachtet irreleitend ist.

3.3.3. Plattenepithelkarzinom

Plattenepithelkarzinome sind die häufigste Form des Bronchialkarzinoms beim Mann und bieten bezüglich der histologischen Diagnostik bei den ausgereiften Formen keine Schwierigkeiten. Besonderheiten sind das multiple Auftreten (bis zu 20%) sowie die engen Beziehungen zwischen Plattenepithelmetaplasie und Karzinomentstehung. Allgemein wird der Ausgangspunkt in die größeren und kleineren Bronchien verlegt, wobei der Hauptweg der Karzinomentstehung offenbar über eine Plattenepithelmetaplasie des Bronchialepithels abläuft. Bei den sehr interessanten Beziehungen zwischen Metaplasie und Krebsentstehung darf man nicht unberücksichtigt lassen, daß die Metaplasie nicht in jedem Fall Vorläufer des Karzinoms ist. Bereits im Carinabereich treten physiologischerweise Metaplasien auf, und die Frequenz bei nicht tumorösen Lungenerkrankungen ist z. T. relativ hoch. So finden wir bei 20% der Bronchitiker und Asthmatiker eine Plattenepithelmetaplasie der Bronchialschleimhaut.

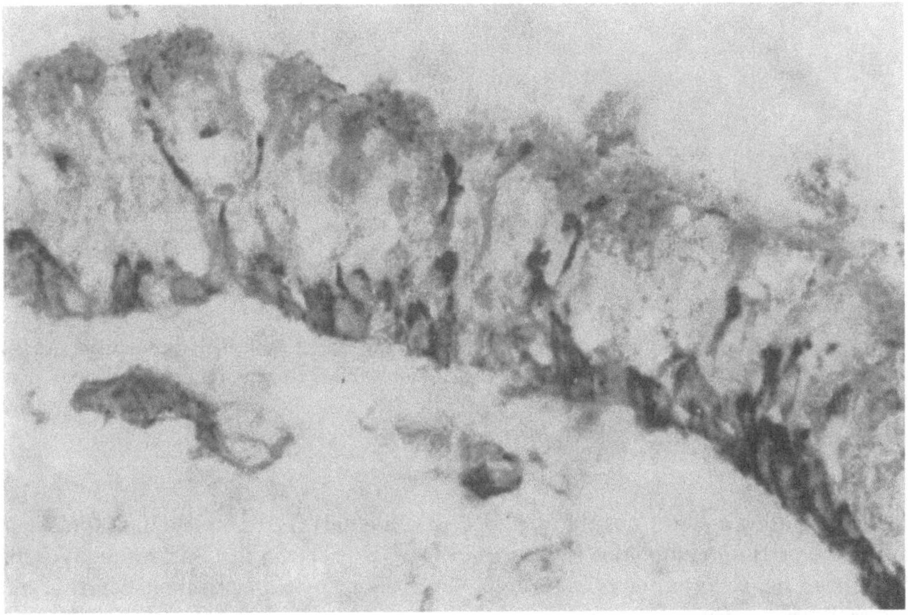

Abb. 38. Normales Bronchialepithel. Alkalische Phosphatase. Mäßig starke Enzymaktivität in den Basalzellen (sog. „basaler Typ").
Vergr. 1200fach.

Wichtige Hinweise über die Bedeutung metaplastischer Veränderungen können evtl. durch histochemische Methoden geliefert werden. So zeigt die alkalische Phosphatase physiologischerweise schwache Aktivitäten in den Basalzellen, und das nur herdförmig dort, wo offenbar Mauservorgänge ablaufen. Diesen Typ bezeichnen wir als basalen Typ (Abb. 38). Ganz anders verhält es sich bei einer Plattenepithelmetaplasie. Bei einem Teil der Fälle beobachtet man in metaplastischen Epithelien, allerdings nur in den oberen Zellschichten, die dem Bronchiallumen zugewandt sind, eine deutliche Enzymaktivität im Zytoplasma, Veränderungen, die wir als apikalen Typ bezeichnen (Abb. 39). Diesen apikalen Typ finden wir sowohl bei chronisch-entzündlichen Veränderungen (Bronchitis, Asthma) als auch in der Randzone von Plattenepithelkarzinomen. Wir halten diese Veränderung nicht für tumorspezifisch, sondern denken eher an eine verstärkte Proliferationstendenz oder Syntheseleistung dieser Zellen, die jedoch mittelbar oder unmittelbar mit der Tumorentstehung vergesellschaftet sein kann. Finden wir den

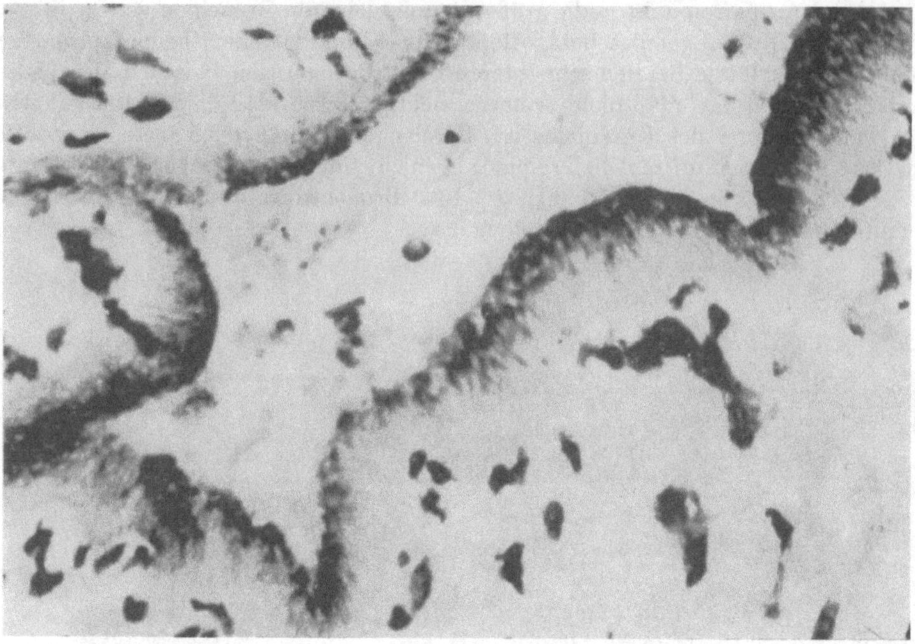

Abb. 39. Plattenepithelmetaplasie der Bronchialschleimhaut bei chronischer Bronchitis. Alkalische Phosphatase. Deutliche Enzymaktivität in den lumenwärts gelegenen metaplastischen Epithelzellen (sog. „apikaler Typ").
Vergr. 600fach.

apikalen Typ der alkalischen Phosphatase im Bereich einer Plattenepithelmetaplasie, so indiziert uns dieser Befund zu einer engmaschigen Überwachung der Patienten. Wesentliche Differenzen im Enzymmuster zwischen Basalzellen, metaplastischem Epithel und Plattenepithelkarzinomen bestehen nicht (Tab. 15). Das Enzymmuster der Plattenepithelkarzinome unterscheidet sich nicht wesentlich von dem der meisten anderen histologischen Typen des Bronchialkarzinoms. Ähnlich wie bei den drüsigen Karzinomen ist auch der Enzymgehalt der differenzierten Plattenepithelkarzinome wesentlich höher als der der unreifen Formen. Größere Unterschiede (sowohl qualitativ als auch quantitativ) im Enzymgehalt zwischen verhornten und nicht verhornten Plattenepithelkarzinomen wurden von uns nicht gesehen.

Tabelle 15: Enzymmuster der verschiedenen Zellen des normalen Bronchialepithels, bei Plattenepithelmetaplasie und beim Plattenepithelkarzinom.

	aP	sP	Est	β-Gluk
Flimmerzelle	∅	++	+	(+)
Becherzelle	∅/(+)	(+)	∅	∅
Basalzelle	∅/+	(+)	∅	(+)
Metaplastisches Epithel (Plattenepithelmetaplasie)	∅/+	(+)	∅	∅/(+)
Plattenepithelkarzinom	∅/+	(+)	∅/++	∅/++

3.3.4. Kleinzelliges Bronchialkarzinom

In fast allen Klassifikationen der Bronchialkarzinome findet man die kleinzelligen Karzinome unter den undifferenzierten Formen, ja vielfach wird dieser Tumor als Prototyp der undifferenzierten Karzinome herausgestellt. Diese Ansicht kann nach dem neuesten Erkenntnisstand nicht mehr aufrechterhalten werden. Als Ursprungszelle der kleinzelligen Bronchialkarzinome wird allgemein die Kultschitzky-Zelle angesehen. Dementsprechend findet man auch nur bei dieser Karzinomform neurosekretorische Granula. Diese Tatsache, zusammen mit relativ charakteristischen Befunden im zytologischen Bild rechtfertigt es, das kleinzellige Karzinom in die Gruppe der differenzierten Karzinome einzureihen, zumal auch die histochemischen Befunde eine gewisse Sonderstellung erkennen lassen. Kleinzellige Bronchialkarzinome zeigen keine Aktivitäten der alkalischen Phosphatase und unspezifischen Esterase. Dies kann differentialdiagnostisch wichtig sein, wenn es um die Abgrenzung eines mittelgroßzelligen undifferenzierten Karzinoms geht, das histologisch einem kleinzelligen Bronchialkarzinom ähneln kann. Findet man Aktivitäten der alkalischen Phosphatase oder unspezifischen Esterase, so läßt sich ein kleinzelliges Bronchialkarzinom weitestgehend ausschließen.
Zytologische Untersuchungen bei kleinzelligen Bronchialkarzinomen lassen erkennen, daß die Einzelzelle nicht klein, sondern mittelgroß ist. Das lymphozytenähnliche Bild ist durch zahlreiche degenerative Zellveränderungen bedingt, wobei häufig Pyknosen auftreten, die im histologischen Bild die lymphozytenähnlichen Zellen mit hyperchromatischen Zellkernen vortäuschen. Die ungeschädigte Tumorzelle ist jedoch größer (Abb. 40). Der gleiche Befund ist an unfixierten Kryostatschnitten zu erheben. Dabei ergeben sich im Schnellschnittmaterial leicht Verwechslungsmöglichkeiten mit einem undifferenzierten mittelgroßzelligen Bronchialkarzinom. In vielen Klassifikationen

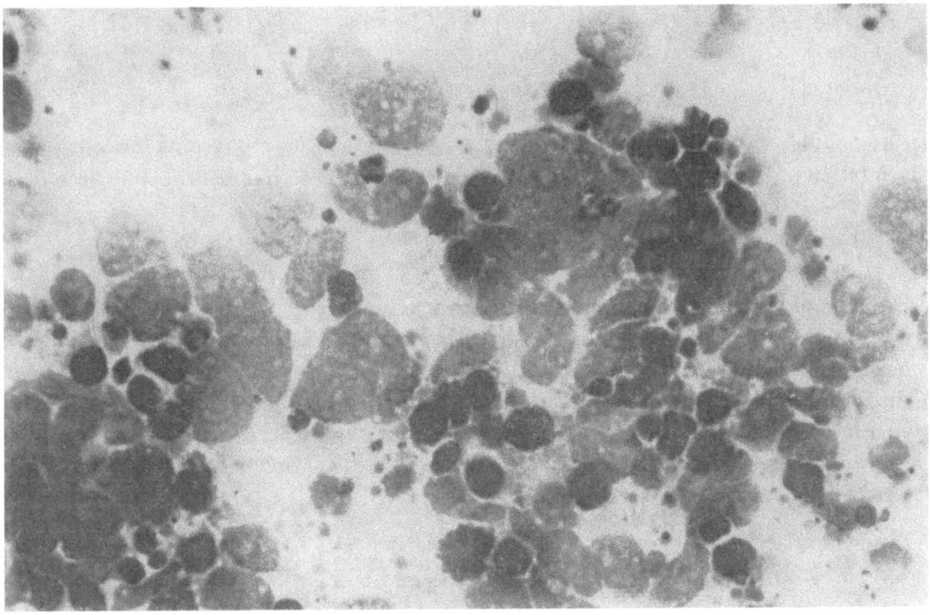

Abb. 40. Kleinzelliges Karzinom. Zytologisches Bild. Papanicolaou. Zahlreiche Pyknosen als Zeichen des Zelluntergangs.
Vergr. 2000fach.

werden die kleinzelligen Karzinome in 3 Subtypen (oat cell oder lymphozytenähnlich, fusiform, polygonalzellig) unterteilt. Auch diese Unterteilung läßt sich bei zytologischer Untersuchungstechnik und bei Studien von unfixierten Kryostatschnitten nicht aufrechterhalten. Man findet in allen Fällen ein ähnliches Bild mit rundlich-ovalen Kernen, nur schwer erkennbarem Zytoplasmasaum (Abb. 41) und dem typischen „moulding" (Abb. 42). Die unterschiedlichen Kernformen im histologischen Bild sind teils Artefakte, teils Folgen unterschiedlicher Schnittrichtungen durch Tumorzellbündel. Charak-

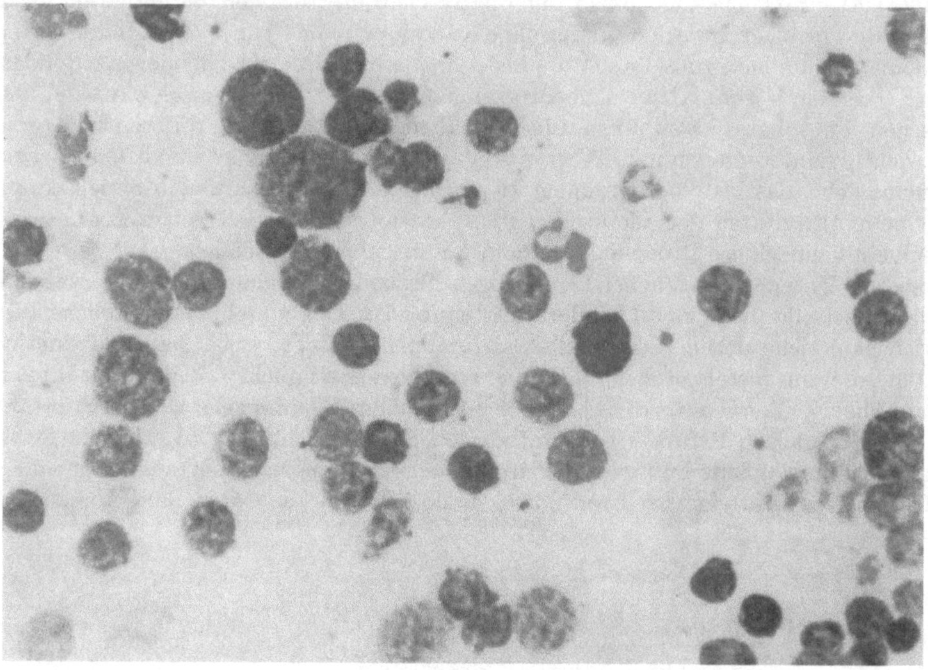

Abb. 41. Kleinzelliges Karzinom. Zytologisches Bild. Pappenheim. Stärkere Kernpolymorphie, jedoch relative „Uniformität" mit multiplen kleinen Nukleolen und gleichmäßig verteiltem Chromatin.
Vergr. 2000fach.

teristisch für das kleinzellige Bronchialkarzinom ist die leichte Lädierbarkeit der Zellen, so daß bei Zangenbiopsien ausgedehnte Quetschartefakte nicht ungewöhnlich, sondern eher typisch sind. Daneben ist der Anteil pyknotischer Tumorzellen z. T. recht hoch, so daß ein lymphozytenähnlicher Typ im histologischen Bild vorgetäuscht wird. Daher muß man die kleinzelligen Bronchialkarzinome den differenzierten Formen zuordnen, wobei eine Subtypisierung auf Grund zytologischer und histochemischer Kriterien ungerechtfertigt ist.

3.3.5. Undifferenzierte Bronchialkarzinome

Während die bisher aufgezählten histologischen Typen des Bronchialkarzinoms mit Ausnahme der unreifen Adenokarzinome keine wesentlichen diagnostischen Schwierigkeiten bereiten, ist das Interpretationsfeld der undifferenzierten großzelligen Formen

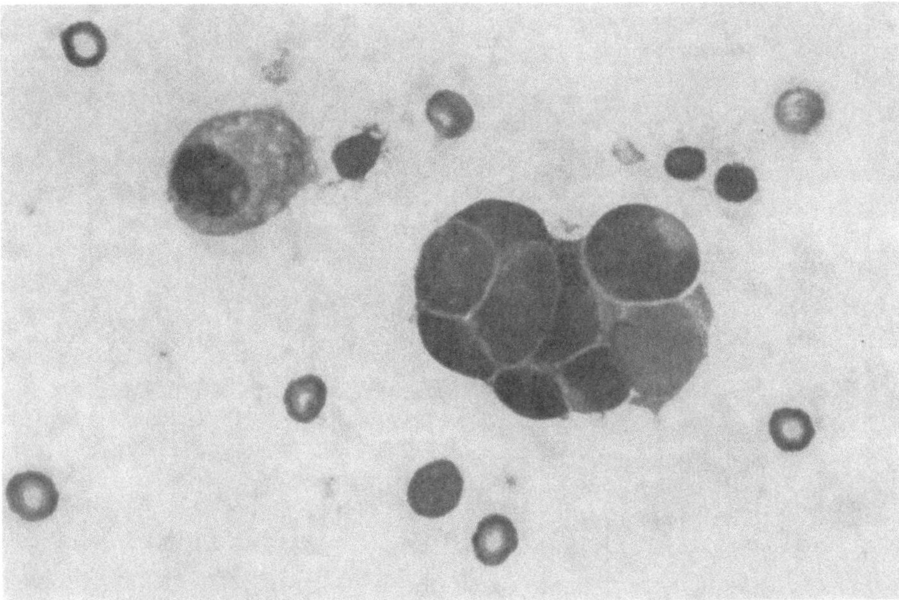

Abb. 42. Tumorzellen eines kleinzelligen Karzinoms im Pleuraerguß. Domagk. Typisches „moulding". Der Vergleich mit einer Pleuramesothelzelle (linke Bildseite) zeigt, daß die Tumorzellen nicht kleinzellig, sondern mittelgroßzellig sind.
Vergr. 1600fach.

durch verschiedene Beobachter sehr weit gestreut. Enzymhistochemische Untersuchungen helfen hier nicht weiter, und auch elektronenmikroskopische Untersuchungen sind nur in Einzelfällen hilfreich. Auf Grund histologischer und klinischer Besonderheiten unterteilen wir die undifferenzierten Bronchialkarzinome in mittelgroßzellige und polymorphzellige Formen. Die mittelgroßzelligen undifferenzierten Bronchialkarzinome zeigen im histologischen Bild meist Ähnlichkeiten mit wenig differenzierten Plattenepithelkarzinomen. Man findet in ihnen die gleichen Enzyme wie bei den Plattenepithelkarzinomen, jedoch in wesentlich geringerer Intensität.
Die relativ selten auftretenden polymorphkernigen Karzinome treten bereits in jüngeren Lebensjahren auf und sind durch ihre Neigung zur Ausbildung massiver Nekrosen gekennzeichnet. Während ihre Diagnostik nach dem histologischen Bild keine Schwierigkeiten bereitet, ist es für den Zytologen nicht einfach, die Diagnose zu stellen, da eine Zellpolymorphie auch bei Plattenepithelkarzinomen auftreten kann. Hier entscheidet die Menge der polymorphen Zellen über die Zuordnung zu dem jeweiligen histologischen Typ. Enzymhistochemisch findet man in den polymorphen Tumorriesenzellen starke Aktivitäten der Dehydrogenasen (besonders der Laktat-Dehydrogenase). Vieles spricht dafür, daß sich auch die Mehrzahl der undifferenzierten polymorphzelligen Karzinome von den Plattenepithelkarzinomen ableitet.

3.3.6. Bronchialwandschleimdrüsenkarzinom

Im weiteren Sinne kann man die sog. Bronchialwandschleimdrüsenkarzinome den Bronchialkarzinomen zuordnen. Sie gehen von den Schleimdrüsen der Bronchialwand aus und zeigen ein charakteristisches Bild. In der Mehrzahl der Fälle findet man zwei

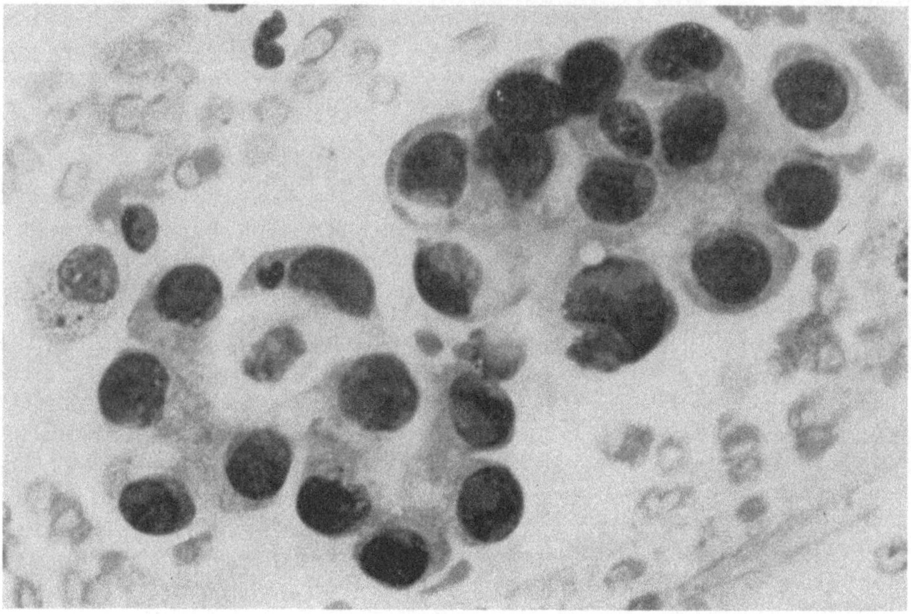

Abb. 43. Bronchialwandschleimdrüsenkarzinom. Zytologisches Bild. Papanicolaou. Serös differenzierte Tumorzellen.

Vergr. 1500fach.

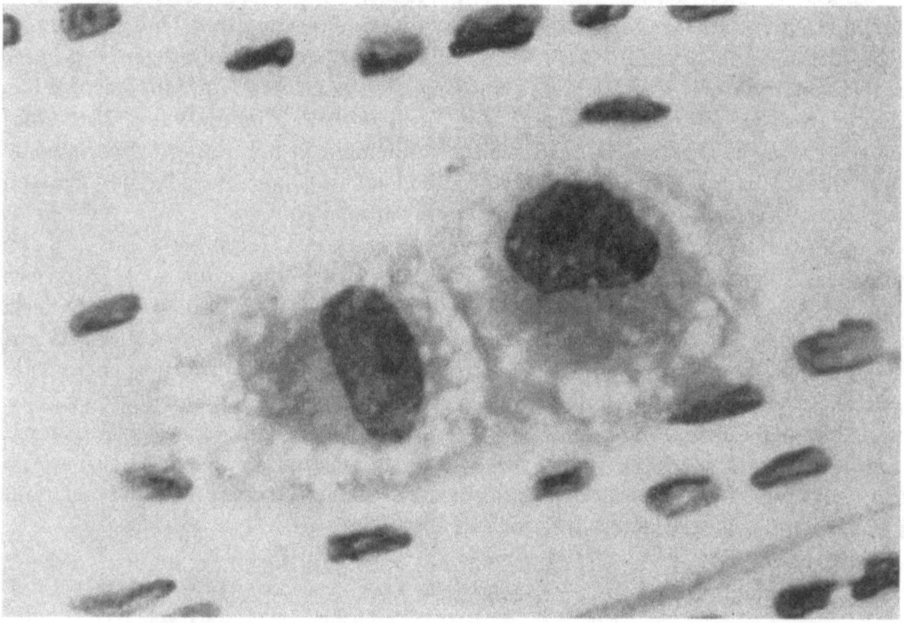

Abb. 44. Bronchialwandschleimdrüsenkarzinom. Zytologisches Bild. Pappenheim. Mukös differenzierte Tumorzellen mit Zytoplasmavakuolen.

Vergr. 1500fach.

Zellarten, d. h. seröse und muköse Formen, die z. T. sehr reif erscheinen und dann den normalen serösen oder mukösen Zellen der Bronchialwandschleimdrüsen sehr ähnlich sind. Dabei kann durchaus nur eine Zellart metastasieren. So fanden wir bei einem sero-mukös differenzierten Bronchialwandschleimdrüsenkarzinom des linken Lungenoberlappens in den Hiluslymphknotenmetastasen nur mukös differenzierte Tumorzellen mit einem so hohen Reifegrad, daß sie von normalen mukösen Drüsenzellen kaum zu unterscheiden waren.

Im zytologischen Bild lassen sich die relativ kleinen serös differenzierten Tumorzellen mit den großen dunklen Zellkernen und dem schmalen Zytoplasmasaum (Abb. 43) deutlich von den großen mukös differenzierten Tumorzellen abgrenzen, die kleinere randständige Kerne mit einem wabig aufgelockerten Zytoplasma besitzen (Abb. 44). Enzymhistochemisch findet man bei einer Gegenüberstellung zwischen normalen Bronchialwandschleimdrüsen und dem Tumorgewebe (Tab. 16) besonders bei den mukös differenzierten Tumorzellen ein fast identisches Enzymmuster, das die Histogenese der Tumorzellen aus den Bronchialwandschleimdrüsen klar unterstreicht. Das Auftreten der alkalischen Phosphatase und Leuzinaminopeptidase sowie der Aktivitätsverlust der sauren Phosphatase in den serös differenzierten Tumorzellen ist tumorcharakteristisch und wird auch bei den Bronchialkarzinomen beobachtet.

Tabelle 16: Enzymhistochemische Befunde an nicht pathologisch veränderten Bronchialwandschleimdrüsen (obere Hälfte) und beim Bronchialwandschleimdrüsenkarzinom (untere Hälfte). Sp = Spuren.

	Gewebsanteil	aP	sP	Est	β-Gluk	LAP	AMPase	ATPase
Bronchialwandschleimdrüsen	serös	∅	+++	∅	+/++	∅	∅	∅
	mukös	∅	Sp.	∅	∅	∅	∅	∅
Tumorgewebe	serös	+/+++	+	+/+++	+/++	∅/+++	∅	∅
	mukös	∅	Sp.	∅/++	∅	∅	∅	∅

	Gewebsanteil	MAO	SDH	LDH	NADH	G-6-PDH	IDH	α-GDH	GDH
Bronchialwandschleimdrüsen	serös	+	(+)	(+)	(+)	Sp.	(+)	(+)	(+)
	mukös	(+)	(+)	(+)	(+)	Sp.	Sp.	Sp.	(+)
Tumorgewebe	serös	∅/+++	+	+/+++	+/+++	+/++	(+)	(+)	(+)
	mukös	+	(+)	(+)	(+)	(+)	Sp.	Sp.	Sp.

3.3.7. Klassifikation der Bronchialkarzinome

Die Vielzahl von Klassifikationen ist für den wenig Eingeweihten auf den ersten Blick hin etwas verwirrend. Entscheidend ist die Frage, für welche Belange die Klassifikation aufgestellt wurde. Für den klinischen Gebrauch bewähren sich einfache und allgemein verständliche Einteilungsprinzipien, die den Anforderungen in der täglichen Praxis standhalten. So ist die Mehrzahl der Klassifikationen auf diese Fragestellung zugeschnitten, wobei auch wenig Differenzen in der Interpretation verschiedener Formen des Bronchialkarzinoms zu finden sind. Anders verhält es sich, wenn eine wissenschaftliche Auswertung vorgenommen werden soll. In diesem Fall ist eine detaillierte Subtypisierung erforderlich. Auf diesem Gebiet gibt es keine optimale Klassifikation, obwohl die WHO-Klassifikation aus dem Jahre 1967 immer wieder in den Vordergrund gestellt wird. Im europäischen Sprachraum wird wenig mit ihr gearbeitet, und man findet selbst in klinisch-morphologischen und statistisch-epidemiologischen Erhebungen die Tendenz, auf einfachere Klassifikationen zurückzugreifen. Die Ursache liegt nicht zuletzt darin, daß die WHO-Klassifikation folgende Mängel aufweist, die unserer Meinung nach einer allgemeinen Verbreitung entgegenstehen:

1. Die Gruppe der großzelligen Karzinome (Gruppe IV: Large cell carcinomas) ist ungenau definiert. Die Untergruppe IV. 1. solide Tumoren mit muzinähnlichem Gehalt (Fig. 15) entspricht dem soliden (unreifen) Adenokarzinom. Ebenso sind die Klarzellkarzinome (Gruppe IV 4.) keine eigenständige Form, sondern lassen Differenzierungen in Richtung eines Adenokarzinoms oder Plattenepithelkarzinoms erkennen.
2. Das Clarazellkarzinom ist als eigenständige Form nicht erwähnt.
3. Unter den Adenokarzinomen ist die Herausstellung einer papillären Form nicht gerechtfertigt, da häufig verschiedene Strukturen wie azinäre, tubuläre, solide und papilläre Formationen in ein- und demselben Tumor vorkommen. Ein Teil der Clarazellkarzinome wird ebenfalls in die papillären Adenokarzinome eingeordnet.
4. Die Untergliederung der kleinzelligen Karzinome in 4 Subtypen ist nicht gerechtfertigt. Ein Teil der polygonalzelligen kleinzelligen Karzinome (Fig. 4 und 10 der WHO-Klassifikation) entspricht eher dem mittelgroßzelligen undifferenzierten Karzinom.
5. Die Gruppe V (kombinierte Plattenepithel- und Adenokarzinome) ist fragwürdig, da der endgültige Beweis für eine Existenz dieser Form noch aussteht. Eingeschlossene kleine Bronchien bzw. Bronchiolen können solche Formen vortäuschen.

Für den praktischen Gebrauch verwenden wir als Kompromißlösung folgende Nomenklatur, die weitgehend der Mehrzahl der Empfehlungen entspricht, jedoch noch nicht fehlerlos ist (der Begriff „Alveolarzellkarzinom“ wurde beibehalten, da er sich im deutschen Sprachraum fest eingebürgert hat):

I. Differenzierte Bronchialkarzinome
   1. Plattenepithelkarzinome
      a. verhornt
      b. nicht verhornt
   2. Adenokarzinome
      a. reif } mit und ohne Schleimbildung
      b. unreif }
   3. Clarazellkarzinome
   4. sog. Alveolarzellkarzinome
   5. Kleinzellige Bronchialkarzinome

II. Undifferenzierte Bronchialkarzinome
   1. Mittelgroßzellige undifferenzierte Bronchialkarzinome
   2. Polymorphzellige Bronchialkarzinome

Betrachtet man die Histogenese der Bronchialkarzinome und überträgt histogenetische Vorstellungen auf eine Klassifikation, so ergibt sich ein verändertes Schema (Abb. 45).

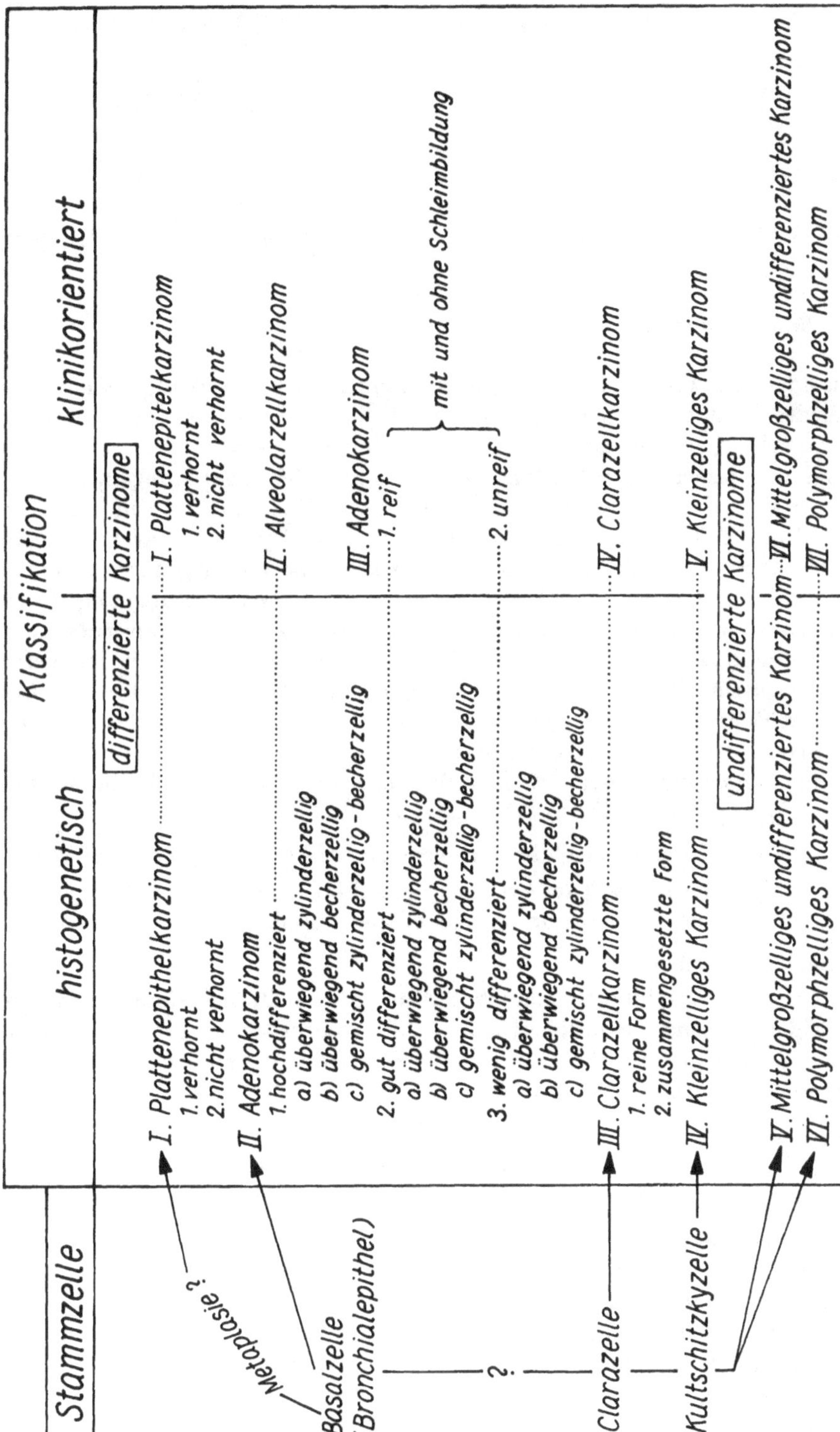

Abb. 45. Klassifikation des Bronchialkarzinoms nach histogenetischen Prinzipien.

4. Histochemische Befunde bei seltenen Lungen- und Mediastinaltumoren

4.1. Bronchialadenome

Die Bronchialadenome werden den sog. „semimalignen" Gewächsen zugeordnet, eine Bezeichnung, die nicht sehr glücklich gewählt ist, da man alle Varianten zwischen histologisch gutartig imponierenden Tumoren bis hin zu metastasierenden Formen beobachten kann. Bronchialadenome sind relativ häufig (5% aller Lungentumoren). 90% von ihnen sind Karzinoide und 10% Zylindrome. Man findet sie in der überwiegenden Zahl der Fälle im zentralen Anteil des Bronchialsystems. Nur 10% liegen peripher. Dabei handelt es sich meist um Bronchialadenome vom Zylindromtyp. Das histologische Bild sagt über die Dignität der Gewächse nicht viel aus. Ruhig aufgebaute Tumoren können unter Umständen bereits in die regionären Lymphknoten metastasieren, während andere Gewächse mit deutlichen Kernpolymorphien noch lokalisiert endobronchial wachsen. Die pauschale Eingliederung in gut- oder bösartig läßt sich nicht immer durchführen. Es gibt viele Zwischenformen. So können Bronchialadenome bereits im Bereich der Bronchialwand ein infiltrierendes und destruierendes Wachstum zeigen, ohne daß Metastasierungen vorliegen. Wir schlagen daher folgende Einordnung vor:

1. Nach histologischen Kriterien noch benigne erscheinende Formen (**„noch benigne"**):
   Man findet ruhig aufgebautes Tumorgewebe ohne größere Kern- und Zellpolymorphien, kein infiltrierendes Wachstum und keine Metastasen.
2. **Potentiell maligne** Formen:
   Charakteristisch ist das infiltrierende Wachstum in der Bronchialwand mit Einwachsen in die Bronchialwandschleimdrüsen und eventuell auch in peribronchiale Lymphknoten. Eine wesentliche Polymorphie des Tumorgewebes muß nicht vorliegen. Lymphknotenmetastasen sind nicht nachweisbar.
3. **Maligne** Formen:
   Unabhängig vom histologischen Aufbau des Tumorgewebes findet man Lymphknoten- oder hämatogene Fernmetastasen.

Der Anteil der malignen Formen wird in der Literatur unterschiedlich angegeben. Meist sind es 40% der Bronchialadenome, die den bösartigen Formen zugerechnet werden. Generell kann man sagen, daß 10% der Bronchialadenome Lymphknotenmetastasen und weitere 10% auch hämatogene Fernmetastasen setzen. Ein charakteristisches Merkmal der Bronchialadenome ist ihre hormonelle Aktivität. Ein Teil von ihnen bildet 5-Hydroxytryptamin und Serotonin. Dabei soll die Prognose der hormonell aktiven Tumoren schlechter sein als die der hormonell inaktiven Formen.

Differentialdiagnostisch ist das Bronchialadenom vom Karzinoidtyp in erster Linie von einem kleinzelligen Bronchialkarzinom abzugrenzen. Dies ist manchmal nicht einfach, besonders dann, wenn die typischen Nekrosen und stärkeren Polymorphien der kleinzelligen Bronchialkarzinome fehlen und die Tumoren noch lokal begrenzt wachsen. Bronchialadenome vom Zylindromtyp können unter Umständen zu Verwechslungen mit Bronchialwandschleimdrüsenkarzinomen bzw. Adenokarzinomen führen. Hier ist es der relativ ruhige Aufbau des Tumorgewebes, der an ein Zylindrom denken läßt. Metastasierende Zylindrome der Speicheldrüsen können fast gleichartige Bilder wie die Bronchialadenome vom Zylindromtyp bieten und sind unter Umständen dann nicht abzugrenzen, wenn keine Angaben über den Primärtyp vorliegen.

Im zytologischen Bild findet man bei den Karzinoiden kubische bzw. rundliche Zellen mit einem blaßblauen, z. T. vakuolisierten Zytoplasma, das unscharf begrenzt ist. Vereinzelt sind trapezoide Formen und Dreieckzellen zu sehen. Die Kerne liegen exzentrisch, sind relativ rund, lassen aber manchmal auch nasenförmige Ausstülpungen der Kernwand erkennen. Differentialdiagnostische Kriterien zur Abgrenzung kleinzelliger Karzinome sind einmal deutliche Nukleolen, die bei den kleinzelligen Karzinomen fehlen sowie sog. Chromatinsmearings, die bei den kleinzelligen Bronchialkarzinomen dadurch entstehen, daß die Kerne sehr verletzlich sind und leicht Artefakten unterliegen. Zylindrome sind im zytologischen Bild gut durch ihre Schleimbildung zu erkennen.

Enzymhistochemisch findet man im Gegensatz zu den Bronchialkarzinomen einen gleichmäßigen Reaktionsausfall der meisten Enzyme (Abb. 46). Dies gilt besonders für die alkalische Phosphatase und unspezifische Esterase, zwei Enzyme, die beim Bronchialkarzinom nur in herdförmiger Aktivität nachweisbar sind.

In unserem Material zeigen 4 von 13 Bronchialadenomen eine deutliche Aktivität der alkalischen Phosphatase, die gleichmäßig über den gesamten Tumor verteilt ist. Es handelt sich um 3 Bronchialadenome vom Karzinoidtyp und um ein Bronchialadenom

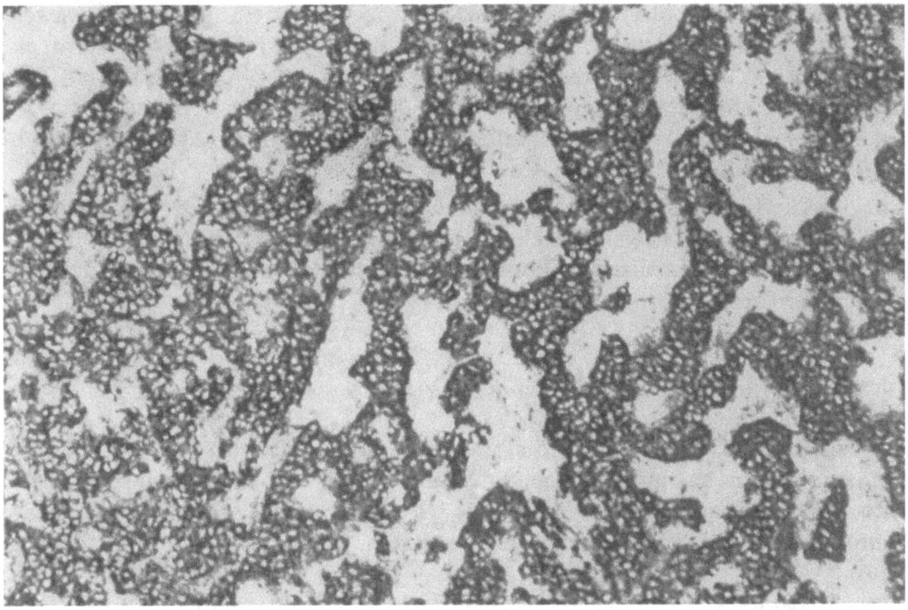

Abb. 46. Bronchialadenom (Karzinoidtyp). Laktat-Dehydrogenase. Gleichmäßig verteilte Enzymaktivität in allen Tumorzellen.
Vergr. 100fach.

vom Zylindromtyp. Willighagen und Mitarb. [201] fanden bei 4 Bronchialadenomen vom Karzinoidtyp keine Enzymaktivität im Tumorgewebe, während 3 Bronchialadenome vom Zylindromtyp schwach positiv reagierten. Biressi und Concina [19] beschreiben ein Bronchialadenom vom Zylindromtyp mit negativem Reaktionsausfall. Auf Grund unserer Beobachtungen verhält es sich nicht so, daß die Zylindrome generell positiv und die Karzinoide negativ reagieren. Auffallend ist, daß bei den positiv reagierenden Bronchialadenomen die Enzymaktivität gleichmäßig über den gesamten Tumor verteilt ist. Dies scheint uns ein wesentlicher Unterschied zu den Bronchialkarzinomen zu sein. Die saure Phosphatase ist in jedem Fall nachweisbar, z. T. in etwas stärkerer Intensität als beim Bronchialkarzinom. Auffallend ist bei der Hälfte der Karzinoide ein grob-granuläres Reaktionsprodukt der sauren Phosphatase im Zytoplasma der Tumorzellen. Bei allen Bronchialadenomen wird eine wechselnd starke Aktivität der unspezifischen Esterase beobachtet, vereinzelt fehlt sie auch ganz. Einige Adenome zeigen eine nur schwache, gleichmäßig über den gesamten Tumor verteilte Aktivität, andere reagieren dagegen stark positiv. Auch Willighagen und Mitarb. [201] fanden bei 6 Bronchialadenomen eine schwach bis deutlich positive Aktivität der unspezifischen Esterase. Nur bei dem Zylindrom findet sich eine schwache Aktivität der LAP im Tumorgewebe. Die Karzinoide reagieren alle negativ. Eine Aktivität der LAP im Stroma wird niemals beobachtet. Die ATPase und AMPase sind niemals nachweisbar. Die β-Glukuronidase läßt sich regelmäßig nachweisen, wobei die Reaktionsstärke unterschiedlich (schwach positiv bis deutlich positiv) ist. Bemerkenswert ist auch eine relativ schwache Aktivität der MAO, die bei allen Karzinoiden nachweisbar ist. Die Sukzino-Dehydrogenase zeigt einen unterschiedlichen Reaktionsausfall. Bei einem Fall ist sie negativ, in den übrigen Fällen schwach bis deutlich positiv. Dagegen zeigen die Laktat-Dehydrogenase, NADH-Zytochrom-Oxidoreduktase, Isozitrat-Dehydrogenase und die Glukose-6-Phosphat-Dehydrogenase eine gleichmäßig verteilte, deutliche Aktivität im Zytoplasma aller Tumorzellen. Die Glutamat-Dehydrogenase ist nur schwach nachweisbar, die α-Glyzerophosphat-Dehydrogenase nur in Spuren. Charakteristisch ist für die Bronchialadenome ein relativ starker Phospholipidgehalt, der gleichmäßig über den gesamten Tumor verteilt ist.

Enzymhistochemisch bieten sich somit folgende fakultative differentialdiagnostische Kriterien zur Abgrenzung kleinzelliger Bronchialkarzinome:

1. Die Enzymaktivität ist beim Bronchialadenom gleichmäßig über den gesamten Tumor verteilt, bei kleinzelligen Karzinomen dagegen herdförmig.
2. Positive Befunde der alkalischen Phosphatase und/oder unspezifischen Esterase sprechen immer für ein Bronchialadenom.

4.2. Neurogene Lungen- und Mediastinaltumoren

Neurogene Tumoren findet man im Mediastinum, an der Brustwand sowie im Lungenparenchym. Am häufigsten sind Neurinome, Neurofibrome und Ganglioneurome.

Enzymhistochemisch finden wir bei insgesamt 21 neurogenen Tumoren, unter denen sich 3 Neurofibrome und 3 Ganglioneurome befinden, ein relativ uniformes Enzymmuster.

Die alkalische Phosphatase ist im Gegensatz zu den meisten Bronchialkarzinomen weder bei den Neurinomen noch bei den Neurofibromen im Tumorgewebe nachweisbar. Lediglich die Kapillaren heben sich durch ihre starke Reaktion deutlich hervor. Die saure Phosphatase ist nur in Spuren vorhanden. Bei den malignen Neurinomen (Neurosarkomen) finden wir ebenso wie bei einem Neurofibrom stärkere Enzymaktivitäten. Die unspezifische Esterase läßt sich meist nicht darstellen. Nur wenige Fälle zeigen sehr schwache Enzymaktivitäten im Tumorgewebe. Schwache Aktivitäten der LAP im Tumorgewebe werden in der Hälfte der Fälle beobachtet. Im Tumorstroma wird dagegen keine Enzymaktivität gefunden. Auffallend ist die z. T. mäßig starke Aktivität der ATPase, die bei allen Neurinomen und Neurofibromen gefunden wird. Vergleiche mit normalen Nervenfasern im Kapselbereich dieser Gewächse zeigen jedoch, daß die Enzymaktivität gegenüber dem Ausgangsgewebe deutlich herabgesetzt ist. Die AMPase läßt sich nicht nachweisen. In einzelnen Fällen finden wir schwache bis deutliche

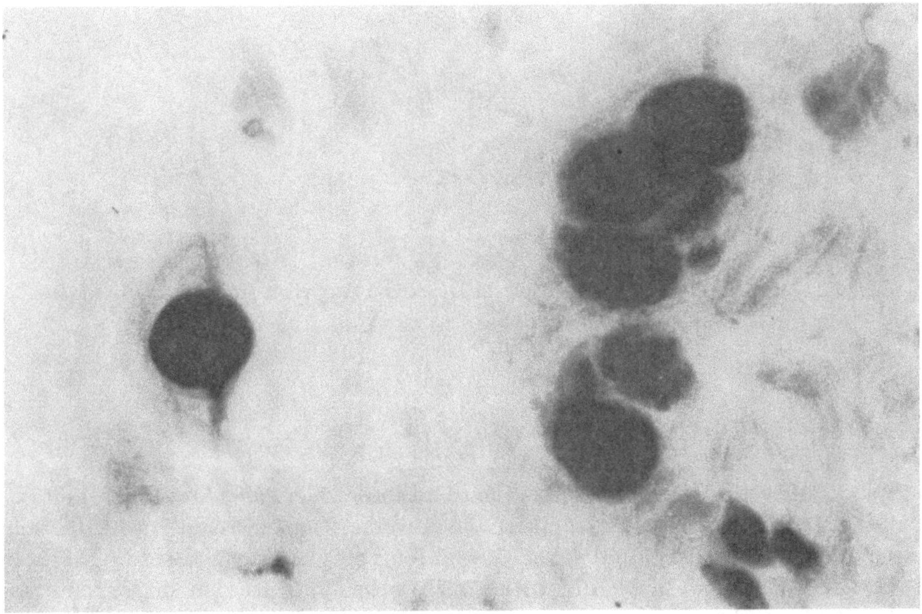

Abb. 47. Ganglioneurom. Unspezifische Esterase. Deutliche Darstellung der Ganglienzellen. Vergr. 1000fach.

Aktivitäten der β-Glukuronidase im Tumorgewebe der Neurinome und Neurofibrome. Die Dehydrogenasen sind mit Ausnahme der Sukzino-Dehydrogenase in relativ starker Intensität nachweisbar. Der Phospholipidgehalt der Neurinome und Neurofibrome ist relativ hoch. Enzymhistochemische Unterschiede zwischen Neurofibromen und Neurinomen bzw. zwischen gutartigen Neurinomen und Neurosarkomen lassen sich nicht eindeutig nachweisen.

Ganglioneurome besitzen im Bereich ihrer faserigen Strukturen das gleiche Enzymmuster wie die Neurofibrome bzw. Neurinome. Dagegen lassen sich die Ganglienzellen besser, als es mit der Nisslfärbung der Fall ist, durch die unspezifische Esterase und saure Phosphatase darstellen (Abb. 47). Auffallend ist der Reaktionsausfall der alkalischen Phosphatase in den Ganglioneuromen. Die Tumorzellen weisen mäßig starke Aktivitäten nur im Bereich der Zellwände auf. Kapillaren sind ebenfalls deutlich sichtbar. Man kann beobachten, daß in den Ganglienzellansammlungen ein dichtes Kapillarnetz vorliegt, wobei einzelne Kapillaren die Ganglienzellen berühren (Abb. 48).

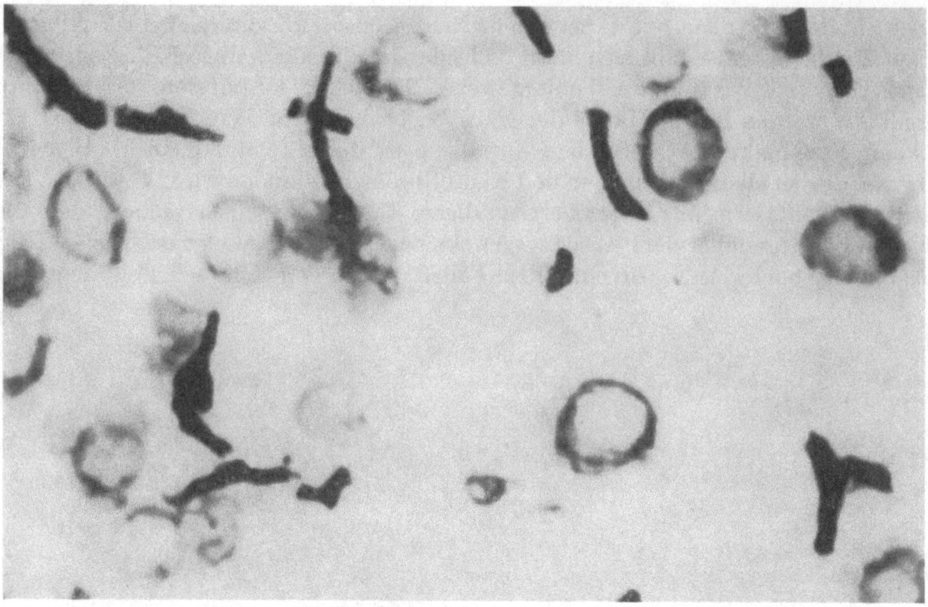

Abb. 48. Ganglioneurom. Alkalische Phosphatase. Deutliche Aktivität im Zellwandbereich der Ganglienzellen. Starke Aktivität in Kapillaren.
Vergr. 1000fach.

4.3. *Pleuramesotheliome*

Ausgangspunkt dieser Gewächse ist die Pleuromesothelzelle mit ihrer Fähigkeit zur Differenzierung in fibromatöse und epitheliale Formen. Zusätzlich unterscheidet man der Ausdehnung nach diffuse und lokalisierte Pleuramesotheliome. Beide Varianten, sowohl die lokalisierten als auch die diffusen Mesotheliome, werden in sarkomatöse, epitheliale und gemischte Formen unterschieden.
Die diffusen Pleuramesotheliome haben eine wesentlich schlechtere Prognose als die lokalisierten Formen.
Rezidivierende Pleuraergüsse sind ein wichtiger Hinweis für das Vorliegen eines Mesothelioms. Aus zytologischem Ergußmaterial läßt sich das Pleuramesotheliom oft leichter diagnostizieren als im histologischen Bild. Selbst zytologisch findet man bei fibromatösen Formen immer wieder Zellen, die mehr abgerundet sind und Pleuramesothelzellen ähneln. Andererseits zeigen epitheliale Formen mitunter so wenig Unterschiede zwischen normalen Pleuramesothelzellen und Tumorzellen, daß es oft schwierig ist, mit Sicherheit ein Pleuramesotheliom zu diagnostizieren. In diesen Fällen wäre es besonders wichtig, wenn zusätzliche differentialdiagnostische Kriterien vorliegen, die eine bessere Differenzierung ermöglichen.
Enzymhistochemisch kann man beim Pleuramesotheliom gut die Abweichungen im Enzymmuster gegenüber dem Ausgangsgewebe (Pleuramesothelzelle) studieren. Dabei zeigt es sich, daß im Verlauf der Tumorentstehung ein Enzym (alkalische Phosphatase) neu gebildet wird, das im Muttergewebe nicht nachweisbar ist.
So finden wir bei 5 von 17 Pleuramesotheliomen herdförmige Aktivitäten der alkalischen Phosphatase im Tumorgewebe. Deutliche Aktivitätsverluste gegenüber dem Muttergewebe beobachtet man dagegen bei der sauren Phosphatase und unspezifischen

Tabelle 17: Histochemische Befunde beim Pleuramesotheliom.

	aP	sP	Est
Pleuramesotheliom	∅/+	(+)	∅/+
normale Pleuramesothelzelle	∅	++/+++	+/++

Esterase (Tab. 17). Die unspezifische Esterase ist nur in 5 von 17 Fällen nachweisbar. Ihre Aktivität ist nicht sehr stark ausgeprägt. 3 Mesotheliome lassen eine deutliche Aktivität der LAP im Tumorgewebe sowie auch im Tumorstroma erkennen. Während die ATPase nur in 5 von 17 Mesotheliomen zu finden ist, erscheint der Anteil von Mesotheliomen, die eine Aktivität der AMPase aufweisen, mit 10 von 17 Fällen relativ hoch. In fast allen Fällen läßt sich die β-Glukuronidase nachweisen. Ihre Aktivität ist nur mäßig stark vorhanden. Nur dreimal finden wir eine schwache Aktivität der MAO. Die Sukzino-Dehydrogenase ist nur in 2 Fällen negativ, sonst schwach bis deutlich stark ausgeprägt. Dagegen findet man in allen Fällen deutliche Aktivitäten der Laktat-Dehydrogenase, NADH-Zytochrom-Oxidoreduktase, Isozitrat-Dehydrogenase und Glukose-6-Phosphat-Dehydrogenase. Die Glutamat-Dehydrogenase und α-Glyzerophosphat-Dehydrogenase sind nur in schwacher Intensität, gleichmäßig über das Tumorgewebe verteilt, nachweisbar. Alle Mesotheliome sind phospholipidreich; vielfach findet man die Phospholipide besonders stark im Bereich der Zellwände. In Metastasen finden wir das gleiche Enzymmuster wie im Primärtumor.

4.4. Lymphosarkom der Lunge

Lymphosarkome kommen in der Lunge relativ selten vor. Sie werden in bezug auf ihre Dignität z. T. noch unterschiedlich eingeschätzt, wie es aus einer Anzahl von Synonyma hervorgeht. Man findet Begriffe wie isoliertes Lymphozytensarkom, Pseudolymphosarkom, Lymphozytom, pulmonales Lymphoblastom, lymphozytäres Lymphom und Lymphoretikulom der Lunge. Für den Kliniker ist es aus therapeutischen Erwägungen heraus notwendig, eine klare Entscheidung zur Dignität dieser Lungenveränderungen zu treffen.

Das primäre Lymphosarkom der Lunge entsteht als autochthone Neoplasie der im Lungenparenchym vorkommenden lymphoiden Strukturen ohne vorherigen Befall mediastinaler Lymphknoten und zeichnet sich durch ein langsames Wachstum mit geringer Metastasierungstendenz aus. Problematisch ist die Diagnose eines primären Lymphosarkoms der Lunge, da häufig eine sekundäre Lungenbeteiligung in Form einer generalisierten Lymphosarkomatose vorliegen kann, denn in 12–25% der generalisierten Lymphosarkomatosen findet man eine Lungenbeteiligung.

Für die Diagnose eines primären Lymphosarkoms der Lunge sind folgende Voraussetzungen erforderlich:

1. Die histologische Sicherung durch Gewebsentnahme aus dem Lungenherd.
2. Eine explorative Thorakotomie zum Ausschluß einer Disseminierung mit gleichzeitiger Entnahme und histologischer Untersuchung verschiedener intrathorakaler Lymphknoten.

Histochemisch untersuchten wir 8 primäre Lymphosarkome der Lunge, wobei es sich in 7 Fällen um ein lymphozytisches Lymphosarkom (zentrozytisches Lymphosarkom) und in einem Fall um ein zentroblastisch-zentrozytisches malignes Lymphom (Brill-Symmers) handelte. Weiterhin wurden im Mediastinum 2 maligne Lymphome, ein lymphoblastisches malignes Lymphom und ein zentroblastisch-zentrozytisches malignes Lymphom untersucht.

Beim primären lymphozytischen Lymphosarkom der Lunge, der häufigsten Form unter allen primär pulmonalen Lymphosarkomen, findet man zytologisch lymphozytenähnliche Zellen, die im Gegensatz zu reifen Lymphozyten meist keinen eindeutigen Zytoplasmasaum erkennen lassen und mehr oder weniger starke Kernunregelmäßigkeiten (unterschiedlich große Zellkerne, Kernwandentrundungen, vergrößerte Nukleolen, Hyperchromasie) aufweisen. Dabei besteht eine auffallende Korrelation zwischen den Atypien im zytologischen Bild und dem histologisch und histochemisch erkennbaren Reifegrad des Tumors.

Enzymhistochemisch ist das Tumorgewebe nur mäßig enzymreich. In allen Fällen sieht man eine schwache Aktivität der alkalischen Phosphatase im Zytoplasma aller Tumorzellen. Die saure Phosphatase ist teils negativ, teils nur in schwacher, kaum erkennbarer Form im Zytoplasma der Tumorzellen vorhanden. Retikulumzellen zeigen eine so starke Reaktion, daß man mit Hilfe dieses Enzyms Anhaltspunkte über die Häufigkeit und Verteilung dieser Zellart in den Lymphosarkomen gewinnen kann (Abb. 49).

Die unspezifische Esterase und LAP sind in keinem Fall nachweisbar. Schwache bis mäßig starke Aktivitäten zeigen die untersuchten Dehydrogenasen, besonders stark die Laktat-Dehydrogenase, NADH-Zytochrom-Oxidoreduktase und Glukose-6-Phosphat-Dehydrogenase. Bemerkenswert ist die Aktivität der AMPase. Dieses Enzym läßt sich

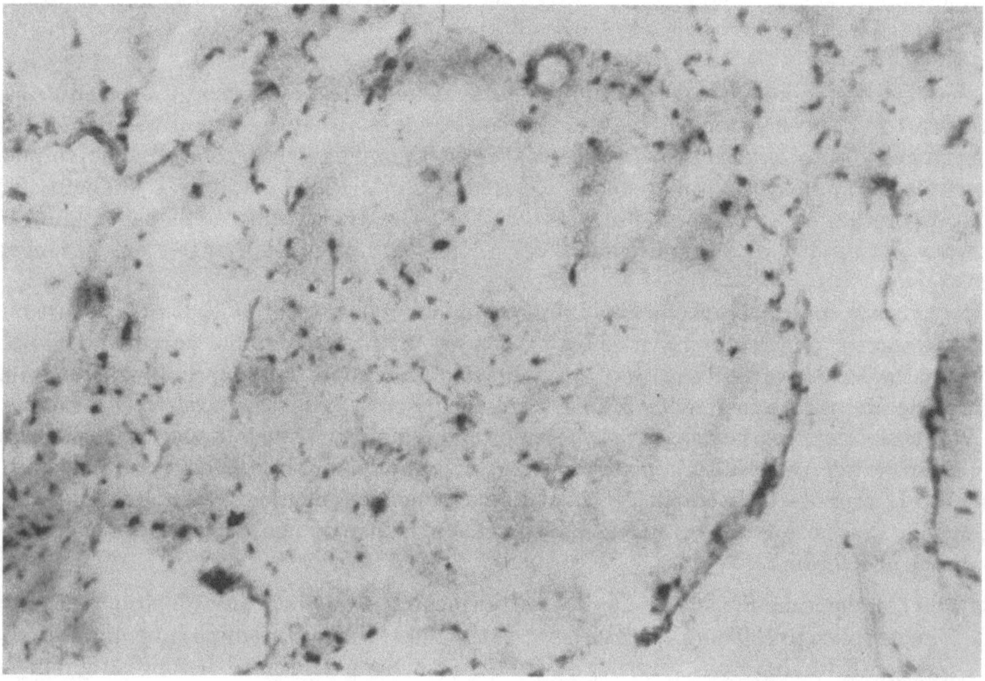

Abb. 49. Lymphozytisches Lymphosarkom der Lunge. Saure Phosphatase. Starke Aktivität in den Retikulumzellen.
Vergr. 300fach.

bei allen untersuchten Fällen in Form herdförmiger Anhäufungen mit follikelähnlichem Bild nachweisen (Abb. 50). Auffallend ist das Verhalten des Epithels kleinerer Bronchien innerhalb des Tumorgewebes. Obwohl die Tumorzellen bis an die subepitheliale Basalmembran heranreichen, findet man einen regelrechten Enzymgehalt in den Bronchialepithelzellen (Abb. 51). Die ATPase ist mit Ausnahme eines Falles nicht nachweisbar. In den intrapulmonalen Metastasen eines 7 Monate vorher entfernten Lymphosarkoms

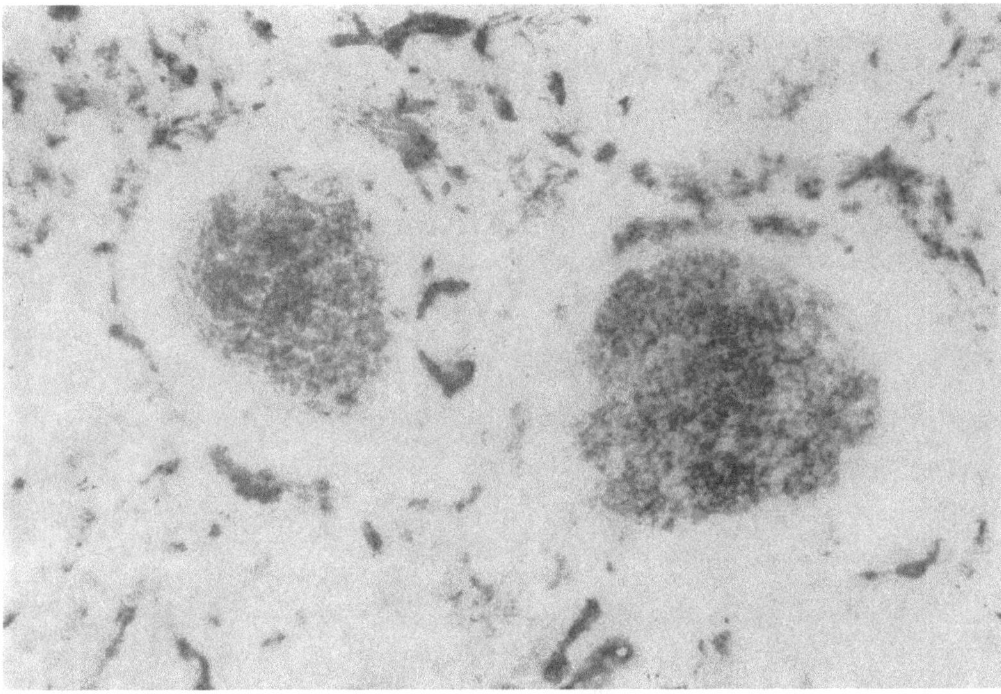

Abb. 50. Lymphozytisches Lymphosarkom der Lunge. AMPase. Deutliche Aktivität in Keimzentren.
Vergr. 300fach.

des linken Unterlappens beobachten wir im Zytoplasma der Tumorzellen eine schwache Aktivität der ATPase. Die β-Glukuronidase ist nur in einem Fall schwach nachweisbar, die MAO fehlt in allen Fällen. Der Phospholipidgehalt des Tumorgewebes ist relativ gering.

Diagnostisch wichtig ist die AMPase. Mit Hilfe dieses Enzyms, das die Keimzentren darstellt, kann man auch bei den Fällen, die im histologischen Bild keine Follikel erkennen lassen, noch Keimzentren nachweisen und somit im Zusammenhang mit zytologischen Kriterien eine gewisse prognostische Einschätzung erarbeiten. So zeigen reife Formen wenig Polymorphien im zytologischen Bild und parallel dazu Follikel mit Keimzentren. Unreife Formen lassen eine stärkere Polymorphie der einzelnen Tumorzellen erkennen, wobei meist auch keine Follikel bzw. Keimzentren nachweisbar sind. In unserem Material finden wir besonders in der letzten Gruppe Fälle, die multipel auftraten oder bei denen eine Rezidivierung beobachtet wurde. Offenbar bestehen darüber hinaus auch Beziehungen zur Wachstumsgeschwindigkeit. So konnten wir ein kleines Lymphosarkom von nur 3 cm Durchmesser, das histologisch dem sog. reifen

Typ zugeordnet werden konnte, retrospektiv bereits 9 Jahre im Röntgenbild zurückverfolgen.
Das Enzymmuster bei einem zentroblastisch-zentrozytischen Lymphosarkom der Lunge (Brill-Symmers) mit stärkerer Fibrose (Typ Bennett) unterscheidet sich nicht wesentlich von dem lymphozytischen (zentrozytischen) Lymphosarkom. Die alkalische Phosphatase ist in den Keimzentren nicht nachweisbar, dagegen in den Follikellymphozyten. Umgekehrt sind schwache Aktivitäten der sauren Phosphatase in den Keim-

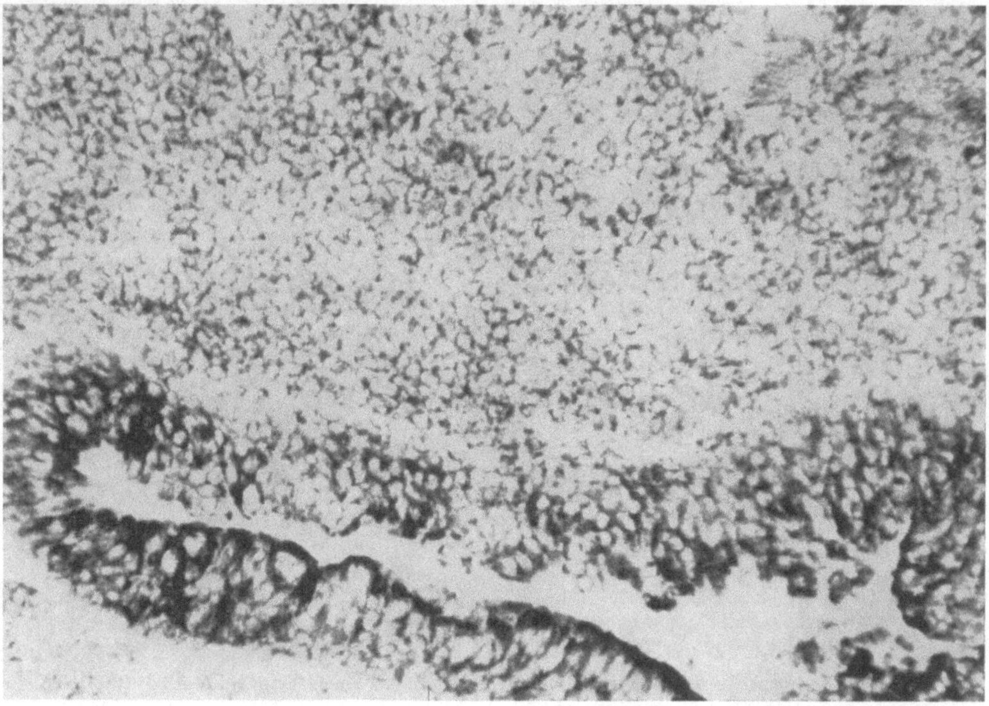

Abb. 51. Lymphozytisches Lymphosarkom der Lunge. NADH-Zytochrom-Oxidoreduktase. Mäßig starke Aktivität im Tumorgewebe (obere Bildhälfte). Starke Aktivität im Bronchialepithel (untere Bildhälfte), obwohl das Tumorgewebe bis an das Bronchialepithel heranwächst. Vergr. 800fach.

zentren zu finden, jedoch nicht in den Follikellymphozyten. Die unspezifische Esterase, T-Zellesterase, LAP und β-Glukuronidase sind nicht nachweisbar. In den Keimzentren findet man eine deutliche Aktivität der AMPase.
Auch bei einem lymphoblastischen Lymphom (Burkitt-Typ) beobachten wir eine schwache Aktivität der alkalischen und sauren Phosphatase in den Lymphoblasten. Die unspezifische Esterase und T-Zellesterase sind ebenfalls nicht nachweisbar. Vermißt werden darüber hinaus auch Aktivitäten der β-Glukuronidase, LAP, ATPase und AMPase.
Zusammenfassend ergibt sich aus diesen Befunden, daß für die differentialdiagnostischen Erwägungen die alkalische Phosphatase, T-Zellesterase und AMPase bedeutungsvoll sein können. Die AMPase stellt Keimzentren noch dar, wenn sie im histologischen Bild nicht mehr erkennbar sind. Positive Aktivitäten der alkalischen Phosphatase und eine

negative Reaktion der T-Zellesterase signalisieren B-Lymphozyten, während umgekehrt eine negative Reaktion der alkalischen Phosphatase zusammen mit einer positiven Reaktion der T-Zellesterase eher T-zellspezifisch sind.

4.5. Thymome

Histologisch setzen sich Thymome aus 2 Zellarten zusammen, den lymphoepithelialen Zellen und Thymozyten (Lymphozyten). Die lymphoepithelialen Zellen, die auch als Ausgangszellen des neoplastischen Wachstums anzusehen sind, zeigen dabei große Unterschiede in bezug auf ihre Struktur. Sie können plattenepithelähnliche, organoid-endokrine, spindelzellige und bündelförmig-mesenchymale Formationen hervorrufen. Selten findet man Rosettenformen, so daß neuroepitheliale Tumoren imitiert werden können. Bei einem Teil der lymphoepithelialen Thymome dominieren Thymozyten im histologischen Bild so, daß die für die Diagnose wichtigen lymphoepithelialen Zellen völlig überdeckt werden. In solchen Fällen sind durchaus Verwechslungsmöglichkeiten mit Lymphadenosen oder anderen Lymphomen gegeben. Dagegen lassen sich im zytologischen Bild die beiden Zellarten sehr leicht erkennen und auch voneinander unterscheiden. Auffallend sind sowohl zytologisch als auch histologisch erkennbare Kapillarwucherungen mit einer deutlichen Aktivität der unspezifischen Esterase und alkalischen Phosphatase (Abb. 52).

Bei 12 histochemisch untersuchten Thymomen fanden wir niemals eine Aktivität der alkalischen Phosphatase im Tumorgewebe. Lediglich das Kapillarnetz des Tumors wird mit Hilfe dieses Enzyms übersichtlich dargestellt. Die saure Phosphatase ist regelmäßig

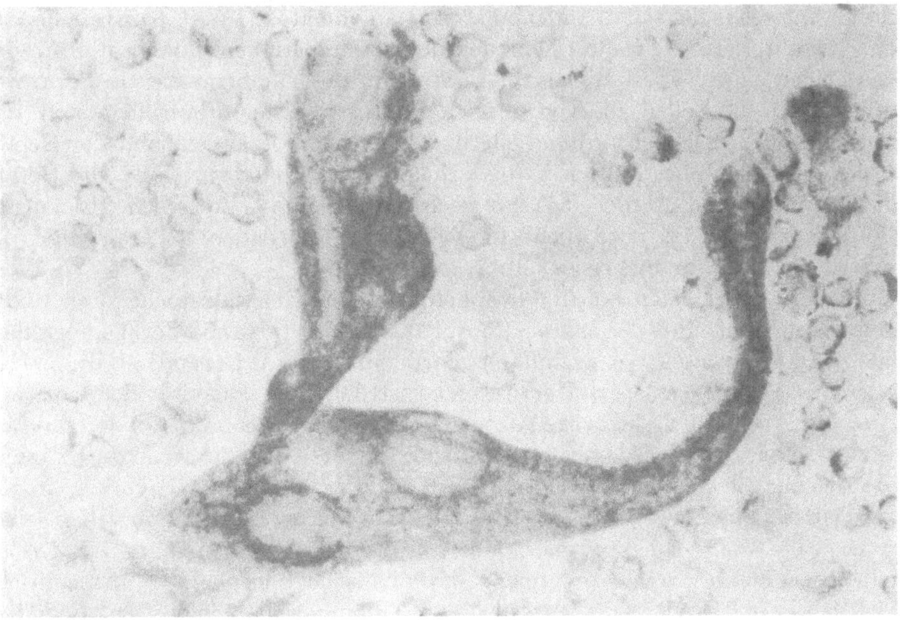

Abb. 52. Lymphoepitheliales Thymom. Zytochemisches Bild. Unspezifische Esterase. Schwache Aktivität im Zytoplasma der Tumorzellen. In der Bildmitte eine Kapillarknospe mit mehreren Kernen und deutlicher Enzymaktivität im Zytoplasma.
Vergr. 1200fach.

bei allen Tumoren in schwacher Aktivität im Zytoplasma der Tumorzellen vorhanden. Stark positiv reagieren die Retikulumzellen. Ähnlich verhält sich die unspezifische Esterase. Im Zytoplasma der Tumorzellen ist die Aktivität sehr schwach, die Retikulumzellen reagieren dagegen stark positiv. Keine Aktivität lassen die LAP, MAO und AMPase erkennen. Melnick [137] fand unter 3 Thymomen in einem Fall eine positive Reaktion der LAP im Tumorgewebe. Bis auf einen Fall finden wir auch keine Aktivität der ATPase im Tumorgewebe. Die β-Glukuronidase ist ebenfalls bis auf einen Fall, bei dem eine schwache Aktivität zu finden ist, negativ. Schwach reagiert die Sukzino-Dehydrogenase. Deutlich positiv reagieren dagegen die Laktat-Dehydrogenase, NADH-Zytochrom-Oxidoreduktase, Glukose-6-Phosphat-Dehydrogenase und Isozitrat-Dehydrogenase. Der Phospholipidgehalt zeigt deutliche Schwankungen. Einige Thymome enthalten wenig, andere dagegen reichlich Phospholipide.

4.6. Chemodektom der Lunge

Solitäre Chemodektome findet man im Thoraxbereich überwiegend im Mediastinum. In der Lunge werden sie sehr selten beobachtet, dabei handelt es sich ausnahmslos um gutartige Formen. Unter den häufiger vorkommenden mediastinalen Chemodektomen findet man in 10% maligne Varianten. Wir konnten an der Lunge ein malignes Chemodektom beobachten, das bereits in die regionären Hiluslymphknoten metastasierte. Charakteristisch war eine röntgenologisch zurückverfolgbare lange Latenzphase von 10 Jahren, ehe es ein Jahr vor der Operation zu einer erheblichen Wachstumsbeschleunigung kam. Weiterhin überblicken wir ein zweites gutartiges Chemodektom der Lunge, das Vergleiche im Enzymmuster zwischen malignen und benignen Formen erlaubt.

Histologisch unterscheidet man adenomatöse, angiomatöse und paraganglionäre Varianten. Charakteristisch für ein Chemodektom ist die periphere Lokalisation in der Lunge, das Fehlen einer Kapsel, die alveoläre Struktur des Tumorgewebes in Form von Zellnestern mit 10—20 Zellen, die von dünnen Bindegewebssepten umgeben sind, das Vorhandensein von 2 Zellarten (große helle und kleine dunkle Zellen) und der Gefäßreichtum des Tumorgewebes mit klein- bis großkalibrigen Gefäßen, wobei die Gefäßwände oft hyalinisiert sind (Abb. 53, 54). Verwechslungen können mit einem Hämangioendotheliom entstehen, das aber nicht die beiden verschiedenen Zellarten und die alveoläre Struktur des Tumorgewebes besitzt.

Das Tumorgewebe zeigt einen hohen Phospholipidgehalt. Enzymhistochemisch findet man eine deutliche Aktivität der sauren Phosphatase im Zytoplasma der Tumorzellen, wobei das Reaktionsprodukt in granulärer Form vorliegt. Auffallend ist die starke Aktivität einiger Dehydrogenasen. Herausragend ist dabei die Aktivität der Isozitrat-Dehydrogenase. Auch die Laktat-Dehydrogenase, NADH-Zytochrom-Oxidoreduktase und Glutamat-Dehydrogenase lassen starke Aktivitäten erkennen, während die Sukzino-Dehydrogenase nur schwach reagiert. Mit Hilfe der ATPase findet man bevorzugt in den Randbezirken des Tumorgewebes ein ausgeprägtes Kapillarnetz. Die Tumorzellen selbst reagieren negativ. Die β-Glukuronidase läßt herdförmig Aktivitäten in den großen hellen Zellen des Tumorgewebes erkennen. Die alkalische Phosphatase, unspezifische Esterase, AMPase und LAP kann man nicht im Tumorgewebe nachweisen. Lediglich bei dem malignen Chemodektom fanden wir herdförmig schwache bis stärkere Aktivitäten der alkalischen Phosphatase im Tumorgewebe. Bei den anderen Enzymen lassen sich keine Unterschiede feststellen. Das enzymhistochemische Verhalten des Tumorgewebes zeigt somit gegenüber Bronchialkarzinomen und auch Karzinommetastasen in

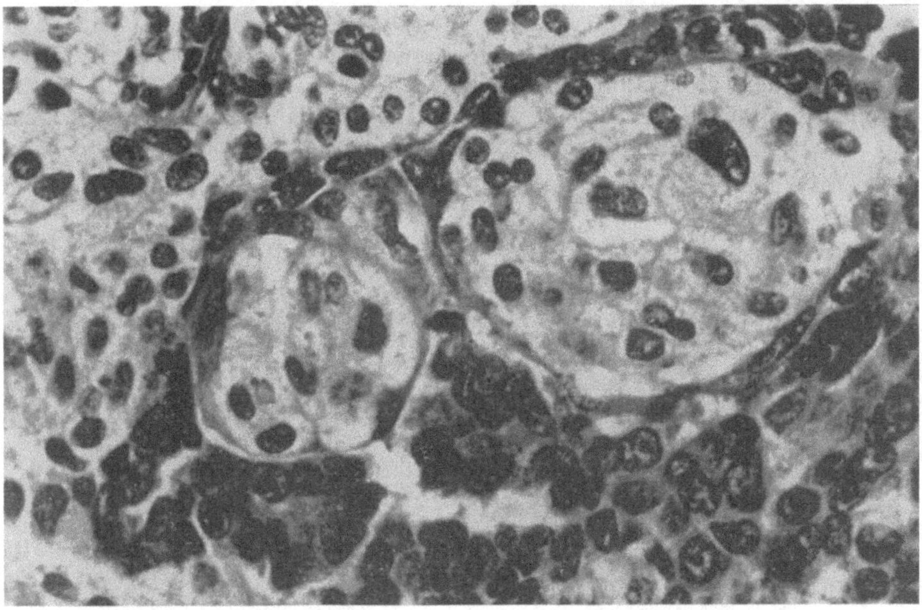

Abb. 53. Chemodektom. HE. Große helle und kleine dunkle Tumorzellen.
Vergr. 900fach.

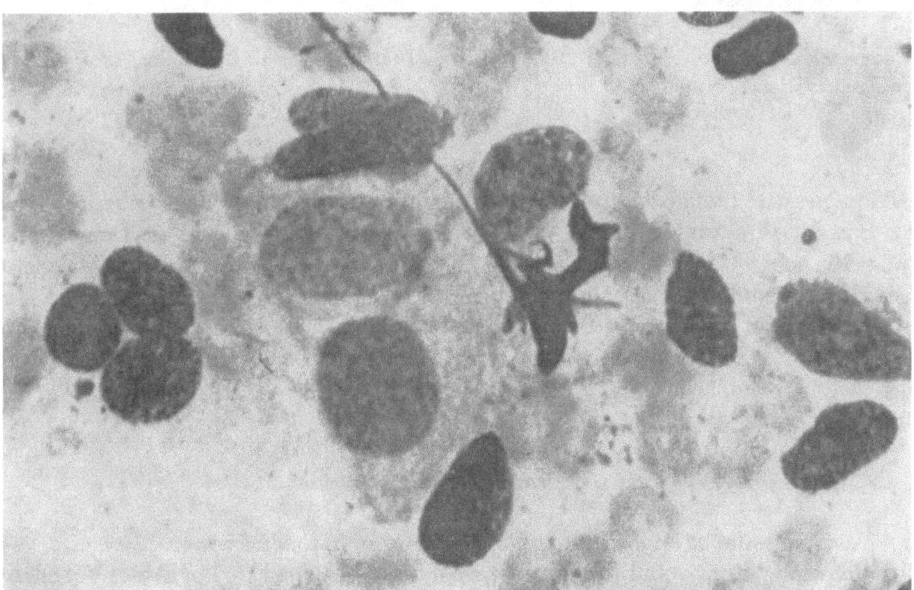

Abb. 54. Chemodektom. Zytologisches Bild. Pappenheim. Große helle und kleine dunkle Tumorzellen.
Vergr. 1500fach.

der Lunge einige Besonderheiten. Während die saure Phosphatase bei Bronchialkarzinomen bzw. Karzinommetastasen in der Lunge generell nur in schwacher Aktivität nachweisbar ist, finden wir beim Chemodektom im Tumorgewebe eine deutliche Enzymaktivität, die als granuläres Reaktionsprodukt im Zytoplasma der Zellen vorliegt. Eine weitere Besonderheit ist in der starken Aktivität einiger Dehydrogenasen, besonders der Isozitrat-Dehydrogenase zu sehen (Abb. 55).

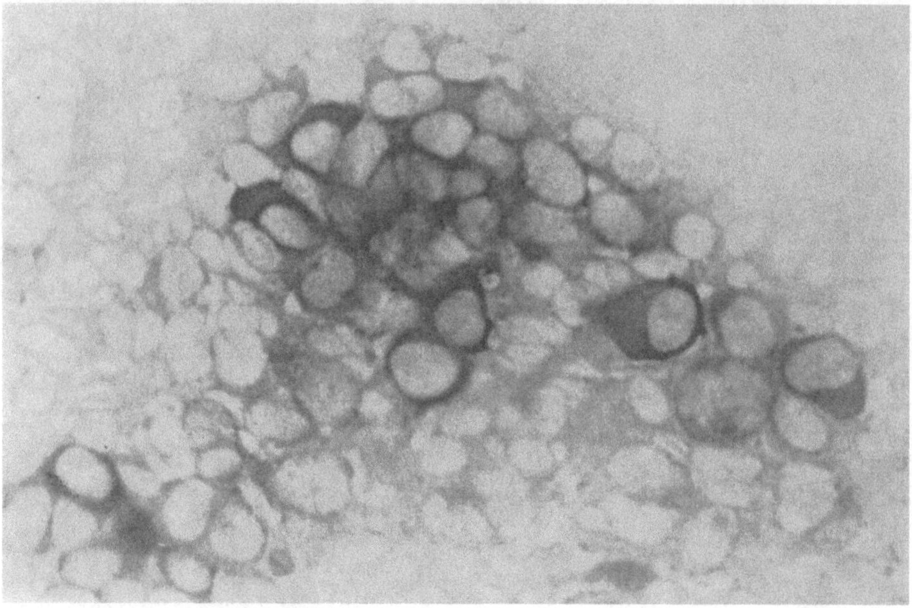

Abb. 55. Chemodektom. Zytochemisches Bild. Isozitrat-Dehydrogenase. Deutliche Aktivität in den großen Tumorzellen.
Vergr. 1000fach.

Differentialdiagnostisch wichtig sind zur Abgrenzung eines Hämangioendothelioms die alkalische Phosphatase und ATPase. Diese Enzyme, die zur selektiven Darstellung kleinerer Gefäße geeignet sind, lassen sich beim Chemodektom in den Tumorzellen nicht nachweisen, mit Ausnahme der malignen Form, bei der die alkalische Phosphatase nur herdförmig beobachtet wird. Beim Hämangioendotheliom der Lunge treten sie dagegen im Tumorgewebe auf, so daß hier ein weiteres Hilfsmittel zur differentialdiagnostischen Abklärung dieser beiden seltenen Tumorformen bereitsteht.

4.7. *Granuläres Neurom* (sog. *Granularzellmyoblastom*)

Granuläre Neurome sind knotenförmige Gewächse offenbar neurogener Herkunft, die am häufigsten an der Zunge und der Haut beobachtet werden. Ein Befall des Tracheobronchialbaumes ist relativ selten. In der Literatur werden bisher etwa 40 Fälle beschrieben, denen 400–500 granuläre Neurome verschiedener Organlokalisation gegenüberstehen. Innerhalb des Tracheobronchialbaumes findet man die granulären Neurome am häufigsten in den Hauptbronchien. Weitaus seltener treten sie in der Trachea und in kleineren Segment- bzw. Subsegmentbronchien auf. ABRIKOSSOFF, der als Erster die granulären Neurome beschrieb, hielt sie für regenerative Prozesse quergestreifter Muskulatur und bezeichnete sie daher als Myoblastenmyome. Die myogene Herkunft der Tumorzellen schien sich zunächst durch Untersuchungen an Gewebekulturen zu bestätigen. Später wurde vermutet, daß diese im anglo-amerikanischen Schrifttum als Granularzellmyoblastome bezeichneten Gewächse neurogener Herkunft seien, wobei histochemische und elektronenmikroskopische Untersuchungen diese Ansicht stützen. Daher hat sich im deutschsprachigen Schrifttum die Bezeichnung granuläres Neurom durchgesetzt, während im anglo-amerikanischen Schrifttum noch die Bezeichnung Granularzellmyoblastom gebraucht wird. Die granulären Neurome sind überwiegend als gutartige Gewächse anzusehen. Nur in 3% der Fälle werden maligne Formen beobachtet.

Histologisch findet man große spindelige bis ovale Zellen mit deutlicher Kernmembran und feingranulärem, fast wasserhellem Zytoplasma, das mit der PAS-Reaktion eine leichte Rotfärbung der Granula erkennen läßt. Mit Versilberungsmethoden oder Fettfärbungen lassen sich die Granula nicht darstellen. Die Zellkerne sind relativ klein, zeigen z. T. eine leichte Polymorphie und enthalten oft nur einen Nukleolus. Das Tumorgewebe erstreckt sich meist vom Bronchialepithel bis an das Lungenparenchym. Vielfach besteht eine Plattenepithelmetaplasie des den Tumor bedeckenden Bronchialepithels.

Histochemisch zeigt das granuläre Neurom ein Muster, das beim Vergleich mit dem der Bronchialwandmuskulatur keine Übereinstimmung erkennen läßt (Tab. 18). Im Tumorgewebe findet man keine Neutralfette, jedoch reichlich Phospholipide. Im Gegensatz dazu zeigt die Bronchialwandmuskulatur einen relativ geringen Phospholipidgehalt. Glykogen ist im Tumorgewebe nicht nachweisbar, dagegen in der Bronchialwandmuskulatur. Unterschiede im Enzymmuster findet man bei der sauren Phosphatase, AMPase und den ATPasen. Somit muß auf Grund des histochemischen Spektrums die Theorie von der myogenen Herkunft der granulären Neurome abgelehnt werden. Die vorliegenden Befunde sprechen für eine neurogene Genese.

Tabelle 18: Histochemische Befunde bei einem granulären Neurom der Bronchialwand (Vergleich zwischen Tumorgewebe und Bronchialwandmuskulatur).

	Tumorgewebe	Bronchialwand-muskulatur
Neutralfette	∅	∅
Phospholipide	+++	(+)
Glykogen	∅	(+)
Alkal. Phosphatase	∅	∅
Saure Phosphatase	+++	∅
unspez. Esterase	∅	∅
β-Glukuronidase	Spuren	∅
Leuzinaminopeptidase	Spuren	∅
Dehydrogenasen	+	+
Monoaminooxidase	+	∅
Azetylcholinesterase	∅	∅
Adenosinmonophosphatase	∅	++
ATPase pH 7,2	+	+++
ATPase pH 9,4	(+)	+++

4.8. *Unreifer Keimdrüsentumor des Mediastinums* (sog. *endodermaler Sinustumor*)

Die sehr seltene Form eines extragonadalen Keimdrüsentumors konnten wir bei einer 32 Jahre alten Frau beobachten. In der Anamnese waren 3 Früh- und 3 Fehlgeburten zu verzeichnen, und es trat seit 5 Jahren eine zunehmende Virilisierung auf. Im oberen vorderen Mediastinum fand sich ein 10 cm im Durchmesser großer Mediastinaltumor, der histologisch das Bild eines sog. unreifen Keimdrüsentumors mit Strukturen eines endodermalen Sinustumors, Seminoms und Chorionepithelioms (sog. endodermaler Sinustumor bzw. „extragonadal yolk sac carcinoma") bot. 2 Monate nach der Entfernung des Mediastinaltumors starb die Patientin an ausgedehnter Metastasierung.

Im histologischen Bild überwiegen die drüsigen Anteile (Strukturen eines endodermalen Sinustumors), daneben sind seminomähnliche Bezirke zu sehen, und nur vereinzelt findet man chorionepithelähnliche Tumoranteile.

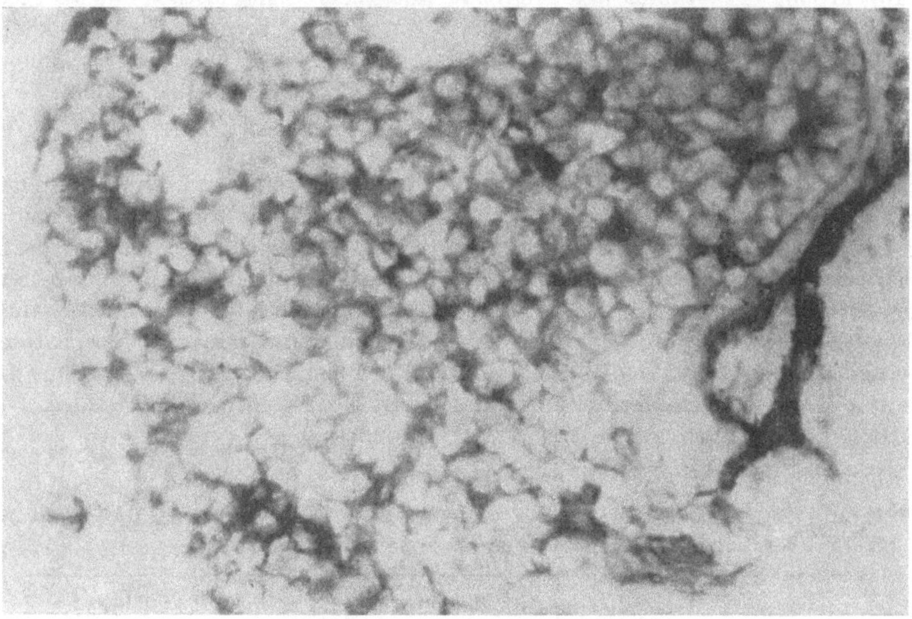

Abb. 56. Unreifer Keimdrüsentumor des Mediastinums (endodermaler Sinustumor). Alkalische Phosphatase. Deutliche Enzymaktivität in seminomähnlichen Tumorzellarealen. Vergr. 750fach.

Bis auf die alkalische Phosphatase und Aminopeptidase zeigen alle Enzyme in den 3 unterschiedlichen Anteilen des Tumorgewebes ein gleichartiges Enzymmuster. Die unspezifische Esterase, ATPase, AMPase und MAO lassen sich histochemisch nicht nachweisen. Schwache Aktivitäten zeigen die saure Phosphatase, β-Glukuronidase, Isozitrat-Dehydrogenase, Glutamat-Dehydrogenase, α-Glyzerophosphat-Dehydrogenase und Sukzino-Dehydrogenase. Einen stärkeren Reaktionsausfall weisen die Laktat-Dehydrogenase, NADH-Zytochrom-Oxidoreduktase und Glukose-6-Phosphat-Dehydrogenase auf. Die alkalische Phosphatase ist unterschiedlich stark ausgeprägt. In den endodermalen sowie seminomähnlichen Anteilen findet man negative bis herdförmig stark positive Reaktionen (Abb. 56). Im Bereich der chorionepitheliomatösen Anteile beobachtet man keine Aktivität der alkalischen Phosphatase. Die LAP zeigt herdförmig eine starke Aktivität nur in den endodermalen Anteilen. Der Phospholipidgehalt ist in den chorionepitheliomatösen Anteilen relativ hoch, im übrigen Tumorgewebe dagegen gering.

4.9. Retikulozytom der Lunge

Retikulozytome der Lunge sind sehr selten vorkommende, meist gutartige Tumoren, die vom retikulohistiozytären System der Lunge ausgehen und die Fähigkeit zur Ausdifferenzierung von argyrophilen sowie kollagenen Fasern, verschiedenen Zellen (Plasmazellen, Lymphozyten) und Gefäßen besitzen. Der Begriff ist lediglich in der deutschsprachigen und sowjetischen Literatur bekannt; im anglo-amerikanischen Schrifttum werden diese Veränderungen mit z. T. ungenauen Bezeichnungen wie Xanthofibro-

Tabelle 19: Histogenetische Klassifikation der Retikulozytome.

RHS	Differenzierungsprodukte	... differenziertes Retikulozytom
Retikulumzellen	argyrophile Fasern	bei allen Retikulozytomen nachweisbar
Retikuloendothelien	argyrophile Fasern	
Histiozyten	Schaumzellen, Siderophagen, Plasmazellen, Lymphozyten	histiozytär, plasmazellulär, lymphozytär ...
Fibrozyten	kollagenes Bindegewebe	fibromatös ...
Endothelzellen	Gefäße	angiomatös ...

granulom, Histiozytom, Plasmazelltumor, „postinflammatory tumor“, Xanthom, Fibroxanthom und sklerosierendes Hämangiom versehen und z. T. als entzündliche Veränderungen fehlgedeutet. Da in allen Fällen Retikulumzellen nachweisbar sind, ist die Bezeichnung „Retikulozytom“ vom histogenetischen Standpunkt aus am ehesten zutreffend. Varianten im histologischen Bild ergeben sich aus den Differenzierungsprodukten (Tab. 19). So werden fibromatös differenzierte Retikulozytome unter Umständen als Fibrosarkome, plasmazellulär differenzierte Retikulozytome als Plasmozytome und angiomatös differenzierte Retikulozytome als Hämangiome fehlgedeutet. Wesentlich für die Diagnose eines Retikulozytoms ist der Nachweis von Retikulumzellen. Sie können jedoch zahlenmäßig so in den Hintergrund treten, daß sie leicht übersehen werden. Vielfach findet man Kern- und Zellatypien der Retikulumzellen, die im zytologischen Bild besser zur Darstellung kommen als am histologischen Schnittpräparat (Abb. 57, 58). Hilfreich in der Diagnostik sind Versilberungsmethoden zum Nachweis argyrophiler Fasern, die bei allen Retikulozytomen vorhanden sind.

Unsere histochemischen Untersuchungen umfassen 2 plasmazellulär differenzierte Retikulozytome mit reichlich Retikulumzellen, die eine leichte Silberfaserneubildung aufweisen und vielfach Kernpolymorphien erkennen lassen. Daneben sieht man Kapillaren, Plasmazellen, Lymphozyten, Bindegewebe und einzelne Schaumzellen. Die alkalische Phosphatase ist lediglich in den Kapillarendothelzellen nachweisbar. In den Retikulumzellen, Plasmazellen, dem Bindegewebe und den Schaumzellen findet sich keine Aktivität. Die saure Phosphatase zeigt in den Retikulumzellen, die als Ursprungszellen des Tumorgewebes angesehen werden, eine schwache bis sehr starke Aktivität. Dabei findet man bemerkenswerterweise in unreifen Retikulumzellen mit Kernatypien

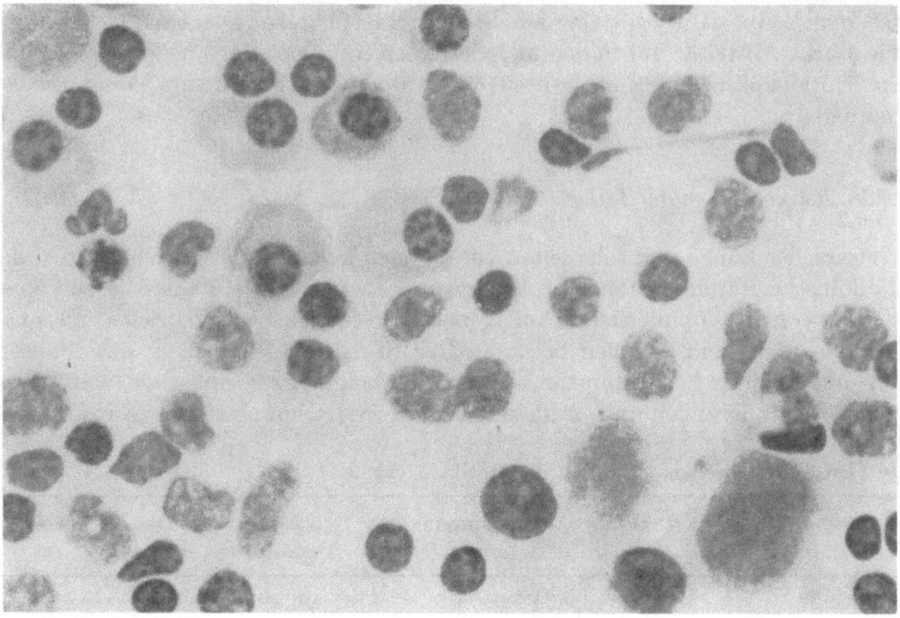

Abb. 57. Plasmazellulär differenziertes Retikulozytom der Lunge. Zytologisches Bild. Papanicolaou. Plasmazellen, Lymphozyten und Retikulumzellen.
Vergr. 1500fach.

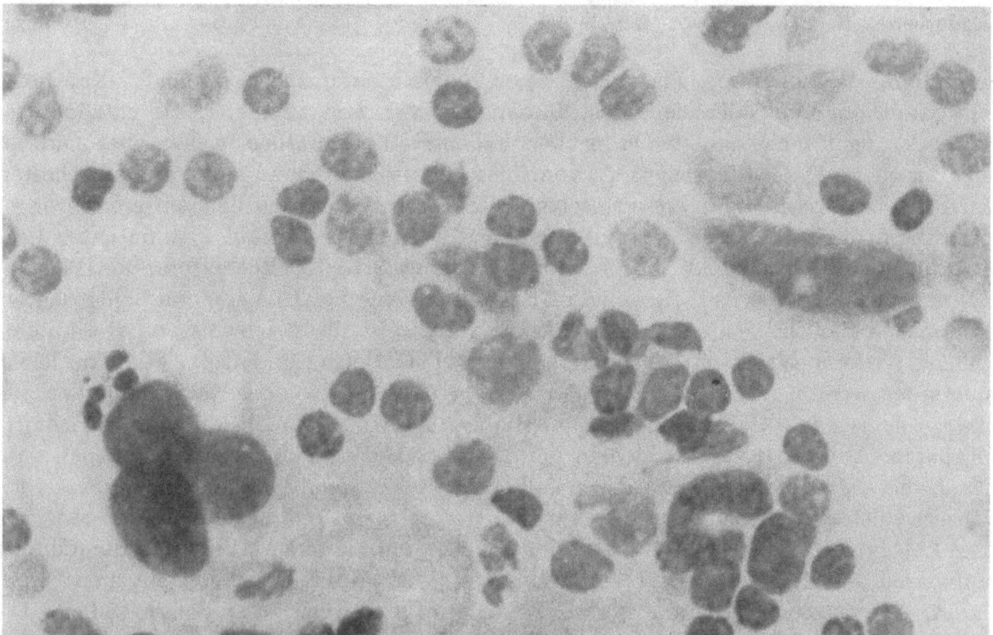

Abb. 58. Plasmazellulär differenziertes Retikulozytom der Lunge. Zytologisches Bild. Papanicolaou. Atypische Retikulumzellen.
Vergr. 1500fach.

nur eine schwache Aktivität der sauren Phosphatase, während reife Retikulumzellen dagegen eine starke Aktivität aufweisen. Im Zytoplasma der Plasmazellen reagiert die saure Phosphatase schwach positiv, im Zytoplasma der Schaumzellen stark positiv. Die unspezifische Esterase, MAO, Sukzino-Dehydrogenase und LAP sind nicht nachzuweisen. Die AMPase und ATPase lassen lediglich in den Gefäßen eine schwache Aktivität erkennen. Dagegen zeigen die Laktat-Dehydrogenase, Glukose-6-Phosphat-Dehydrogenase und die NADH-Zytochrom-Oxidoreduktase eine deutliche bis starke Aktivität in den Retikulumzellen, Gefäßen sowie eine schwache Aktivität in den Plasmazellen. Phospholipide findet man in den Retikulumzellen, Plasmazellen, dem Bindegewebe und den Schaumzellen in unterschiedlich starker Intensität. Die meisten Phospholipide kommen in den Retikulumzellen vor.

Die unterschiedlich starke Aktivität der sauren Phosphatase in den Retikulumzellen ist ein wichtiger Hinweis für die Gewächsnatur der Retikulozytome. Normale Retikulumzellen zeigen immer starke Enzymaktivitäten. Ein Enzymverlust signalisiert ebenso wie bei den Bronchialkarzinomen die maligne Transformation. Beweisend dafür ist die Tatsache, daß gerade die polymorphen Tumorzellen von diesem Enzymverlust betroffen sind.

4.10. Fibromatöse Gewächse

Fibrome findet man am häufigsten im Pleurabereich (sog. Pleurafibrome), oft gestielt der Pleura pulmonalis aufsitzend. Weitaus seltener sind intrapulmonale Fibrome. Darüber hinaus zogen wir einen Fall von aggressiver Fibromatose der Brustwand in unsere Untersuchungen mit ein.

Histochemisch findet man generell ein schwach ausgeprägtes Enzymmuster. Charakteristische Befunde sind eine in allen Fällen nachweisbare Aktivität der ATPase (wie bei den neurogenen Tumoren) sowie eine z. T. deutliche Aktivität der sauren Phosphatase in Fibroblasten. Die Aktivität der sauren Phosphatase ist Ausdruck der fibroblastischen Aktivität und damit der Wachstumstendenz dieser Gewächse. Auffallend ist das Auftreten bzw. die Aktivitätszunahme bei der alkalischen Phosphatase, LAP und ATPase mit steigender Proliferationstendenz, das heißt, bei der in ihrer Dignität nicht mehr sicher als gutartig einzuschätzenden aggressiven Fibromatose sieht man die stärkste Enzymaktivität (Tab. 20).

Tabelle 20: Histochemische Befunde bei fibromatösen Tumoren.

	aP	sP	Est	β-Gluk	ATPase	LAP	PMS
Pleurafibrom	ø/(+)	(+)	ø	ø	(+)	ø/(+)	(+)/+
Intrapulmonales Fibrom	ø	+	ø	ø	+	+	+/++
Aggressive Fibromatose (Brustwand)	+	+	ø	ø	+	+	+

4.11. Hamartom und Hamartochondrom der Lunge

Es ist noch umstritten, ob diese Veränderungen den Gewächsen zuzuordnen sind. Nach neuerer Ansicht soll es sich um Hamartien handeln, da nicht nur Anteile von Knorpelgewebe, sondern auch Fettgewebe, Epithel und Bindegewebe in einem irregulär angeordneten, unterschiedlichen Mischungsverhältnis nachweisbar sind. Trotz alledem haben wir die Hamartochondrome und Hamartome in unser Untersuchungsmaterial mit aufgenommen, da sie im Rahmen thoraxchirurgischer Eingriffe relativ häufig beobachtet werden.

Der charakteristische Aufbau aus Knorpelgewebe, Bindegewebe mit Kapillaren, kubischem Epithel, das spaltenförmig in das Bindegewebe hineinragt und zu einer gewissen Septierung führt (sog. „clefts"), hat uns veranlaßt, die einzelnen zellulären Bestandteile gesondert zu betrachten (Tab. 21).

Tabelle 21: Enzymhistochemische Befunde beim Hamartochondrom und Hamartom.

	aP	sP	Est	β-Gluk	LAP	SDH
Knorpelgewebe	∅	+	∅	∅	∅	∅
Bindegewebe	∅/(+)	∅	∅	∅/+	∅	∅
Epithel („clefts")	∅/++	+/+++	+/+++	∅	∅	+
Kapillaren	∅/++	∅	∅	∅	∅	∅

	LDH	NADH	G-6-PDH	ATPase	AMPase
Knorpelgewebe	+	+	+/++	∅	∅
Bindegewebe	+	+	+	∅/+	∅
Epithel („clefts")	++/+++	++/+++	+++	∅	∅
Kapillaren	+	+	+	+	∅

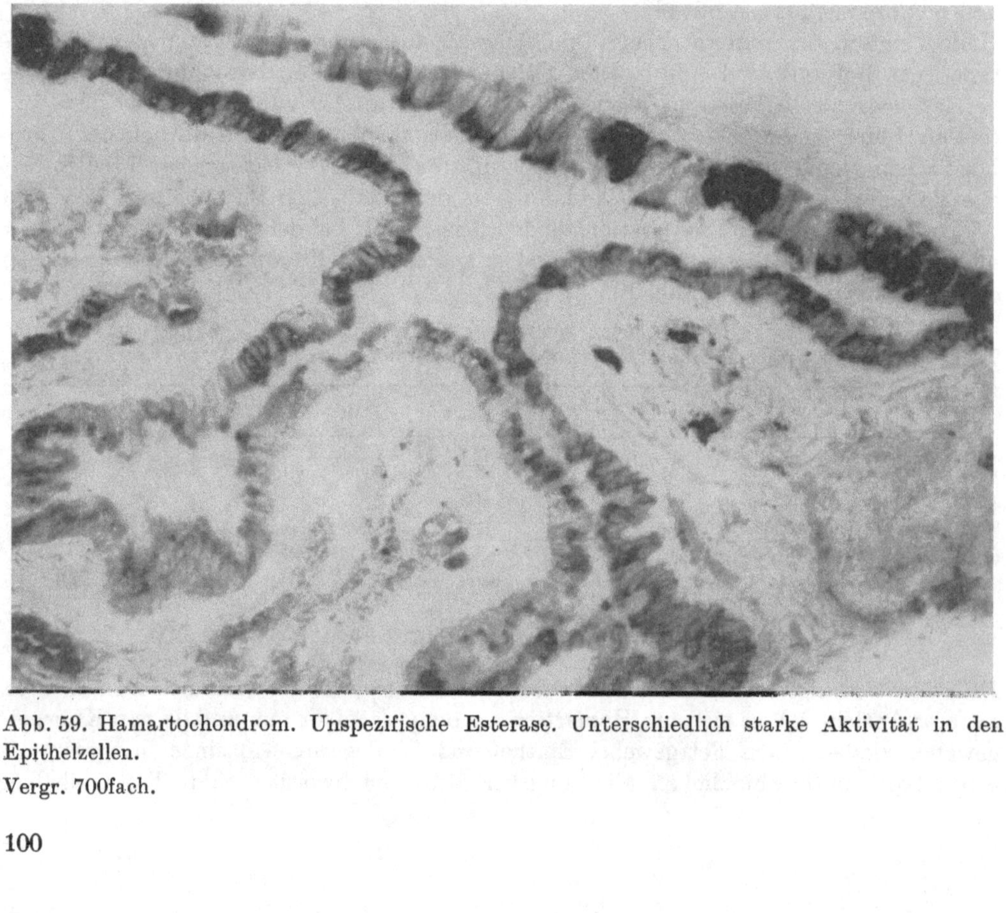

Abb. 59. Hamartochondrom. Unspezifische Esterase. Unterschiedlich starke Aktivität in den Epithelzellen.
Vergr. 700fach.

Die alkalische Phosphatase ist im Bindegewebe nur vereinzelt und in den Knorpelzellen nicht nachweisbar. Im Epithel zeigen sich unterschiedliche Verhältnisse. In einigen Fällen ist die alkalische Phosphatase deutlich positiv, in anderen Fällen nicht nachweisbar. Die saure Phosphatase läßt eine deutliche Aktivität im Epithel und Knorpelgewebe erkennen. Auch die unspezifische Esterase zeigt eine deutliche Aktivität im Bereich des Epithels (Abb. 59). Somit bietet das Enzymmuster der Hamartochondrome keine Hinweise auf eine mögliche Gewächsnatur dieser Veränderungen, da keine wesentlichen Abweichungen vom Ausgangsgewebe (Epithel, Bindegewebe, Knorpel) vorliegen.

4.12. Malignes Hämangioendotheliom der Lunge

Dieser Tumor tritt in der Lunge sehr selten auf und besitzt eine schlechte Prognose. In den meisten Fällen betragen die Überlebenszeiten nach Tumorexstirpation nur wenige Monate.
Histologisch dominiert der Gefäßreichtum mit Kapillaren, sinusoiden Gefäßräumen bzw. kavernösen Gefäßen. Sie werden lumenwärts von polymorphen endothelähnlichen Zellen ausgefüllt. Vielfach werden bizarre mehrkernige Tumorriesenzellen beobachtet.
Histochemisch ist ein charakteristischer Befund die fast gleichmäßig über den Tumor verteilte starke Aktivität der alkalischen Phosphatase, die sich differentialdiagnostisch auswerten läßt. Die ATPase zeigt ebenfalls deutliche Aktivitäten im Tumorgewebe, jedoch herdförmig ausgeprägt und in geringerer Intensität. Die saure Phosphatase ist nur schwach nachweisbar. Bei der manchmal nicht einfachen Abgrenzung von einem

Tabelle 22: Differenzen im Enzymmuster zwischen Chemodektom und Hämangioendotheliom.

	aP	sP	ATPase
Hämangioendotheliom	+++	(+)	(+)
Chemodektom	⌀/(+)	++	⌀

Chemodektom helfen markante Differenzen im Enzymmuster der alkalischen Phosphatase, sauren Phosphatase und ATPase oft weiter (Tab. 22). Mit Hilfe der Dehydrogenasen beobachtet man wesentlich stärkere Enzymaktivitäten in den Tumorriesenzellen, so daß diese deutlich hervortreten.

4.13. Polyp der Bronchialschleimhaut

Diese kugeligen, breitbasig der Schleimhaut aufsitzenden Gebilde erweisen sich histologisch als gutartige fibroepitheliale Tumoren, deren Epithelüberzüge herdförmige Plattenepithelmetaplasien aufweisen können. Im bindegewebigen Grundstock findet man herdförmige Ansammlungen von Plasmazellen und Granulozyten sowie verstreut Kapillaren und einzelne kleinere markhaltige Nervenfasern.
Das Enzymmuster der verschiedenen Gewebsanteile eines Polypen mit herdförmiger Plattenepithelmetaplasie ist in Tab. 23 dargestellt. Beachtenswert sind die Unterschiede zwischen dem regelrechten Bronchialepithel (Zylinderepithel) und einer herdförmigen Plattenepithelmetaplasie, die histologisch einen ruhigen Eindruck erweckt und keine Atypien erkennen läßt.

Tabelle 23: Enzymhistochemische Befunde bei einem Polyp der Bronchialschleimhaut. Sp. = Spuren

	aP	sP	Est	β-Gluk	LAP	SDH	LDH	NADH
Epithel — zylindrisch	∅	+	+	(+)	∅	+	+	+
Plattenepithel-metaplasie	∅/+	(+)	∅	(+)	∅	(+)	+	+
Bindegewebe	+	∅	∅	∅	(+)	∅	+	+
Kapillaren	+++	∅/+	∅	∅	∅	∅	+	+
Plasmazellen	∅	(+)	∅	+++	∅	(+)	(+)	(+)
Granulozyten	∅/+	+	∅	∅	∅	(+)	(+)	(+)
Nervenfasern	∅	∅	∅	∅	∅	∅	∅	∅

	G-6-PDH	GDH	IDH	α-GDH	MAO	ATPase	AMPase	PMS
Epithel — zylindrisch	+	(+)	(+)	+	∅	∅	∅	+++
Plattenepithel-metaplasie	+	(+)	(+)	∅	∅	∅	∅	+++
Bindegewebe	+	(+)	(+)	(+)	∅	Sp.	(+)	+
Kapillaren	+	(+)	+	(+)	∅	++	(+)	+
Plasmazellen	∅	∅	∅	∅	∅	+	∅	++/+++
Granulozyten	∅	∅	∅	∅	∅	∅	∅	(+)
Nervenfasern	+	∅	+	∅	∅	+++	∅	+

Die Enzymaktivitätsänderungen im Bereich der Plattenepithelmetaplasie mit dem Auftreten der alkalischen Phosphatase (apikaler Typ), dem Verlust der unspezifischen Esterase und der abgeschwächten Aktivität von saurer Phosphatase und Sukzino-Dehydrogenase nähern sich sehr dem Enzymmuster, wie es auch beim Bronchialkarzinom zu beobachten ist. Inwieweit ursächliche Zusammenhänge bestehen, läßt sich nicht sagen, aber immerhin eröffnet sich hier ein wichtiges Betätigungsfeld der angewandten Histochemie.

4.14. Liposarkom des Mediastinums

Mediastinale Liposarkome unterscheiden sich nicht wesentlich von den Liposarkomen anderer Lokalisation. Man findet verschiedene Reifegrade mit unterschiedlich langen Überlebenszeiten von 2 Monaten bis zu 14 Jahren.
Histochemisch finden wir bei einem rundzelligen Liposarkom einen relativ geringen Enzymgehalt. Nur die saure Phosphatase, ATPase und die Dehydrogenasen zeigen schwache Aktivitäten. Alle anderen Enzyme sind nicht nachweisbar.

4.15. Lungenmetastasen

Lungenmetastasen lassen sich mit histochemischen Methoden nicht von primären Lungentumoren abgrenzen. Das Enzymmuster verschiedener Metastasen (Tab. 24) zeigt deutlich, daß besonders die mesenchymalen Tumoren (Chondrosarkome, Liposarkome)

sehr enzymarm sind. Nur bei Osteosarkommetastasen finden wir wie in den Primärtumoren eine starke Aktivität der alkalischen Phosphatase.
Beim Chorionepitheliom läßt sich das im histologischen Bild z. T. nur schwer erkennbare Synzytium gut mit Hilfe der sauren Phosphatase oder unspezifischen Esterase darstellen. Beide Enzyme sind in der Langhansschen Zellschicht kaum erkennbar, das Synzytium hebt sich dagegen deutlich ab.

Tabelle 24: Das Enzymmuster verschiedener Lungenmetastasen.

	aP	sP	Est	β-Gluk	LAP	AMPase	ATPase	MAO	PMS
Adenokarzinom (Rektum)	∅	(+)	+/++	∅	++	∅	∅	∅	++
Chorionepitheliom (Uterus)	∅	+	(+)	∅	∅	∅	∅	∅	+
Seminom (Hoden)	∅	(+)	∅	(+)	∅	∅	∅	∅	(+)
Malignes Teratom (Hoden)	++	(+)	∅	∅	∅	∅	∅	∅	(+)
Hypernephroides Nierenkarzinom	∅/+	(+)	∅/+	∅	∅/+	∅/+	∅	∅	+
Maligner Parotismischtumor	∅	(+)	∅	(+)	∅	∅	∅	∅	(+)
Chondrosarkom (Knochen)	∅	(+)	∅	∅	∅	∅	∅	∅	(+)
Myxoides Liposarkom (Retroperitoneum)	∅	(+)	∅	(+)	∅	∅	∅	∅	(+)

5. Nachweis von Phospholipiden im Lungen- und Tumorgewebe

5.1. Methodische Möglichkeiten

Phospholipide haben für die Lunge eine besondere Bedeutung, da sie auch funktionell wichtige Bestandteile des sog. oberflächenaktiven Systems sind. Die oberflächenaktiv wirksamen Phospholipide werden im endoplasmatischen Retikulum der AEZ II synthetisiert, wobei die im Zytoplasma dieser Zellen auftretenden charakteristischen osmiophilen Lamellenkörperchen als Speicherstätte des Phospholipidmaterials angesehen werden. Bei Bedarf wird der Inhalt dieser Lamellenkörperchen in den oberflächenaktiven Film abgegeben. Der Anteil der oberflächenaktiven Phospholipide am Gesamtphospholipidgehalt der Lunge beträgt etwa 14%. Das Surfactantmaterial setzt sich aus Dipalmitoylphosphatidylcholin (40—60%), Dipalmitoylphosphatidylethanolamin (20%), Sphingomyelin (10—14%), Dipalmitoylphosphatidylserin (5—9%), Dipalmitoylphosphatidylinositol (4%) und Dipalmitoylphosphatidylglycerol (4%) zusammen. Wichtig für die Funktion sind spezifische Proteine (anteilmäßig etwa 10% des Surfactantmaterials), so daß der funktionell wirksame Komplex ein Lipoprotein darstellt. Hauptbestandteil des Surfactantmaterials ist somit Dipalmitoylphosphatidylcholin (Lezithin), d. h. ein cholinhaltiges Phospholipid. Die Schwierigkeiten eines histochemischen Phospholipidnachweises sind weitläufig bekannt. Allgemein wird heutzutage der Baker-Test angewandt, der in bezug auf seine Spezifität als auch lange Verarbeitungszeit für Routinezwecke wenig geeignet ist. Von dieser Tatsache ausgehend, überprüften wir ein 1952 von Landing und Mitarb. [121] angegebenes Verfahren zum Nachweis von Phospholipiden, das in Vergessenheit geraten ist. Es beruht darauf, daß Phosphomolybdänsäure zusammen mit cholinhaltigen Phospholipiden einen unlöslichen Cholin-Phosphomolybdänkomplex bildet, der in einem zweiten Schritt durch Reduktion mit Zinnchlorid zu Molybdänblau überführt wird. Die Phospholipide sind als blauer Farbniederschlag im Gewebe erkennbar. Da diese Reaktion sowohl organisch als auch anorganisch gebundene Phosphate nachweist, sind Kontrollschnitte mit Lipidextraktion (Methanol—Chloroform) erforderlich. Im Rahmen einer Überprüfung dieser Methode an zytologischem und histologischem Material fanden wir, daß sich dieses Verfahren gut zum Nachweis von Phospholipiden eignet [52]. Die Vorteile bestehen darin, daß diese Methode reproduzierbare Ergebnisse liefert und ohne großen Aufwand innerhalb einer Stunde durchführbar ist. Als Nachteil wird empfunden, daß unfixierte Nativschnitte erforderlich sind. Im Rahmen der histochemischen Untersuchung ist dies jedoch kein Hemmnis. Es ist zu beachten, daß eine vorherige Fixierung mit Formalin im Gegensatz zu den Angaben von Landing und Mitarb. [121] nicht erfolgen kann, da Formalin reduzierende Eigenschaften besitzt und darüber hinaus einen Teil der Phospholipide herauslöst, so daß verfälschte Ergebnisse entstehen. Die Unzulänglichkeiten, die der Landingschen Methode zur Last gelegt werden, bestehen unserer Meinung nach darin, daß formalinfixiertes Gewebsmaterial benutzt wurde.

Bemerkenswert erscheint uns eine Beobachtung, auf die wir zufällig beim Studium verschiedener Eindeckungsmittel stießen. Schnitte, die mit Polyvinylalkohol oder Glyzeringelatine eingedeckt wurden, zeigten regelmäßig im Lungenparenchym kleine schwarze Tröpfchen. Es fiel auf, daß sie im Lungengewebe innerhalb der Alveolarmakrophagen und der Alveolarepithelzellen lagen. Sie sind bei zugezogener Kondensoriris besonders gut sichtbar (Abb. 60). Unter pathologischen Bedingungen können sie in vermehrtem Maße nachgewiesen werden. Im menschlichen Tumorgewebe findet man sie in der Randzone der Tumornekrose sowie in unmittelbarer Nachbarschaft des

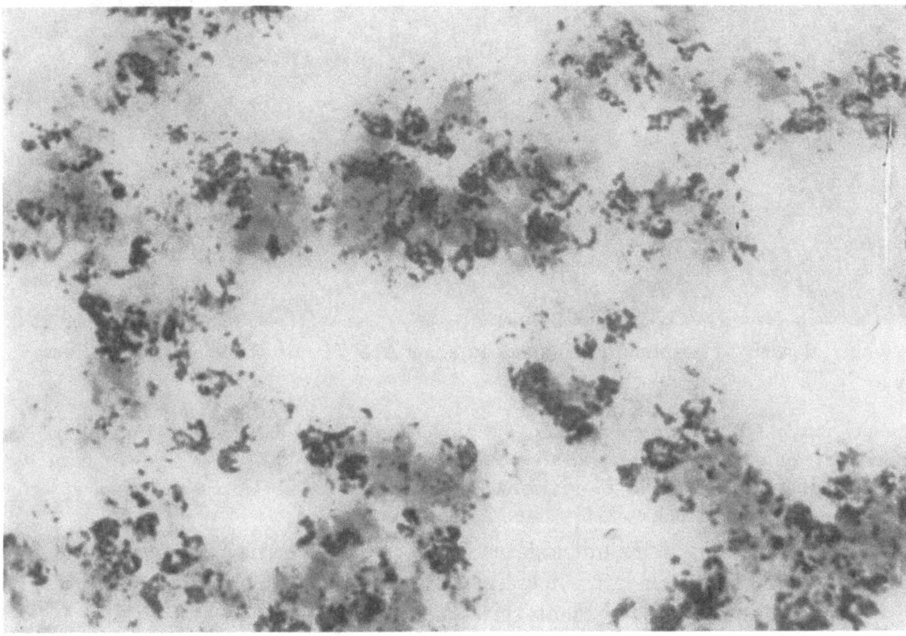

Abb. 60. Lunge (Mensch). Chloroformmethode. Darstellung der oberflächenaktiven Phospholipide in den AEZ II.
Vergr. 500fach.

Tumors in den Alveolarmakrophagen des Lungengewebes. Sie sind ebenfalls im Bronchialepithel zu sehen, das in unmittelbarer Tumornähe liegt und bereits degenerative Schäden erkennen läßt, die sich durch Ausfälle verschiedener Enzymreaktionen dokumentieren.

Auffälligerweise waren diese Tröpfchen nicht sichtbar, wenn die Schnitte mit Kanadabalsam eingedeckt waren. Durch Extraktionsversuche konnten wir nachweisen, daß sie durch absoluten Alkohol, n-Butanol, Methanol und ein Gemisch von Chloroform und Methanol (2:1) zu entfernen sind. Durch dünnschichtchromatographische Untersuchungen sind sie am Gewebsschnitt nach viermaligem Entwickeln mit Diisopropyläther—Eisessig (96:4) noch nachweisbar, während sie im System Chloroform—Methanol—Wasser—Eisessig (150:80:9:9) zusammen mit den Phospholipiden vollständig herausgelöst wurden. Diese Tröpfchen waren bereits auch dann schon nachweisbar, wenn die ungefärbten Schnitte nur 1—2 Minuten lang in Chloroform getaucht wurden. Durch gleichzeitige Sudan-III-Färbung zum Nachweis von Neutralfetten ließ sich am Gewebsschnitt keine Übereinstimmung zwischen der Lokalisation dieser Tröpfchen bzw. von sudanophilem Material erkennen. Besonders deutlich ist dies an der Lunge zu sehen, die bei gesunden Personen kein sudanophiles Material enthält, während das feintropfige Material nachweisbar ist. Anders verhält es sich beim Vergleich mit dem fluoreszenzmikroskopischen Fettnachweis durch Phosphin-3 R.

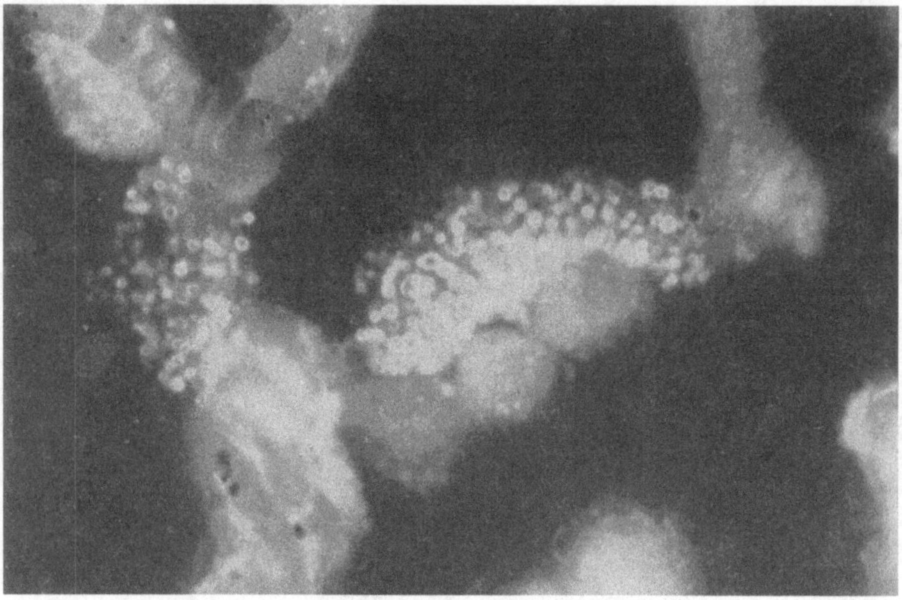

Abb. 61. Lunge (Mensch). Phospholipidnachweis in einer AEZ II mit Phosphin-3 R. Vergr. 1000fach.

Hier zeigt sich sowohl unter orthologischen als auch unter pathologischen Bedingungen eine grundsätzliche Übereinstimmung. Überall dort, wo die Tröpfchen vorhanden sind, erkennt man auch mit Phosphin-3 R eine weiße Fluoreszenz im UV-Licht. Diese Untersuchungen sprechen dafür, daß die feintropfigen Niederschläge keine Artefakte sind.

Es handelt sich um Lipide, da sie mit organischen Solventien extrahierbar sind und sich auch fluoreszenzmikroskopisch mit Phosphin-3 R, einem Fluoreszenzfarbstoff, der ein breites Spektrum von Lipiden anspricht, darstellen lassen.

Wir vermuten, daß es sich bei diesen Tröpfchen nicht um Neutralfette, sondern um zusammengesetzte polare Lipide handelt. Ihre Löslichkeit in absolutem Alkohol erklärt auch, warum in Kanadabalsam eingedeckte Schnitte diese Tröpfchen vermissen lassen. Hier werden sie durch die aufsteigende Alkoholreihe herausgelöst. Man kann sie daher nur darstellen, wenn die Schnitte in Glyzeringelatine eingedeckt werden. Möglicherweise entstehen sie dadurch, daß durch die Chloroformbehandlung die Eiweißbindung dieser Lipide gelöst wird, sie bei hoher Konzentration in Tröpfchenform zusammenfließen und jetzt im Mikroskop erkennbar werden.

Mit dieser Chloroformbehandlung von Nativschnitten steht eine einfache Schnellmethode zum Nachweis von Phospholipiden überwiegend des Surfactantsystems zur Verfügung, die es ermöglicht, innerhalb von wenigen Minuten einen Überblick über den Phospholipidgehalt des Lungengewebes zu erhalten. Da ungefärbte Schnitte benutzt werden, ist es nur schwer, einzelne Zellelemente der Lunge zu differenzieren. Wird darauf Wert gelegt, empfiehlt sich der fluoreszenzmikroskopische Nachweis mit Phosphin-3 R, der ebenfalls innerhalb weniger Minuten durchführbar ist.

Somit stehen für die Darstellung von Phospholipiden des Lungengewebes über den BAKER-Test hinaus folgende Möglichkeiten zur Verfügung:

1. Die **Phosphomolybdänsäurereaktion** (PMS-Reaktion).

Sie stellt alle cholinhaltigen Phospholipide dar, wobei neben den Lipiden des Surfactantsystems auch Strukturlipide aller Zellen erfaßt werden.

2. Will man bevorzugt Lipide des Surfactantsystems darstellen, ist der **fluoreszenzmikroskopische Nachweis mit Phosphin-3 R** auf Grund der guten Detailerkennbarkeit im Lungengewebe zu empfehlen (Abb. 61, 62). Die Nachteile bestehen darin, daß keine Dauerpräparate möglich sind und die Auswertung unmittelbar nach der Fluorochromierung durchgeführt werden muß. Selbst bei Gebrauch von physiologischer Kochsalzlösung als Eindeckungsmittel beobachten wir, daß sich die im Alveolarlumen liegenden

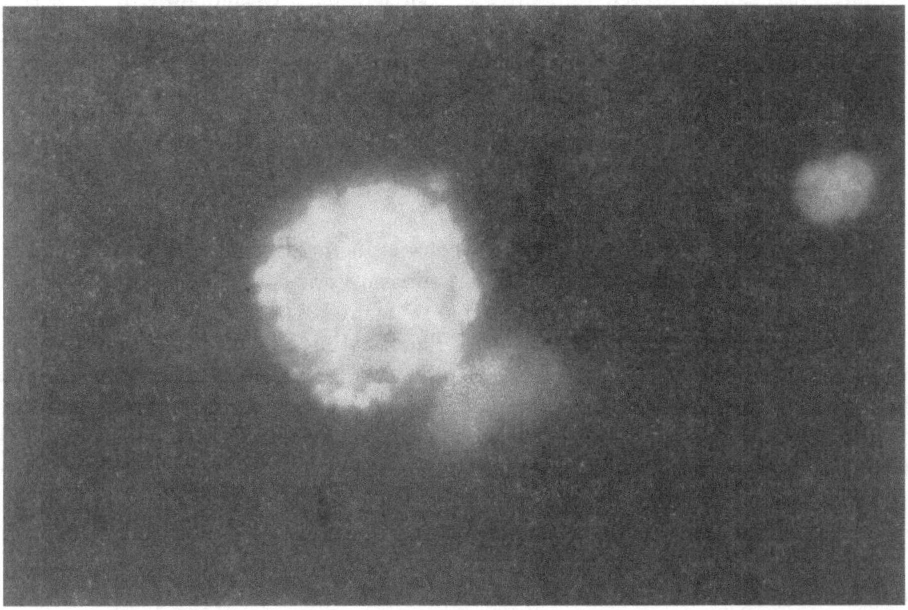

Abb. 62. AEZ II mit Phospholipiden. Zytologisches Bild (Bronchialsekret). Vergr. 2000fach.

Phospholipide spreizen und zirkuläre bis länglich-lamelläre Strukturen erkennen lassen. Die Phospholipide in den AEZ II und Makrophagen bleiben von diesem Spreizeffekt dagegen unbeeinflußt.

3. Phospholipide, bevorzugt die des Surfactantsystems, stellen sich bereits mit der **Chloroformmethode** als tropfenförmige Partikel dar. Sie sind ebenfalls mit der PMS-Reaktion zusätzlich darstellbar, wenn die Schnitte nicht in Kanadabalsam, sondern in Glyzeringelatine oder Polyvinylalkohol eingedeckt werden.

5.2. Phospholipidgehalt des normalen Lungengewebes

Mit Hilfe der PMS-Reaktion findet man Phospholipide als blauen Farbniederschlag in allen Zellen. Besonders lipidreich sind das Bronchialepithel, die AEZ II und die Alveolarmakrophagen. Daneben sieht man auch reichlich Phospholipide in der Gefäßwandmuskulatur (besonders kleinerer Pulmonalarterienäste), in markhaltigen Nerven und etwas schwächer in der Bronchialwandmuskulatur. Phospholipide des Surfactantsystems (gelbe Fluoreszenz mit Phosphin-3 R; feintropfige Niederschläge mit der Chloroformmethode) beobachtet man dagegen nur in den AEZ II, an der Alveolarwand und zum Teil auch in Makrophagen. Es ist anzunehmen, daß die Makrophagen am Abbau verbrauchter Lipide des Surfactantsystems beteiligt sind, indem sie dieselben phagozytieren. Diese Phagozytose konnte von uns experimentell nachgewiesen werden. Nach Steigerung der Synthese oberflächenaktiver Phospholipide durch ein Bromhexinderivat fanden sich im Lungengewebe fokale Makrophagenansammlungen mit massenhaft phagozytierten Phospholipiden und einer gesteigerten Aktivität der sauren Phosphatase als Hinweis auf eine Aktivierung der Phagozytose. Durch gleichzeitige biochemische und pathophysiologische Untersuchungen konnten wir nachweisen, daß unter orthologischen und pathologischen Bedingungen eine Parallele zwischen der Reaktionsstärke der PMS-Reaktion und dem Phospholipidgehalt des Lungengewebes bzw. der oberflächenaktiven Spannung von Lungenhomogenaten besteht [52, 53].

5.3. Phospholipidgehalt von Lungen- und Mediastinaltumoren

Über Veränderungen des Phospholipidstoffwechsels beim Bronchialkarzinom liegen bisher wenig und zum Teil widersprechende Ergebnisse vor.
Biochemisch wurde bei Bronchialkarzinomen ein leichter Anstieg des Phospholipidgehaltes im Tumorgewebe nachgewiesen. Der Phospholipidgehalt des Tumorgewebes beträgt bei Adenokarzinomen etwa das $1^1/_2$fache des normalen Lungengewebes, während kleinzellige und undifferenzierte Karzinome einen gleich hohen Phospholipidgehalt wie das Lungengewebe aufweisen [77, 78]. Berg [17] beobachtet dagegen einen Abfall des Phospholipidgehaltes beim Bronchialkarzinom. Ebenso widersprechende Befunde wie beim Bronchialkarzinom findet man sowohl bei anderen menschlichen Tumoren als auch an tierexperimentellen Tumormodellen. Nach Graffi und Bielka [84], Rees und Mitarb. [168] und Winzler [202] sind die Phospholipide im Tumorgewebe erhöht, nach Kögl und Mitarb. [116] ist dies nicht der Fall. Der Anstieg der Phospholipide im Tumor soll parallel mit dem Wachstum verlaufen. Bösartige Tumoren enthalten doppelt so viel Phospholipide wie gutartige Tumoren [46]. Das gleiche trifft für den Cholesteringehalt zu [96]. Costello und Mitarb. [40] konnten an der Mäuseepidermis im Verlauf einer Kanzerisierung mit Methylcholanthren einen Anstieg des Phospholipidgehaltes beobachten, der beim voll ausgebildeten Karzinom fast das 3fache des Ausgangswertes (normale Epidermis) betrug.
Histochemische Untersuchungen über den Phospholipidgehalt des Tumorgewebes liegen unseres Wissens bisher nicht vor. Phospholipide lassen sich bei allen Bronchialkarzinomen nachweisen. Insgesamt hat man den Eindruck, daß auch histochemisch mit Hilfe der PMS-Reaktion der Phospholipidgehalt beim Bronchialkarzinom im Tumorgewebe erhöht ist (Abb. 63). Die meisten Phospholipide beobachten wir bei den Clarazellkarzinomen und Adenokarzinomen. Im Hinblick auf den Phospholipidgehalt zeigt sich folgende Reihenfolge: Clarazellkarzinom > reifes Adenokarzinom > unreifes Adenokarzinom > verhorntes Plattenepithelkarzinom > nicht verhorntes Plattenepithelkarzinom = kleinzelliges Bronchialkarzinom = mittelgroßzelliges undifferenziertes Karzinom > polymorphzelliges Karzinom > Alveolarzellkarzinom (Tab. 25). Die Phospholipide sind bei allen Formen des Bronchialkarzinoms in unterschiedlich starker Intensität im gesamten Tumorgewebe vorhanden. Periphere Tumorareale enthalten oft mehr Phospholipide als zentrale Anteile. Reife tubuläre Adenokarzinome lassen mitunter in apikalen Anteilen der Tumorzellen vermehrt Phospholipide erkennen. Auch kleinere solide Tumorzapfen in der Peripherie der Karzinome sind sehr phospholipidreich.

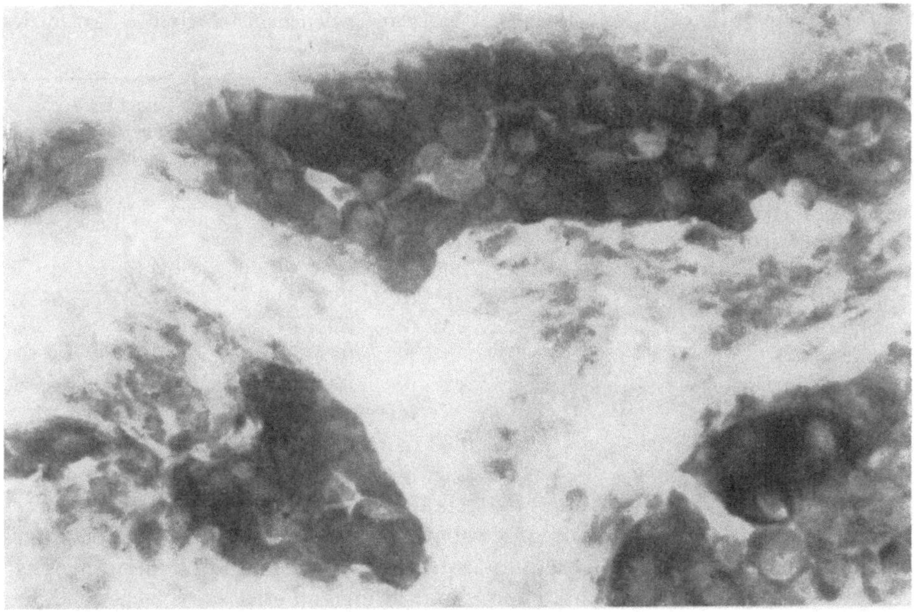

Abb. 63. Nicht verhorntes Plattenepithelkarzinom. PMS-Reaktion. Reichlich Phospholipide im Zytoplasma der Tumorzellen.
Vergr. 700fach.

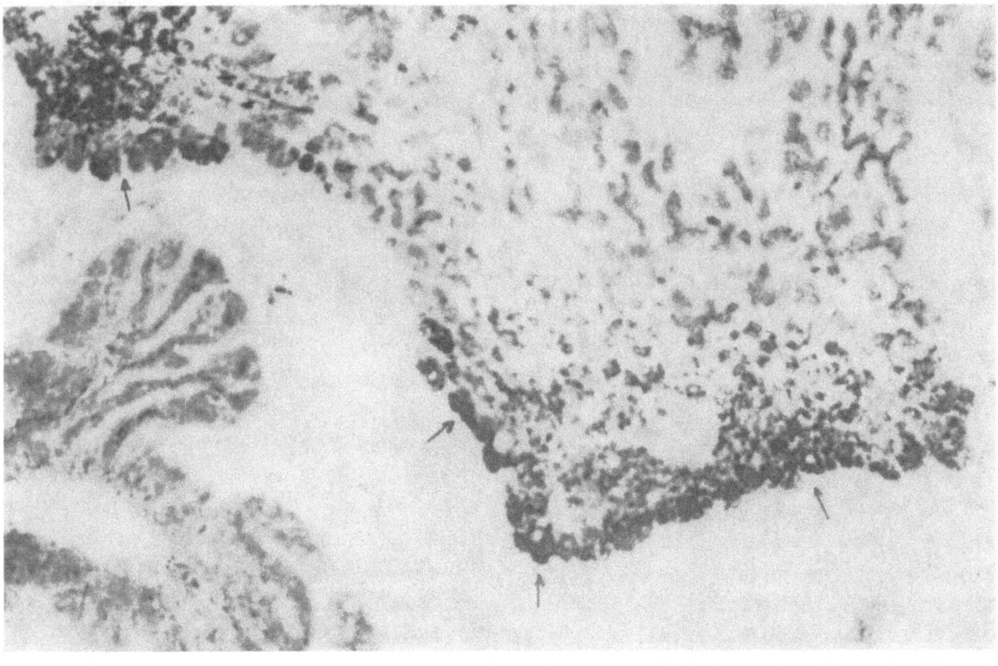

Abb. 64. Adenokarzinom. PMS-Reaktion. Proliferation von AEZ II in der Randzone des Tumorgewebes (↗) mit reichlich oberflächenaktiven Phospholipiden (tiefschwarz).
Vergr. 300fach.

Tabelle 25: Phospholipidnachweis (PMS-Reaktion) bei verschiedenen histologischen Typen des Bronchialkarzinoms.

	absolut		%		Reaktionsstärke			
	pos.	neg.	pos.	neg.	∅	+	++	+++
Nicht verhorntes Plattenepithelkarzinom	37	0	100	0	—	27	9	1
Verhorntes Plattenepithelkarzinom	11	0	100	0	—	5	5	1
Adenokarzinom (reif)	17	0	100	0	—	2	12	3
Adenokarzinom (unreif)	16	0	100	0	—	8	6	2
Mittelgroßzelliges undifferenziertes Karzinom	8	0	100	0	—	6	2	—
Kleinzelliges Karzinom	7	0	100	0	—	5	2	—
Polymorphzelliges Karzinom	2	0	100	0	—	2	—	—
Alveolarzellkarzinom	2	0	100	0	—	2	—	—
Insgesamt:	100	0	100	0	—	57	36	7

Im Tumorstroma findet man in Fibrozyten, Makrophagen und Kapillaren Phospholipide. Fremdkörperriesenzellen im Tumorgewebe heben sich durch ihren hohen Phospholipidgehalt deutlich hervor. Mesenchymale Gewächse (neurogene Tumoren, Thymome, Mesotheliome, maligne Lymphome) und Lungenmetastasen verschiedener Sarkome sind wesentlich phospholipidärmer als die Bronchialkarzinome. Einen relativ hohen Phospholipidgehalt besitzen dagegen die Bronchialadenome.
Lipide des Surfactantsystems sind generell in gut- oder bösartigen Lungen- und Media-

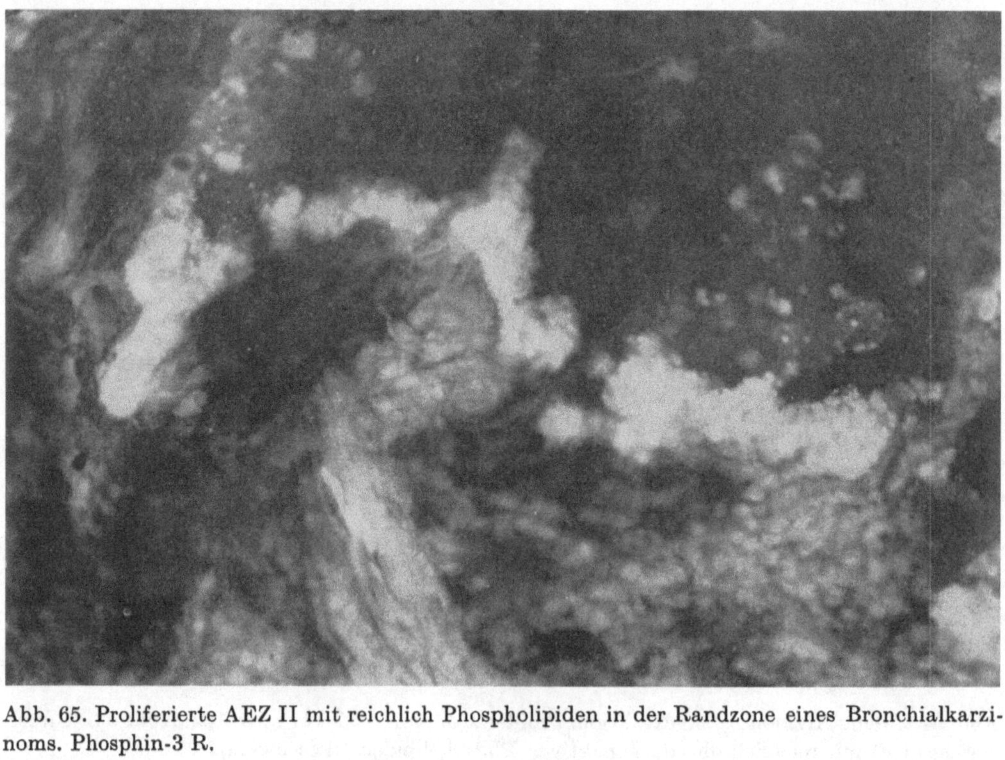

Abb. 65. Proliferierte AEZ II mit reichlich Phospholipiden in der Randzone eines Bronchialkarzinoms. Phosphin-3 R.
Vergr. 1000fach.

stinaltumoren nicht nachweisbar. Nur Tumorzellnekrosen und degenerativ veränderte Tumorzellen in der Randzone von Nekrosen lassen mit der Chloroformmethode oder mit Phosphin-3 R positiv reagierende Lipide erkennen. Dagegen sieht man z. T. reichlich Lipide des Surfactantsystems in der Randzone von expansiv wachsenden Bronchialkarzinomen. Es handelt sich um Ansammlungen von AEZ II, die sich durch einen hohen Phospholipidgehalt auszeichnen (Abb. 64, 65). Er ist offenbar Ausdruck einer reaktiv gesteigerten Phospholipidsynthese. Der starke Reaktionsausfall der alkalischen Phosphatase in diesen Zellen spricht ebenfalls dafür.

6. Zytochemische Befunde an Pleuraergüssen

Auf kaum einem anderen Gebiet der morphologischen Diagnostik findet man so enge Beziehungen zwischen Histologie und Zytologie wie in der Lungenheilkunde. Bronchologisch gewonnenes Material läßt sich ebensogut histologisch wie zytologisch verarbeiten und auswerten. Die besten Ergebnisse erhält man mit dem gezielten bzw. kombinierten Einsatz beider Methoden. Bereits im Kapitel über die Typendifferenzierung und Histogenese des Bronchialkarzinoms wurde darauf hingewiesen, daß zytologisches Material über die Histologie hinaus zusätzliche Erkenntnisse liefern kann, so daß es sich empfiehlt, von allen Tumoren Abklatschpräparate herzustellen. Dieses Verfahren bewährt sich besonders bei den Gewächsen, die aus mehreren Zellarten bestehen, die diagnostisch relevant sind, jedoch im histologischen und auch histochemischen Bild nicht gleichmäßig gut zur Darstellung kommen. Wir erwähnten bereits die z. T. schwer im histologischen Bild erkennbaren Retikulumzellen der Retikulozytome bzw. malignen Lymphome sowie die lymphoepithelialen Zellen der Thymome. Im zytologischen Bild lassen sich diese Zellen viel besser erkennen. Wir haben auch in vielen Fällen an Abklatschpräparaten die Enzymnachweise durchgeführt und konnten somit einen besseren Einblick in intrazelluläre Verteilungen der Enzymaktivitäten unterschiedlicher Zellelemente gewinnen. Diese Befunde veranlaßten uns, größere Untersuchungen an Pleuraergüssen durchzuführen, da bezüglich der Zellzusammensetzung relativ standardisierte Bedingungen vorliegen. Andererseits ist die Beurteilung von Körperhöhlenergüssen eines der schwierigsten Kapitel der Zytodiagnostik, so daß zusätzliche Informationen zur Zelltypisierung bzw. Einschätzung der Dignität bedeutungsvoll sind.

6.1. Technische Probleme der Zytochemie

Alle enzymzytochemischen Reaktionen lassen sich ohne technische Schwierigkeiten an Objektträgerausstrichen durchführen. Bei fixierten Objektträgerausstrichen besteht keine Gefahr des Abspülens. Aber auch bei den luftgetrockneten Objektträgerausstrichen haben wir relativ selten ein Abschwimmen des ausgestrichenen Materials beobachtet, wenn der Spülvorgang vorsichtig durchgeführt wird. Dabei ist es wesentlich, daß die Schnitte vor der Inkubation gut luftgetrocknet sind, wobei sich eine Trocknungszeit von 10 bis 20 Minuten als optimal erwiesen hat. Die Inkubationszeiten sind die gleichen wie an Kryostatschnitten. Allerdings muß man bei Gegenfärbungen mit Hämatoxylin darauf achten, daß die Einwirkungszeit des Farbstoffs verkürzt wird, sonst entstehen überfärbte Bilder. Während wir bei Kryostatschnitten (10 μm) eine Einwirkungszeit von 3 Minuten als optimal empfanden, benötigten wir bei den Objektträgerausstrichen lediglich 2,5 Minuten. Für den praxisorientierten Einsatz hat sich Azeton als Fixierungsmittel am besten bewährt. Es besitzt den großen Vorteil, daß man die Schnitte bei tiefen Temperaturen (—15 °C) über längere Zeit ohne wesentlichen Verlust der Enzymaktivität aufbewahren kann (besonders gilt dies für die alkalische und saure Phosphatase, unspezifische Esterase und β-Glukuronidase).

6.2. Das Enzymmuster verschiedener Zellarten der Pleuraergüsse

Die Pleuramesothelzelle ist bei der differentialdiagnostischen Abgrenzung von Tumorzellen die problemreichste Zellart in Pleuraergüssen. Bekannt ist ihre strukturelle Variabilität, die sich in einer veränderten Kern-Plasma-Relation, Vakuolisierung, Siegelringzellenbildung, Phagozytose, Bildung mehrkerniger Riesenzellen und dem Auftreten von Mitosen äußert. Besonders bei akuten Entzündungen auftretende „Reizergüsse" bieten ein so buntes Bild, daß die Abgrenzung von Tumorzellergüssen oft nur schwer gelingt. Daher ist die Kenntnis des normalen Enzymmusters der Pleuramesothelzellen von wesentlicher Bedeutung, um Vergleiche mit Tumorzellen zu ziehen. Das Enzymmuster der Pleuramesothelzellen, Tumorzellen und Leukozyten ist in Tabelle 26 dargestellt.

Die **Pleuramesothelzellen** sind sehr enzymreich. Man findet starke Aktivitäten der sauren Phosphatase, Laktat-Dehydrogenase, NADH-Zytochrom-Oxidoreduktase und Glukose-6-Phosphat-Dehydrogenase. Von wesentlicher Bedeutung ist die saure Phosphatase. Sie ist bei keiner anderen Zellart in solch einer starken Intensität nachweisbar, so daß dieses Enzym zu einer übersichtlichen Darstellung der Pleuramesothelzellen herangezogen werden kann. Aktivitätsunterschiede sehen wir lediglich zwischen jugendlichen und älteren, bereits degenerativ veränderten Formen. Während die jugendlichen und reifen Pleuramesothelzellen eine starke Aktivität der sauren Phosphatase erkennen lassen, die bei der Azofarbstoffmethode diffus im Zytoplasma verteilt ist, sieht man an vakuolisierten und degenerativ veränderten Mesothelzellen nur eine schwache Aktivität im

Tabelle 26: Das Enzymmuster verschiedener Zellarten in Pleuraergüssen.

	Pleuramesothelzellen	Tumorzellen	Lymphozyten	Granulozyten
Alkalische Phosphatase	∅	∅/+++	∅	∅/+++
Saure Phosphatase	++/+++	(+)	(+)	+
Unspezifische Esterase	+	∅/+++	∅	∅/(+)
β-Glukuronidase	+/++	∅/+++	+	(+)
Leuzinaminopeptidase	∅	∅/+++	∅	∅
Sukzino-Dehydrogenase	(+)	∅/(+)	(+)	(+)
NADH-Zytochrom-Oxidoreductase	+/+++	+/+++	+	+
Laktat-Dehydrogenase	+/+++	+/+++	+	+
Glukose-6-Phosphat-Dehydrogenase	+/+++	+/+++	+	++
Glutamat-Dehydrogenase	+	+	+	+
α-Glyzerophosphat-Dehydrogenase	+	+	+	+
Isozitrat-Dehydrogenase	+	+	(+)	(+)
Monoaminooxidase	∅	∅/+	∅	∅
Adenosintriphosphatase	∅/(+)	∅/+	∅	∅
Adenosinmonophosphatase	∅	∅	∅	∅

Zytoplasma. Lediglich Makrophagen können auch eine deutliche Aktivität der sauren Phosphatase aufweisen. Man erkennt diese Zellart jedoch sehr leicht an ihrem wabigen Zytoplasma und den oft exzentrisch gelegenen Kernen, so daß eine Abgrenzung zur Pleuramesothelzelle nicht schwierig ist. **Makrophagen** zeigen das gleiche Enzymmuster wie Pleuramesothelzellen. Die unspezifische Esterase ist im Zytoplasma der Pleuramesothelzellen nur in schwacher Konzentration vorhanden. Relativ geringe Reaktionsausfälle zeigen weiterhin die β-Glukuronidase, Sukzino-Dehydrogenase, Isozitrat-Dehydrogenase, α-Glyzerophosphat-Dehydrogenase und Glutamat-Dehydrogenase. Nur vereinzelt findet man im Zytoplasma der Mesothelzellen eine sehr schwache Aktivität der ATPase. Die LAP, AMPase und MAO können wir in den Pleuramesothelzellen nicht nachweisen. Auch die alkalische Phosphatase ist generell in den Pleuramesothelzellen und Makrophagen nicht zu sehen. Bei Ergüssen mit hohem Gehalt an Granulozyten haben wir in wenigen Fällen eine schwache bis mäßig starke Aktivität im Zytoplasma einiger Pleuramesothelzellen und Makrophagen beobachtet. Auf Grund unserer Beobachtungen ist diese Enzymaktivität nur vorgetäuscht, da sowohl die Makrophagen als auch Pleuramesothelzellen Granulozyten phagozytieren. Da die Granulozyten oft eine starke Aktivität der alkalischen Phosphatase aufweisen, ist es die Leukozytenphosphatase, die auf diese Weise in das Zytoplasma der Pleuramesothelzellen oder Makrophagen eingeschleust wird. Andererseits haben wir in wenigen Fällen von Pleurareizergüssen mit starker Mesothelzellproliferation Aktivitäten der alkalischen Phosphatase in den proliferierten Mesothelzellen beobachtet, die eine Ursache der falsch positiven Phosphataseteste (siehe Kapitel 6.3.) sein können.

Weitere häufig in Pleuraergüssen zu findende Zelltypen sind **Lymphozyten** und **polymorphkernige Leukozyten.** Während die alkalische Phosphatase sich in den Lymphozyten nicht nachweisen läßt, findet man in den polymorphkernigen Leukozyten negative bis stark positive Reaktionen. Besonders Ergüsse im Rahmen von Entzündungen (Pleuropneumonie, Pleuraempyem) enthalten massenhaft polymorphkernige Leukozyten mit einer starken Aktivität der alkalischen Phosphatase im Zytoplasma. Insgesamt gesehen sind die polymorphkernigen Leukozyten etwas enzymreicher als die Lymphozyten. Schwache Aktivitäten zeigen die saure Phosphatase, β-Glukuronidase, Sukzino-Dehydrogenase, Isozitrat-Dehydrogenase, während einige Dehydrogenasen (Laktat-Dehydrogenase, NADH-Zytochrom-Oxidoreduktase, Glukose-6-Phosphat-Dehydrogenase, α-Glyzerophosphat-Dehydrogenase und Glutamat-Dehydrogenase) in beiden Zellarten etwas stärkere Reaktionen erkennen lassen. Keine Aktivität finden wir bei der LAP, ATPase, AMPase und MAO.

Zum Vergleich sind in Tabelle 26 die an **Tumorzellen** erhobenen enzym-histochemischen Befunde aufgeführt. Es handelt sich um metastasierende Karzinome und Pleuramesotheliome. Dabei zeigt sich in den Tumorzellen der Pleuraergüsse grundsätzlich das gleiche Enzymmuster wie an den histochemisch untersuchten intrathorakalen Tumoren: eine wechselnde, von negativ bis stark positiv schwankende Aktivität der alkalischen Phosphatase, unspezifischen Esterase, β-Glukuronidase, MAO, ATPase und LAP, eine grundsätzlich schwache Aktivität der sauren Phosphatase und schwache bis starke Aktivitäten der Dehydrogenasen. Somit findet man bei einigen Enzymen (alkalische Phosphatase, saure Phosphatase, unspezifische Esterase, β-Glukuronidase, LAP) Unterschiede zwischen Pleuramesothelzellen und Tumorzellen, die diagnostisch relevant sind. So ist die alkalische Phosphatase vielfach in den Tumorzellen nachweisbar, während sie in den Pleuramesothelzellen gewöhnlich fehlt. In positiven Fällen ist die alkalische Phosphatase nicht in allen, sondern nur in einzelnen Tumorzellen nachweisbar. Dabei zeigt auch die Reaktionsstärke erhebliche Schwankungen. Einzelne Tumorzellen lassen nur eine sehr schwache Aktivität der alkalischen Phosphatase im Zytoplasma der Tumorzellen erkennen, während andere sehr stark reagieren. Bei Verwendung eines Diazoniumsalzes mit blauer Farbreaktion (Echtblau BB) heben sich positiv reagierende Tumorzellen deutlich vom Untergrund ab und sind schon mit einer Übersichtsvergrößerung erfaßbar. Sind positiv reagierende polymorphkernige Leukozyten in den Ausstrichen vorhanden, so kann man sie auf Grund ihrer typischen Struktur (gelappte Kernanteile, die bei starker Blaufärbung des Zytoplasmas ungefärbt bleiben) leicht von den Tumorzellen unterscheiden (Abb. 66, 67).

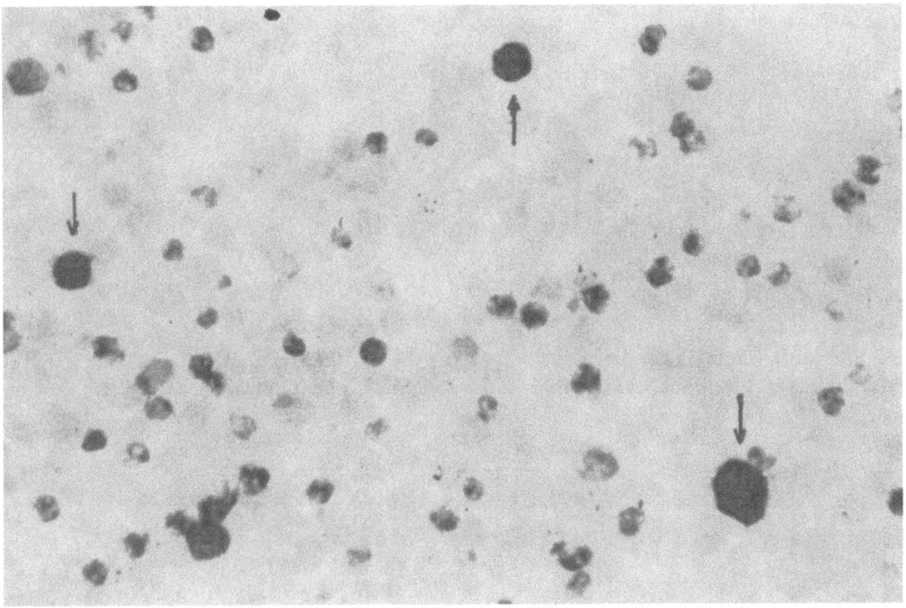

Abb. 66. Pleuraerguß (metastasierendes Mammakarzinom). Phosphatasetest (alkalische Phosphatase). Einzelne positiv reagierende Tumorzellen (↗) und polymorphkernige Leukozyten. Vergr. 600fach.

Die saure Phosphatase ist im Zytoplasma der Tumorzellen nur in sehr schwacher Konzentration zu finden (Abb. 68).

Eine besondere Bedeutung hat die unspezifische Esterase. Die Pleuramesothelien zeigen nur eine leicht bis mäßig starke Aktivität der unspezifischen Esterase, während über $^3/_4$ aller Tumorzellergüsse starke Aktivitäten in Tumorzellen erkennen lassen (Abb. 69). Allerdings ist zu beachten, daß ebenso wie bei der alkalischen Phosphatase nicht alle Tumorzellen stark angefärbt sind. Meist handelt es sich nur um einzelne Tumorzellen, die durch ihre starke Reaktionsintensität ins Auge fallen. Bakalos und Mitarb. [10] fanden bei 130 tumorzellbedingten Ergüssen (Pleura und Aszites) in allen Fällen Tumorzellen mit einer starken Esteraseaktivität, die sich von den schwach positiv reagierenden Mesothelzellen deutlich abhoben. Dagegen zeigen die Untersuchungen von Blonk und Mitarb. [20] keine wesentlichen Differenzen im Esterasegehalt zwischen Tumorzellen und Mesothelzellen. Unsere Ergebnisse nehmen zwischen diesen beiden Extremfällen eine Vermittlerstellung ein. Wir beobachten bei 80% der tumorzellbedingten Pleuraergüsse stark esterasepositive Tumorzellen. Innerhalb der einzelnen Ergüsse findet man aber Schwankungen der Enzymaktivität von negativ bis

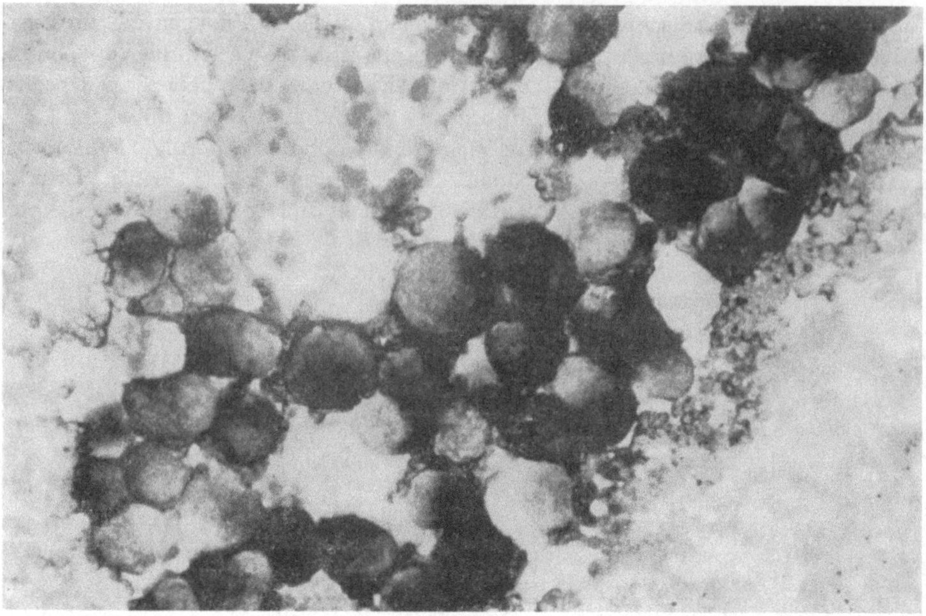

Abb. 67. Pleuraerguß (metastasierendes nicht verhorntes Plattenepithelkarzinom der Lunge). Phosphatasetest (alkalische Phosphatase). Reichlich phosphatasepositive Tumorzellen. Vergr. 1000fach.

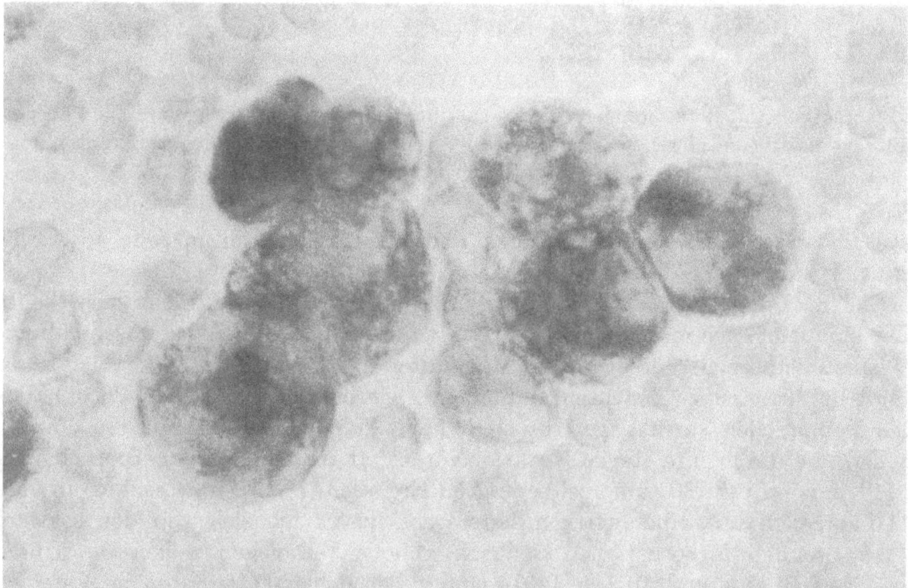

Abb. 68. Pleuraerguß (metastasierendes nicht verhorntes Plattenepithelkarzinom der Lunge). Saure Phosphatase. Nur mäßig starke Aktivität im Zytoplasma der Tumorzellen. Vergr. 2000fach.

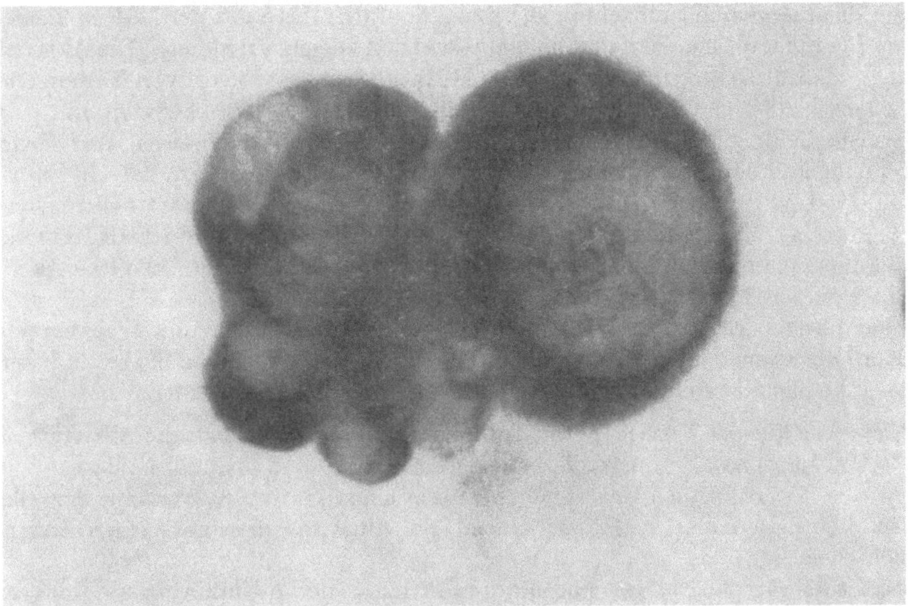

Abb. 69. Pleuraerguß (metastasierendes Adenokarzinom der Lunge). Unspezifische Esterase. Starke Aktivität im Zytoplasma der Tumorzellen.
Vergr. 2000fach.

stark positiv. Daher kommt es zu Überlappungen mit der Enzymaktivität der Mesothelzellen, die meist schwach positiv reagieren, aber auch etwas stärkere Aktivitäten erkennen lassen und sich von schwächer positiv reagierenden Tumorzellen in ihrer Anfärbbarkeit nicht unterscheiden. In Übereinstimmung mit unseren Befunden zeigen zytochemische Untersuchungen von SHIINA und TAKEDA [178] an Ausstrichmaterial verschiedener Organkrebse (Uterus, Magen, Lunge, Ovar und Mamma) auch Überschneidungen in der Enzymaktivität zwischen ortsständigen normalen Zellen und Tumorzellen, wobei die Tumorzellen durchschnittlich eine stärkere Enzymaktivität besitzen. Unserer Meinung nach kann man daher eine starke Aktivität der unspezifischen Esterase nur als Hinweiszeichen für das Vorliegen von Tumorzellen werten, als Screeningmethode ist dieser Enzymtest nicht geeignet.

Man findet bei allen tumorzellbedingten Exsudaten eine wechselnd starke Aktivität der β-Glukuronidase in den Tumorzellen. Sie ist nicht gleichmäßig in allen Tumorzellen nachzuweisen, sondern erfaßt nur einzelne Zellen bzw. kleinere Zellverbände. Die Reaktionsintensität ist in den Tumorzellen z. T. wesentlich größer als in den Pleuramesothelzellen, Lymphozyten und Granulozyten, so daß man die β-Glukuronidase rein theoretisch für diagnostische Zwecke zum Nachweis von Tumorzellen einsetzen könnte. Von praktischer Seite aus stehen dem jedoch einige Schwierigkeiten entgegen. Einmal ist es der relativ hohe Kostenaufwand (das Substrat ist sehr teuer) und der komplizierte technische Ablauf der histochemischen Reaktion. Aus diesen Gründen ist die routinemäßige Anwendung in klinischen Laboratorien kaum möglich. Andererseits ist zu bedenken, daß die Reaktionsintensität nicht in jedem Fall in den Tumorzellen so stark sein muß, daß sie sich gegenüber dem Normalgewebe deutlich hervorhebt. Man kann ähnlich wie bei der unspezifischen Esterase erst dann auf das Vorliegen von Tumorzellen schließen, wenn eine sehr starke Reaktion in Einzelzellen beobachtet wird.

In einigen Pleuraergüssen beobachten wir eine sehr starke Aktivität der LAP in Tumorzellen von Pleuramesotheliomen und metastasierenden Magenkarzinomen. Die Aktivität ist so stark, daß diese enzymzytochemische Reaktion zum Nachweis von Tumorzellen herangezogen werden kann, da normale Pleuramesothelzellen, Lymphozyten und polymorphkernige Leukozyten nur eine sehr schwache Aktivität aufweisen. Auf Grund dieser Befunde und den Erfahrungen aus der Literatur ist anzunehmen, daß eine starke Aktivität der LAP in erster Linie für das Vorliegen eines Pleuramesothelioms bzw. metastasierenden Magenkarzinoms spricht. Metastasierende Bronchialkarzinome, Mammakarzinome und Ovarialkarzinome lassen nur in der Hälfte der Fälle eine Aktivität der LAP in den Tumorzellen der Pleuraergüsse erkennen [60].
Auf Grund unserer Erfahrungen ist es möglich, in vielen Fällen mit 4 enzymzytochemischen Reaktionen in Pleuraergüssen Tumorzellen zu erkennen. Dabei läßt sich eine Wahrscheinlichkeitsreihe mit folgenden Aussagemöglichkeiten aufstellen:

1. Mit Sicherheit für das Vorliegen von Tumorzellen sprechen eine starke Aktivität der alkalischen Phosphatase, unspezifischen Esterase, LAP und β-Glukuronidase.
2. Mit großer Wahrscheinlichkeit tumorspezifisch sind positive Aktivitäten der alkalischen Phosphatase und LAP bzw. eine starke Aktivität eines der beiden Enzyme für sich allein.
3. Bedingt tumorverdächtig ist eine starke Aktivität der β-Glukuronidase und unspezifischen Esterase bzw. eine starke Aktivität eines der beiden Enzyme.

Keine Aussage erhält man, wenn nur schwache oder fehlende Aktivitäten aller 4 Enzyme vorhanden sind. Diese Konstellation wurde von uns noch nicht beobachtet.

6.3. *Der Phosphatasetest als Tumorzellscreening*

Enzymzytochemische Methoden haben in der praktischen Zytodiagnostik noch keine wesentliche Anwendung gefunden. Dies ist um so bedauerlicher, da gerade auf diesem Gebiet noch bessere Ergebnisse zu erwarten sind als in der Histochemie. Intrazelluläre Enzymverteilungen sind im Ausstrichmaterial wesentlich genauer zu lokalisieren als an histologischen Schnitten.

6.3.1. Durchführung des Phosphatasetestes an Körperhöhlenergüssen (Pleura, Aszites)

Wenn man die Frage eruiert, welche Enzymreaktion bei der Untersuchung von Körperhöhlenergüssen die besten Voraussetzungen zur Erkennung von Tumorzellen bietet, so ist dies mit Abstand die **alkalische Phosphatase.** Einmal bestehen keine besonderen technischen Probleme. Die Stammlösung für den Enzymnachweis ist bei der Azofarbstoffmethode relativ leicht herstellbar und läßt sich bei Kühlschranktemperatur 6 Monate lang aufbewahren. Verwendet man für den Nachweis der alkalischen Phosphatase einen roten Farbstoff (z. B. Echtrot TR), so kann man mit Hämatoxylin gegenfärben und hat kontrastreiche Bilder mit hoher Farbbrillanz. Wird jedoch nur eine schnelle Darstellung der alkalischen Phosphatase verlangt, reicht für die Routinediagnostik Echtblau BB (blauer Farbniederschlag) oder Echtblau RR (schwarzer Farbniederschlag) aus. Tumorzellen sind durch ihre positive Reaktion auf ungefärbtem Untergrund schnell erkennbar. Lediglich Granulozyten können ebenfalls positiv reagieren, sind jedoch von den Tumorzellen noch ausreichend zu unterscheiden, ohne daß eine Gegenfärbung erforderlich ist. Einerseits sind Granulozyten kleiner als Tumorzellen, und andererseits sieht man ihre kleinen Kernanteile als negatives Abbild im diffus angefärbten Zytoplasma. Wenn man Ausstriche anfertigt und sie durchmustert, so fallen einem die blaugefärbten Tumorzellen sofort ins Auge. Man kann schon innerhalb von Sekunden eine Information erhalten, ob positiv reagierende Tumorzellen vorhanden sind. Der Zeitaufwand ist daher (beim Phosphatasetest) im Gegensatz zur Durchmusterung von zytologischen Präparaten sehr gering. Uns stellte sich die Frage, ob sich der zytochemische Nachweis der alkalischen Phosphatase an Pleuraergüssen als Suchmethode für Tumorzellen bewährt. Jahrelange Erfahrungen an über 500 Ergüssen lassen uns zu folgenden Ergebnissen kommen:

1. In über $^{3}/_{4}$ aller Ergüsse, die Tumorzellen enthalten, ist der Phosphatasetest positiv. Die Ergebnisse sind abhängig vom Ausgangsmaterial. Pleuraergüsse bei Bronchialkarzinomen lassen in fast allen Fällen, bei Magen-, Mamma- und Ovarialkarzinomen in $^{2}/_{3}$ der Fälle und bei Pleuramesotheliomen in der Hälfte der Fälle positive Befunde erkennen. Sarkome zeigen nur in $^{1}/_{3}$ positive Befunde.
2. Untersuchungen an einem größeren Material einer onkologischen Klinik [51], das überwiegend aus Bronchialkarzinomen und Mammakarzinomen bestand, zeigen, daß in 90% aller tumorzellbedingten Ergüsse (d. h. Ergüsse, in denen auch zytologisch Tumorzellen nachzuweisen waren) der Phosphatasetest positiv ist.
3. Falsch positive Befunde treten in etwa 5% der Fälle auf.
4. Der Phosphatasetest läßt sich nicht nur an Pleuraergüssen, sondern ebenso gut an Bauchhöhlenergüssen anwenden.
5. Bei Mehrfachpunktionen zeigt sich die Tendenz, daß mit zunehmender Erkrankungsdauer die Zahl der positiven Befunde bzw. auch die Zahl der positiv reagierenden Tumorzellen innerhalb eines Ergusses zunimmt (Umschlag von negativ in positiv). Falsch positive Befunde zeigen dagegen häufig ein umgekehrtes Verhalten, d. h. sie nehmen mit zunehmender Krankheitsdauer ab (Umschlag von positiv in negativ).

Bei einer eingehenden Analyse der falsch positiven Fälle stellt es sich heraus, daß sie meist bei sog. „Reizergüssen" mit einer starken Mesothelzellproliferation auftreten. Auch zytologisch zeigen diese Ergüsse häufig tumorverdächtige Atypien, die schwer einzuordnen sind. Weiterhin können falsch positive Befunde bei Erkrankungen auftreten, die mit einer Zerstörung des Lungenparenchyms einhergehen (chronisch-abszedierende Pneumonie, Aktinomykose, Thoraxtrauma), so daß auch Zellanteile aus dem Lungengewebe in den Pleuraerguß übertreten. Bei rein serösen tuberkulösen Pleuraergüssen sahen wir kaum falsch positive Befunde, dagegen häufiger in stark eitrigen Pleuraergüssen (Pleuraempyem) und metapneumonischen Ergüssen. Welche Zellart hierbei die falsch positiven Befunde hervorruft, ist schwer zu sagen. Einmal wäre es denkbar, daß Alveolarepithelzellen (die auch phosphatasepositiv sind) bei lungenparenchymzerstörenden Prozessen in den Pleuraerguß gelangen und einen Tumorzellbefund vortäuschen. Andererseits konnten wir in wenigen Fällen nachweisen, daß Makrophagen in ihrem Zytoplasma eine schwach positive Reaktion der alkalischen Phosphatase erkennen lassen. Meist handelt es sich darum, daß Makrophagen neutrophile Granulozyten phagozytiert haben, die noch im phagozytierten Zustand eine positive Reaktion der alkalischen Phosphatase in ihrem Zytoplasma aufweisen. Der Reaktionsausfall ist dabei jedoch nur schwach positiv.

Trotz der in etwa 5% der Fälle auftretenden falsch positiven Ergebnisse halten wir den Phosphatasetest für eine geeignete Suchmethode zum Nachweis von tumorverdächtigen Zellen in Pleuraergüssen.

Diese Methode ersetzt niemals zytologische Untersuchungsverfahren, bietet jedoch folgende Vorteile:

1. Die Herstellung der Stammlösung ist relativ einfach und erfordert keinen besonderen apparativen sowie personellen Aufwand. Man kann sie ohne Aktivitätsverlust bis zu 6 Monaten im Kühlschrank lagern. Die technische Verarbeitung der Ausstriche ist ebenfalls einfach und nicht so zeitaufwendig wie die PAPANICOLAOU- oder PAPPENHEIM-Färbung.
2. Nach einer kurzen Einarbeitungszeit ist es auch technischen Assistentinnen möglich, positiv reagierende Tumorzellen in den Ausstrichen zu erkennen und von neutrophilen Granulozyten zu unterscheiden.
3. Da die zytologische Beurteilung von Pleuraergüssen eines der schwierigsten Gebiete der Zytodiagnostik ist, gibt es bisher wenig Zentren, die sich damit befassen. In vielen Krankenhäusern werden Pleurapunktionen durchgeführt, können jedoch auf Grund fehlender Fachkräfte oft nicht zytologisch untersucht werden. Mit Hilfe des Enzymtestes kann man diese Pleuraergüsse in jedem klinischen Laboratorium von technischen Assistentinnen untersuchen lassen.
4. Auch dort, wo die Pleurazytologie routinemäßig durchgeführt wird, ermöglicht die Reaktion einen schnellen Hinweis auf das Vorliegen von Tumorzellen, unterstützt den Diagnostiker in der Beurteilung von fraglichen Fällen und gibt nach unseren Erfahrungen dann noch positive Befunde, wenn im gesamten Ausstrich nur einzelne Tumorzellen zu finden sind, die bei der Routineuntersuchung unter Umständen übersehen werden.

Folgende Nachteile der Methode müssen in Kauf genommen werden:

1. Nicht alle Tumorzellergüsse reagieren positiv. Ein negativer Befund erlaubt daher keinen Ausschluß von Tumorzellen. *Der Phosphatasetest ist nicht krebsspezifisch*, d. h. man erfaßt die Gesamtaktivität der alkalischen Phosphatase und nicht die tumorspezifischen Isoenzyme. Bei positiven Befunden reagieren niemals alle Tumorzellen gleichzeitig, sondern nur ein Teil von ihnen in unterschiedlich starker Intensität.
2. Falsch positive Befunde können bei sog. Reizergüssen und Erkrankungen mit Zerstörung des Lungenparenchyms auftreten. Da dies besonders bei trüben und eitrigen Exsudaten (Pleuraempyem) der Fall ist, sind diese Ergüsse weniger geeignet als relativ klare Pleuraexsudate, bei denen man falsch positive Befunde kaum findet.
3. Eine Chemotherapie kann einen positiven in einen negativen Phosphatasetest umwandeln.

Für die Beurteilung der Reaktion schlagen wir folgendes Schema vor:

1. **Negativer Befund:** Es läßt sich kein Reaktionsausfall der alkalischen Phosphatase in Tumorzellen nachweisen.
2. **Fraglich positiver Befund:** In bis zu 3 Zellen findet man einen schwachen oder in nur einer Zelle einen starken Reaktionsausfall der alkalischen Phosphatase.
3. **Positiver Befund:** In mehr als 3 Zellen findet man einen sehr schwachen bzw. in mehr als einer Zelle einen starken Reaktionsausfall der alkalischen Phosphatase.

Bei der Interpretation der Befunde sollte stets berücksichtigt werden, daß ein positiver Befund nur als „Verdacht auf das Vorliegen von Tumorzellen“ deklariert werden sollte und der Patient in eine entsprechende Spezialklinik weitergeleitet wird. Dieser Test ist besonders in Krankenhäusern einzusetzen, die keine Möglichkeiten zur zytologischen Untersuchung von Pleuraexsudaten besitzen. Hier kann innerhalb eines kurzen Zeitraumes und ohne die erforderliche Beurteilung durch eine zytologisch versierte Fachkraft eine Aussage, die hinweisend für das Vorliegen von Tumorzellen ist, getroffen werden. Damit wird die Diagnosezeit wesentlich verkürzt (ein Teil der Pleuraergüsse beim Bronchialkarzinom läuft vor der endgültigen Sicherung der Diagnose als meta- bzw. postpneumonischer Erguß), und der Patient kann in eine Fachklinik weitergeleitet werden.

6.3.2. Erweiterte Anwendung des Phosphatasetestes am Bronchialsekret und Sputum

Am Bronchialsekret und Sputum läßt sich der Phosphatasetest ebenfalls einsetzen, bringt aber nicht die gleich guten Ergebnisse wie an Körperhöhlenergüssen. Dies betrifft nicht die Zahl positiver Befunde, sondern Störfaktoren, die weitaus häufiger falsch positive Ergebnisse als bei Pleuraergüssen hervorrufen können. Die Ursache ist darin zu sehen, daß ortsständige Zellen der Lunge, wie AEZ II, Basalzellen des Bronchialepithels, metaplastische Bronchialepithelzellen und Becherzellen positive Aktivitäten der alkalischen Phosphatase aufweisen können. Auf Grund unserer Erfahrungen hat es sich jedoch gezeigt, daß diese ortsständigen Zellen nur schwache Aktivitäten im Sputum oder Bronchialsekret erkennen lassen. Starke Reaktionsprodukte der alkalischen Phosphatase haben wir dagegen fast nur in Tumorzellen beobachtet (Abb. 70). Daher ist es durchaus gerechtfertigt, beim Vorliegen stark positiv reagierender Zellen einen Tumorverdacht auszusprechen.
Unserer Meinung nach lassen sich die falsch positiven Befunde noch weiter zurückdrängen, wenn die technischen Voraussetzungen bestehen, auch im Rahmen der Enzymzytochemie und -histochemie *Isoenzyme* darzustellen. Sie unterscheiden sich nur durch verschiedene biochemische bzw. physikalische Parameter wie elektrophoretische

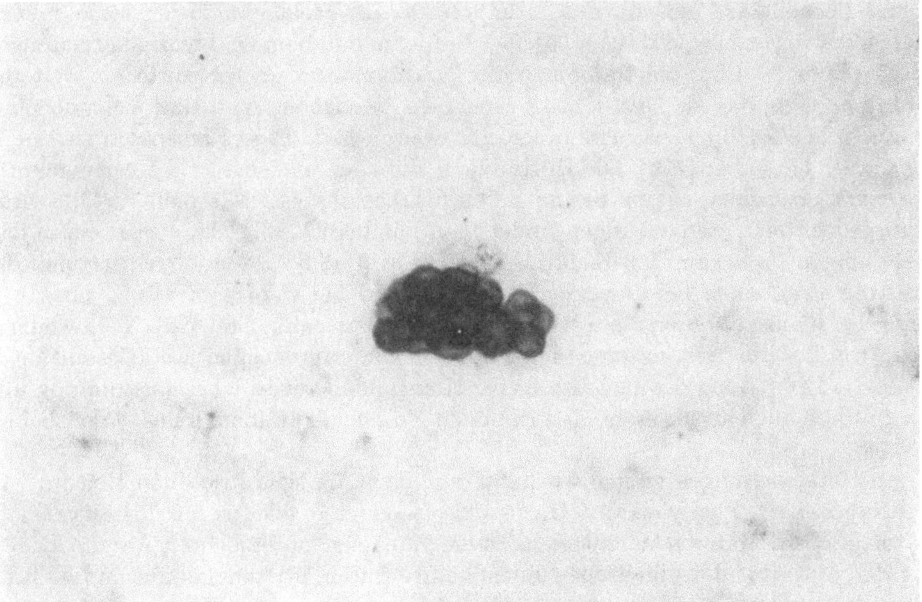

Abb. 70. Sputum (Phosphatasetest). Starke Aktivität der alkalischen Phosphatase in einem Tumorzellkomplex.
Vergr. 250fach.

Wanderungsgeschwindigkeit, Hitzestabilität, Hemmbarkeit durch Aminosäuren und andere Verbindungen sowie ihr immunologisches Verhalten. Von besonderem Interesse für die Tumordiagnostik ist das REGAN-Isoenzym, nach einem 30 Jahre alten Mann (Peter REGAN) benannt, der an einem metastasierenden Plattenpithelkarzinom der Lunge verstarb und bei dem man im Serum deutlich erhöhte Werte der alkalischen Phosphatase fand [67]. Elektrophoretisch zeigt dieses Isoenzym der alkalischen Phosphatase ein identisches Verhalten wie der Plazentatyp. Das REGAN-Isoenzym wurde auch in hoher Konzentration im Tumorgewebe und den Metastasen nachgewiesen. Es ist hitzestabil (übersteht 16 Minuten lang 55 °C) und wird durch L-Phenylalanin (5 mM) zu 70% gehemmt. Histochemisch konnte im Tumorgewebe die alkalische Phosphatase nachgewiesen werden. Diese Beobachtung gab den Anstoß zu zahlreichen weiteren Untersuchungen über das Vorkommen des REGAN-Isoenzyms bei Tumoren. Es wurde in Bronchialkarzinomen, Ovarialkarzinomen, Hodentumoren und Pankreaskarzinomen gefunden [69]. Beim Ovarialkarzinom wurde das REGAN-Isoenzym in den Mitochondrien, der Kernmembran, dem Golgikomplex und dem endoplasmatischen Retikulum nachgewiesen [173]. Weiterhin haben die Untersuchungen von FISHMAN und Mitarb. [68] gezeigt, daß sich Antikörper gegen das REGAN-Isoenzym herstellen lassen. Allerdings wurden dabei auch Kreuzreaktionen mit anderen Isoenzymen (Plazentatyp) gefunden, so daß diese Methode in der morphologischen Tumordiagnostik noch keine Anwendung gefunden hat. Ein weiteres Isoenzym ist das NAGAO-Isoenzym (ebenfalls nach einem Patienten benannt), das bei Bronchialkarzinomen, Ovarialkarzinomen, Kolonkarzinomen, Pankreaskarzinomen und Gallenwegskarzinomen gefunden wurde [63, 64, 107]. Es ähnelt weitgehend dem REGAN-Isoenzym und unterscheidet sich von diesem nur durch die Hemmbarkeit mit 4 mM L-Leuzin. Bei hepatozellulären Karzinomen wurde von WARNOCK und REISMAN [198] eine Variante des REGAN-Isoenzyms (bezeichnet als REGAN-Variante) entdeckt, die Eigenschaften des Lebertyps und auch Plazentatyps der alkalischen Phosphatase enthält und sich vom NAGAO-Isoenzym durch seine Hitzeempfindlichkeit unterscheidet [104, 105]. Bei Bronchialkarzinomen, Ovarialkarzinomen, Pankreaskarzinomen, Chorionkarzinomen und Kraniopharyngeomen wurde ein weiteres Isoenzym gefunden, das als NON-REGAN-Isoenzym bezeichnet wird und sich morphologisch nur in den Zytoplasmamembranen nachweisen läßt. Dieses Isoenzym ist durch L-Homoarginin hemmbar [173]. Die Hoffnungen, die man zunächst an die Aussagekraft der Isoenzymbestimmungen im Serum geknüpft hat, haben sich nicht erfüllt. Auf Grund ausgedehnter Untersuchungen findet man nur bei 9% aller Tumorpatienten das REGAN-Isoenzym im Serum, bei Kontrollpersonen in 2—3,5%. Somit rechtfertigen die 2% positiven Ergebnisse bei gesunden Patienten und die weniger als 10% positiven Ergebnisse bei Krebspatienten diese Methode nicht als Screening-Test [30]. Noch weniger aussagekräftig ist die Bestimmung der alkalischen Serumphosphatase (Gesamtphosphatase) ohne Ermittlung des Isoenzymtyps. Hier fanden wir in Übereinstimmung mit anderen Autoren auch an unserem Material beim Bronchialkarzinom keine wesentlichen Erhöhungen.

In unseren Untersuchungen gingen wir der Frage nach, ob sich durch den Einsatz von Hemmsubstanzen (L-Phenylalanin, Harnstoff) Isoenzyme selektiv an histologischem bzw. zytologischem Material nachweisen lassen. Zunächst untersuchten wir die Beeinflussung der Aktivität der alkalischen Phosphatase durch L-Phenylalanin und stellten dabei fest, daß die Hemmung der Enzymaktivität nicht nur konzentrationsabhängig ist, sondern auch eine deutliche pH-Abhängigkeit zeigt (Abb. 71). Dieser Effekt ist nicht nur in Tumorzellen zu beobachten, sondern gilt gleichermaßen auch für normales Gewebe wie AEZ II und Granulozyten (Abb. 72). Somit besteht keine Möglichkeit, durch den

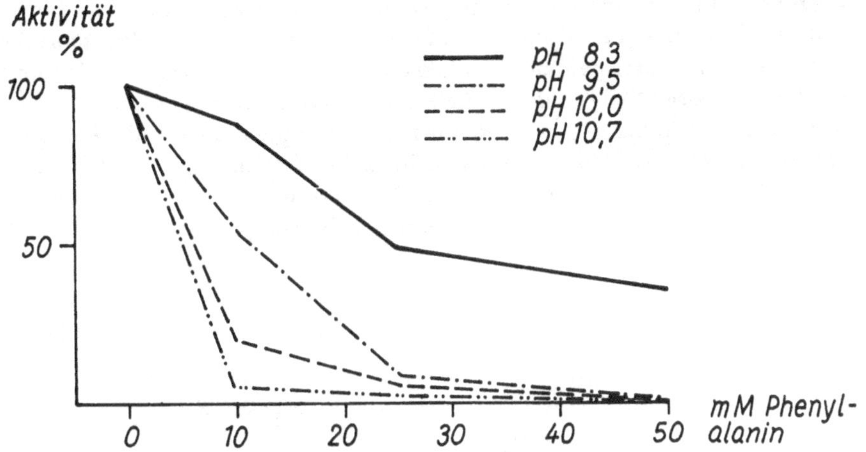

Abb. 71. pH-abhängige Hemmung der alkalischen Phosphatase in Tumorzellen durch verschiedene Konzentrationen von L-Phenylalanin.

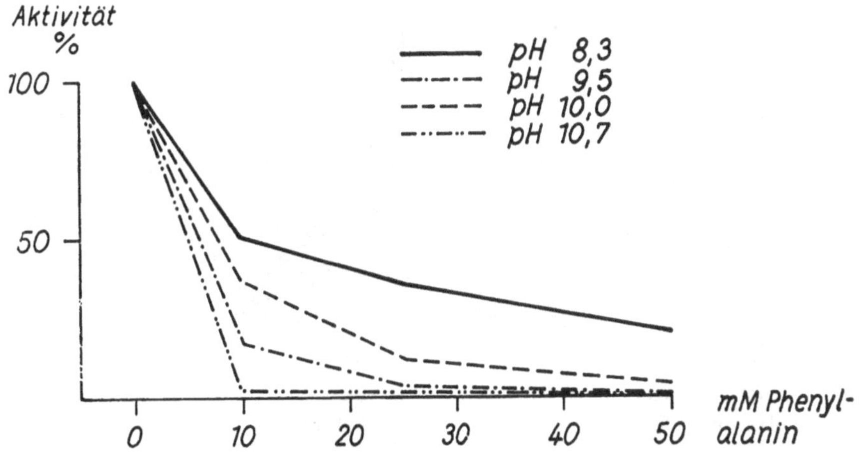

Abb. 72. pH-abhängige Hemmung der alkalischen Phosphatase in neutrophilen Granulozyten durch verschiedene Konzentrationen von L-Phenylalanin.

Einsatz von L-Phenylalanin im Rahmen des Phosphatasetestes eine Isoenzymdifferenzierung von Granulozytenphosphatase und tumorspezifischer Phosphatase vorzunehmen. Auch der Einsatz weiterer Hemmsubstanzen der alkalischen Phosphatase (KCN, Penicillamin, Uranylnitrat, Methanol, Hitzeeinwirkung) brachte nicht den gewünschten Effekt. Weiterhin wurde überprüft, ob sich Unterschiede bei Isoenzymen der Laktat-Dehydrogenase erkennen lassen. Harnstoff ist bekanntermaßen ein Hemmstoff der LDH. Auch bei der Anwendung von Harnstoff finden wir beim Vergleich zwischen Normalgewebe (AEZ II) und Tumorgewebe nur geringfügige Differenzen in der konzentrationsabhängigen Hemmwirkung (Abb. 73). Die dabei beobachteten Differenzen sind zu gering, um eine Anwendung in der histochemischen bzw. zytochemischen Tumordiagnostik zu rechtfertigen.

Diese Untersuchungen sind nur ein erster Schritt in bezug auf eine Isoenzymdarstellung an zytologischem bzw. histologischem Material. Es erscheint erfolgversprechend, diese Richtung weiter zu verfolgen, um Möglichkeiten zu einer verbesserten Tumordiagnostik zu erhalten. So spricht vieles dafür, daß das Auftreten der alkalischen Phosphatase in Korrelation zur Bildung sog. tumorassoziierter Antigene durch die Tumorzelle in Beziehung zu bringen ist. Auf molekularbiologischer Ebene wird der Tumorentwicklung durch die Aktivierung sog. embryonaler Gene große Aufmerksamkeit gewidmet. Die ektopische Synthese von embryonalen Genen bzw. Genproduktion führt zu Störungen

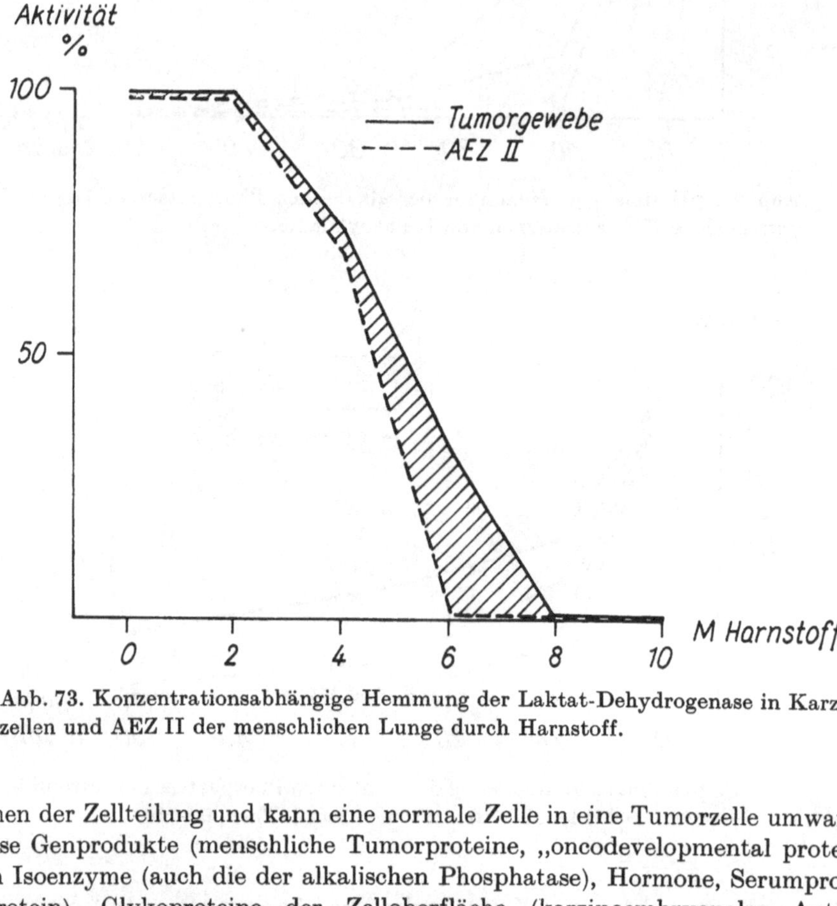

Abb. 73. Konzentrationsabhängige Hemmung der Laktat-Dehydrogenase in Karzinomzellen und AEZ II der menschlichen Lunge durch Harnstoff.

m Rahmen der Zellteilung und kann eine normale Zelle in eine Tumorzelle umwandeln [65]. Diese Genprodukte (menschliche Tumorproteine, „oncodevelopmental proteins") umfassen Isoenzyme (auch die der alkalischen Phosphatase), Hormone, Serumproteine (α-Fetoprotein), Glykoproteine der Zelloberfläche (karzinoembryonales Antigen), Kohlenhydrate (Blutgruppensubstanzen), zytoplasmatische Proteine (fetales Hämoglobin) und tumorassoziierte Antigene [65, 66, 134]. Die Bronchialkarzinome sind, was die Produktion dieser Genprodukte anbelangt, sehr aktiv. Neben den bereits erwähnten Isoenzymen der alkalischen Phosphatase können sie karzinoembryonales Antigen, α_2H-Globulin, tumorspezifische Antigene und eine Reihe von Hormonen wie ACTH, Gonadotropin, Wachstumshormon, antidiuretisches Hormon, Prolaktin und eventuell auch Erythropoietin bilden. Es wäre daher theoretisch durchaus vorstellbar, daß die Aktivität der alkalischen Phosphatase im Tumorgewebe nicht nur die Anwesenheit eines tumorspezifischen Isoenzyms anzeigt, sondern auch als sog. „Membranenzym" den Ausschleusungsmechanismus von Genprodukten aus der Tumorzelle initiiert.

7. Methodenanhang

7.1. Nilblau-Feyrter-Färbung für die intraoperative Schnellzytologie und Schnellschnittechnik

Anwendungsbereich: Intraoperative Schnellschnittechnik bzw. Schnellzytologie, orientierende Schnellfärbung von fixiertem oder unfixiertem histologischem bzw. zytologischem Material.
Vorteile: Extrem kurze Anfärbezeit (wenige Sekunden), klare, gut durchgezeichnete Kernbilder (besonders geeignet für die Tumordiagnostik), metachromatische Darstellung von Schleim (rötlich) und Mastzellgranula (Abb. 74), Darstellung von Neutralfetten (orange).
Farblösung:

A. 1% wäßrige Nilblauchloridlösung
B. Thionin-Weinsteinsäure-Lösung nach Feyrter (1 g Thionin, 0,5 g reine Weinsteinsäure, 100 ml Aqua dest.)

Teil A wird mit zwei Teilen B vermischt. Die Lösung ist wochenlang bei Zimmertemperatur haltbar und kann filtriert werden.

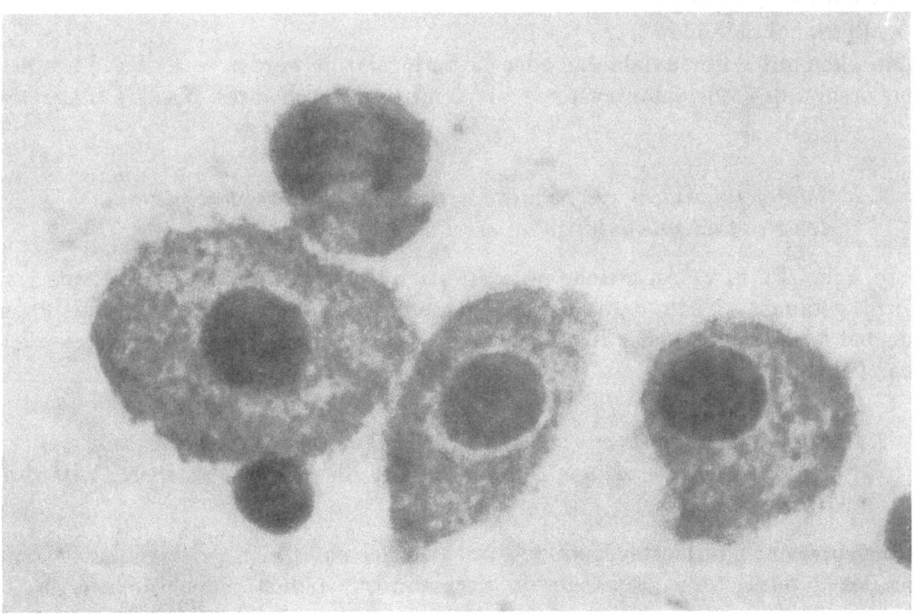

Abb. 74. Nilblau-Feyrter-Färbung. Lungenabstrich (Mensch). Mehrere Mastzellen. Vergr. 2000fach.

Bei Gebrauch 1—3 Tropfen Farblösung auf den Schnitt oder Ausstrich geben, sofort mit einem Deckglas eindecken (überschüssigen Farbstoff seitlich mit Fließpapier absaugen) und mikroskopieren.

7.2. *Nachweis von cholinhaltigen Phospholipiden mit Phosphomolybdänsäure (sog. PMS-Reaktion, modifiziert nach Landing* [121])

Anwendungsbereich: Histologisches und zytologisches Material, jedoch unfixiert (Kryostatschnitte, luftgetrocknetes zytologisches Material).
Reaktionsschritte:

1. 1%ige Lösung von Phosphomolybdänsäure in absolutem Alkohol und Chloroform (1:1) 15 bis 30 Minuten (Erhöhungen der Phosphomolybdänsäurekonzentration und Einwirkungszeit sind möglich, bringen jedoch keine wesentliche Verstärkung der Farbintensität).
2. 3maliges kurzes Spülen in reinem Chloroform (etwa 30 Sekunden).
3. Nach der letzten Spülung Lufttrocknung (absolute Trockenheit der Präparate ist wichtig!). Beim Hin- und Herschwenken der Objektträger in der Luft erfolgt die Trocknung bereits nach wenigen Sekunden.
4. 1%ige Lösung von Zinnchlorid in Aqua dest. mit Zugabe von 1—2 ml 1 N HCL (Säurezugabe, bis die weiße milchartige Farbe der Zinnchloridlösung verschwindet). Einwirkungszeit 1—2 Minuten (die Schnitte bzw. Ausstriche werden unmittelbar nach dem Eintauchen in die Zinnchloridlösung blau, sollten aber mindestens 1 Minute in ihr verbleiben).
5. Spülen mit fließendem Leitungswasser (10 Minuten).
6. Kerngegenfärbung mit Kernechtrot.
7. Eindeckung mit Kanadabalsam (über eine aufsteigende Alkoholreihe) oder Glyzeringelatine bzw. Polyvinylalkohol.

Ergebnis: Phospholipide blau.
Beim Eindecken mit Polyvinylalkohol oder Glyzeringelatine werden zusätzlich Phospholipide bevorzugt des Surfactantsystems als feintropfige schwarze Niederschläge angezeigt.

7.3. *Chloroformmethode zur Schnelldarstellung von* **Phospholipiden des Surfactantsystems** *an der Lunge*

Unfixierte Schnitte bzw. Ausstriche werden nach Lufttrocknung 1—2 Minuten in Chloroform getaucht. Nach dem Herausnehmen aus dem Chloroform sind Phospholipide bei leicht zugezogener Kondensoriris als schwarz erscheinende Niederschläge erkennbar (Abb. 75).

7.4. *Fluoreszenzmethode zum schnellen Nachweis von* **Phospholipiden** *und Neutralfetten (bevorzugte Darstellung der* **oberflächenaktiven Phospholipide** *der Lunge)*

Anwendungsbereich: Unfixiertes histologisches (Gefrierschnitte, Kryostatschnitte) bzw. zytologisches Material, kurze Fixierung in Formalin ist möglich, jedoch nicht erforderlich.
Die Objektträger kommen 5 Minuten in eine Lösung von Phosphin-3 R oder Thioflavin S (1:1000) in physiologischer Kochsalzlösung und werden anschließend mit der-

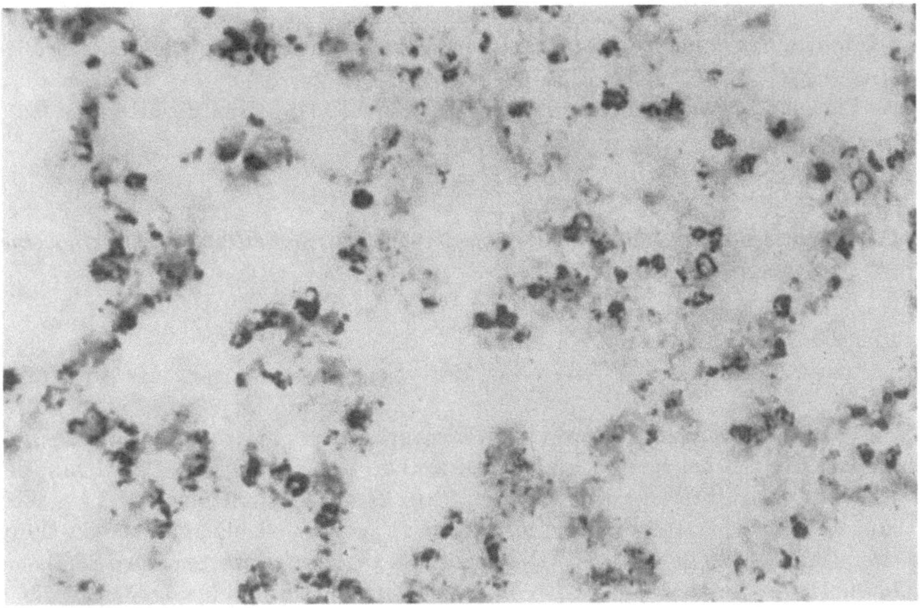

Abb. 75. Chloroformmethode zum Nachweis von Phospholipiden. Lunge (Ratte). Darstellung der oberflächenaktiven Phospholipide in den AEZ II.
Vergr. 200fach.

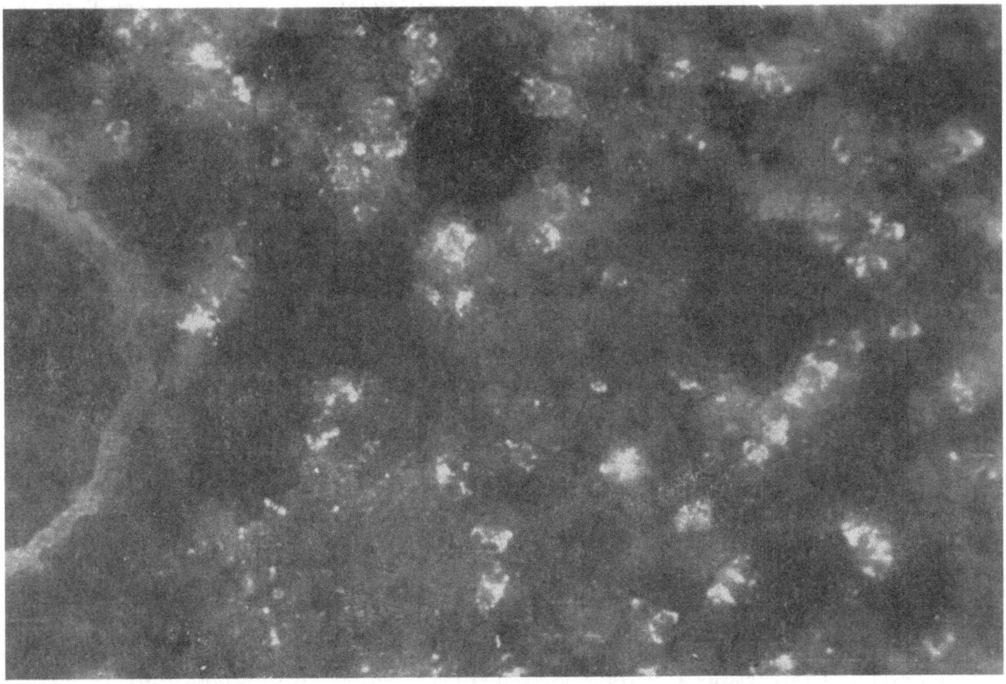

Abb. 76. Fluoreszenzmethode (Phosphin-3 R) zum Nachweis von Phospholipiden. Lunge (Ratte). Weiße Fluoreszenz der oberflächenaktiven Phospholipide in den AEZ II.
Vergr. 400fach.

selben Lösung eingedeckt (überschüssige Farblösung mit Fließpapier seitlich absaugen). Unmittelbar danach Betrachtung im Fluoreszenzmikroskop bei üblicher Blauviolettanregung.
Ergebnis: Phospholipide zeigen eine gelblich-weiße (Abb. 76), Neutralfette eine leuchtend-weiße Fluoreszenz.

7.5. ***Phosphatasetest*** *zum Nachweis von* ***Tumorzellen*** *in Körperhöhlenergüssen* [48, 49]

Anwendungsbereich: Pleuraergüsse, Aszites.
Prinzip: Enzymzytochemischer Nachweis der alkalischen Phosphatase in Tumorzellen.
Technische Voraussetzungen: Verwendung frischer Ausstriche (maximal 1 Tag alt!). Bei Azetonfixierung ist bei einer Lagertemperatur von −15 °C über Wochen hinaus kein wesentlicher Aktivitätsverlust zu beobachten. Man kann die Ausstriche auf diese Weise wochenlang aufbewahren und die Enzymreaktion zu jedem beliebigen Zeitpunkt durchführen, wenn keine Eile geboten ist. Die Stammlösung zum Enzymnachweis hält sich bei Kühlschranktemperatur (+4 °C) 6 Monate. Bei der Durchführung der Reaktion sind Stammlösung und Diazoniumsalz zusammenzugeben und nach Auflösen des Salzes unmittelbar zu verwenden. Es ist günstig, aus der Vorratsflasche nur die benötigte Menge Stammlösung zu entnehmen und sie vor Durchführung der Reaktion auf Zimmertemperatur oder noch besser auf 37 °C zu erwärmen. Wird mit kalter Lösung inkubiert, kann es zu einer Verlängerung der Inkubationszeit kommen. Normalerweise läuft die Reaktion bei 37 °C am schnellsten ab. Ist kein Brutschrank vorhanden, so kann man auch die Inkubation bei Zimmertemperatur durchführen. Hierbei verlängert sich die Inkubationszeit etwas.
Durchführung der Reaktion: Anfertigung dicker Objektträgerausstriche (Platinöse) vom Sediment. Die Schnitte müssen gut lufttrocknen (optimale Trocknungszeit etwa 15–20 Minuten). Danach Azetonfixierung (15–30 Minuten bei Zimmertemperatur; 1–2 Stunden bei Kühlschranktemperatur; mindestens 12 Stunden bei −15 °C). Entnahme der Schnitte aus der Azetonlösung und Trocknen an der Luft. In besonders eiligen Fällen kann auch die Azetonfixierung wegfallen. Danach Auftropfen der Inkubationslösung durch ein Papierfilter.
Herstellung der Stammlösungen: Zur Auswahl stehen 2 Methoden. Einmal kann man *α-Naphthylphosphat* als Substrat benutzen, muß *Echtblau RR* als Diazoniumsalz einsetzen und erhält bereits nach 5 Minuten Inkubationszeit das Ergebnis als schwarzes Reaktionsprodukt. Andererseits ist es möglich, **Naphthol-AS-BS-phosphat (oder AS-MX-Phosphat)** als Substrat einzusetzen und erhält bei Verwendung von **Echtblau BB** ein blaues, bzw. von **Echtrot TR** ein rotes Reaktionsprodukt.
Stammlösung 1:

1. α-Naphthylphosphat
2. Trispuffer 0,2 M, pH 10,0

Stammlösung 2:

1. 25 mg Naphthol-AS-BS(MX)-phosphat in 10 ml Dimethylformamid lösen,
2. dazu 10 ml Aqua dest. geben,
3. tropfenweise 5%ige Natriumkarbonatlösung (Na_2CO_3) bis zu einem pH von 8,3 hinzugeben,

4. 300 ml Aqua dest. hinzugeben,
5. mit 0,2 M Trispuffer (pH 8,3) auf 500 ml auffüllen.

Zubereitung der Inkubationslösung:

Der erforderlichen Menge Inkubationslösung das Diazoniumsalz zugeben. Gut durchschütteln, damit sich das Salz vollständig auflöst. Auf 10 ml Inkubationslösung kommen 10 mg des Diazoniumsalzes.

Inkubationszeiten bei 37 °C:

1. Bei α-Naphthylphosphat als Substrat = 5 Minuten.
2. Bei Naphthol-AS-BS(MX)-phosphat = 20 Minuten.

Erfolgt die Inkubation bei Zimmertemperatur, so verlängert sich die Inkubationszeit um 5 bzw. 10 Minuten. Günstig ist eine Kontrolle der Reaktion während der Inkubationszeit unter dem Mikroskop. Danach vorsichtiges Spülen der Schnitte mit Leitungswasser. Die Schnitte können anschließend uneingedeckt bleiben oder mit Polyvinylalkohol bzw. mit Glyzeringelatine eingedeckt werden. Beurteilung der Reaktion:

1. Negativer Befund:
   Kein Ausfall der alkalischen Phosphatase in Tumorzellen.
2. Fraglich positiver Befund:
   Schwacher Reaktionsausfall in 1 bis 3 Zellen bzw. starker Reaktionsausfall in nur einer Zelle.
3. Positiver Befund:
   In mehr als 3 Zellen schwacher bzw. in mehr als 1 Zelle starker Reaktionsausfall der alkalischen Phosphatase.

Besonderheiten:

Falsch positive Befunde kommen in 5% der Fälle (besonders bei sog. Reizergüssen) vor. Granulozyten können auch positiv reagieren (häufig in Pleuraempyemen), sind aber durch ihre typische Form von Tumorzellen abzugrenzen.

7.6. ***T-Zellesterase*** *(sog. saure T-Zellesterase) zum Nachweis von* ***T-Lymphozyten*** *im zytologischen Material*

Anwendungsbereich: Zytologisches Material (Pleuraergüsse, Aszites, Bronchialsekret, Abstriche vom Lungengewebe).

Prinzip: Im sauren Bereich soll die unspezifische Esterase in T-Lymphozyten als granuläres Reaktionsprodukt vorliegen (Abb. 77). Es ist noch nicht bewiesen, daß diese Reaktion spezifisch ist! Identische Reaktionsprodukte wurden von uns mit Hilfe der β-Glukuronidase nachgewiesen. Auf Grund unserer Erfahrungen ist die in der Literatur angegebene lange Inkubationszeit (8—17 Stunden) an zytologischem Material nicht erforderlich.

Technische Voraussetzungen: Kurze Azetonfixierung bei Zimmertemperatur (5 bis 10 Minuten) oder unfixierte, luftgetrocknete Ausstriche.

Inkubationslösung: 20 ml 0,07 M Phosphatpuffer (pH 5,0)
1,2 ml hexazotiertes Pararosanilin
5 mg α-Naphthylazetat in 0,5 ml Azeton lösen und dazugeben.

Mit 1 N NaOH auf einen pH von 5,8 einstellen.

Inkubationszeit: 1 Stunde bei 37 °C.

Kurz in Leitungswasser spülen. Gegenfärbung mit 1% wäßriger Toluidinblaulösung (10 Minuten bis 1 Stunde).

Eindecken mit Kanadabalsam.

Reaktionsausfall: Positive Zellen zeigen ein punktförmiges braunes Reaktionsprodukt im Zytoplasma der Lymphozyten.

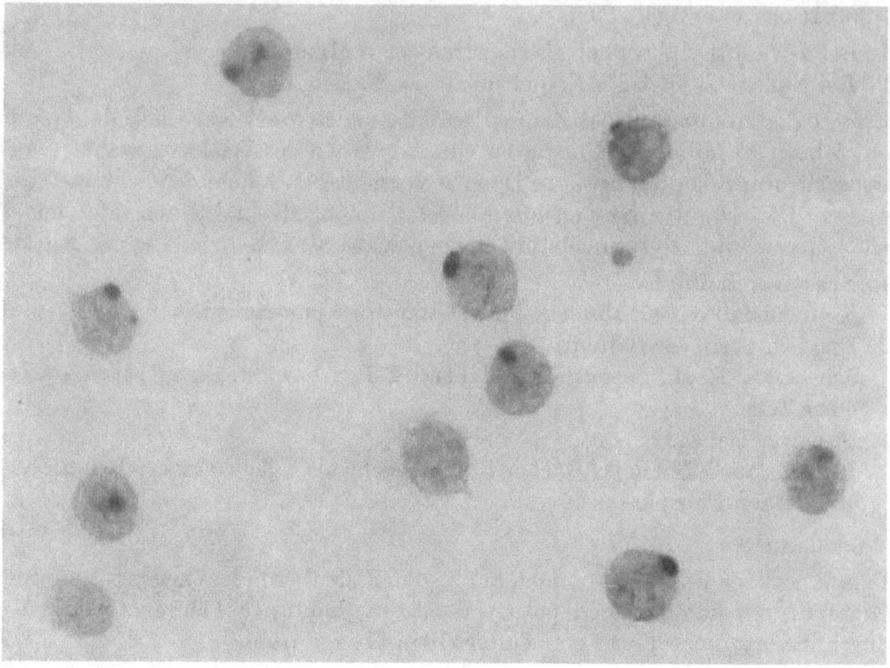

Abb. 77. Pleuraerguß. T-Zellesterase. Reichlich positiv reagierende Lymphozyten. Vergr. 900fach.

Literaturverzeichnis

Anmerkung: Auf Grund des begrenzten Manuskriptumfangs konnte nur ein Teil der Literatur Berücksichtigung finden. Nähere Angaben können auf Wunsch beim Verfasser angefordert werden.

[1] Achterrath, U., S. Blümcke und P. Fujii: Elektronenmikroskopisch-histochemische Untersuchungen an Clarazellen. Zbl. allg. Path. **118**, 480–481 (1974).

[2] Adamson, Y. R. and D. H. Bowden: The surface complex of the lung. Amer. J. Path. **61**, 359–376 (1970).

[3] Adamson, J. S., R. M. Senior and T. Merrill: Alveolar cell carcinoma. Amer. Rev. resp. Dis. **100**, 550–557 (1969).

[4] Arnold, W. und S. Oech: Histochemische Phosphataseuntersuchungen bei malignen Tumoren. Z. Krebsforsch. **56**, 543–555 (1950).

[5] Autrup, H., C. C. Harris, G. D. Stoner, J. K. Selkirk, P. W. Schafer and B. F. Trump: Metabolism of (^{3}H)Benzo(alpha)pyrene by cultured human bronchus and cultured human pulmonary alveolar macrophages. Lab. Invest. **38**, 217–224 (1978).

[6] Avery, M. E. and S. Said: Surface phenomena in lungs in health and disease. Medicine (Balt.) **44**, 503–509 (1963).

[7] Axline, S. G.: Isozymes of acid phosphatase in normal and Calmette-Guerin bacillus-induced rabbit alveolar macrophages. J. exp. Med. **128**, 1031–1048 (1968).

[8] Azzopardi, A. and W. M. Thurlbeck: The oxidative enzyme pattern in developing and adult mice and adult rabbits. Lab. Invest. **16**, 706–716 (1967).

[9] Azzopardi, A. and W. M. Thurlbeck: The histochemistry of the nonciliated bronchiolar epithelial cell. Amer. Rev. resp. Dis. **99**, 516–525 (1969).

[10] Bakalos, D., N. Constantakis and T. Tsicricas: Recognition of malignant cells in pleural and peritoneal effusions. Acta cytol. **18**, 118–121 (1974).

[11] Bedrossian, C. W. M., D. G. Weilbaecher, D. C. Bentnick and S. D. Greenberg: Ultrastructure of human bronchiolo-alveolar cell carcinoma. Cancer **36**, 1399–1413 (1975).

[12] Bennet, B., L. J. Old and E. A. Boyse: The phagocytosis of tumor cells in vitro. Transplantation **2**, 183–202 (1964).

[13] Bensch, K. G., K. Schaefer and M. E. Avery: Granular pneumocytes: Electron microscopic evidence of their exocrinic function. Science **145**, 1318 (1964).

[14] Bensch, K. G., G. B. Gordon and L. R. Miller: Electron microscopic and biochemical studies on the bronchial carcinoid tumor. Cancer **18**, 592–602 (1965).

[15] Bensch, K. G., B. Corrin, R. Pariente and H. Spencer: Oat-cell carcinoma of the lung. Cancer **22**, 1163–1172 (1968).

[16] Benz, G.: Die Kathepsinaktivität in normalen und malignen Geweben tumortragender Ratten. Oncologia (Basel) **12**, 128–142 (1959).

[17] Berg, N. O.: A histochemical study of masked lipids. Acta path. microbiol. scand. **90**, Suppl. 1–192 (1951).

[18) Bernstein, J., S. S. Yaug, H. S. Hahn and Y. Kikkawa: Mucopolysaccharide in the pulmonary alveolus. I. Histochemical observations on the development of the alveolar lining layer. Lab. Invest. **21**, 420–425 (1969).

[19] Biressi, P. C. e E. Concina: Studio istochimico sulla fosfatasi alcalina dei bronchi e dei tumori broncho-polmonari. Minerva Med. **47**, 1097–1102 (1956).

[20] Blonk, D. J., A. Schaberg and R. G. J. Willighagen: Enzyme cytochemistry of benign and malignant cells in pleural and peritoneal fluid. Acta cytol. **11**, 460–465 (1967).

[21] Bolande, R. P. and M. H. Klaus: The morphologic demonstration of an alveolar lining layer and its relationship to pulmonary surfactant. Amer. J. Path. **45**, 449–463 (1964).

[22] Brain, J. D. and N. R. Frank: Recovery of free cells from rat lungs by repeated washings. J. appl. Physiol. **25**, 63–69 (1968).

[23] Bucana, C., L. C. Hoyer, B. Hobbs, S. Breesman, M. Mc Daniel and M. G. Hanna jr.: Morphological evidence for the translocation of lysosomal organelles from cytotoxic macrophages into the cytoplasm of tumor target cells. Cancer Res. **36**, 4444–4458 (1976).

[24] Buckingham, S., H. O. Heinemann, S. C. Sommers and W. F. Mc Nary: Phospholipid synthesis in the large pulmonary alveolar cell. Amer. J. Path. **48**, 1027–1041 (1966).

[25] Burstone, M. S.: Application of histochemical methods to oral pathology. Oral Surg. **10**, 296–303 (1957).

[26] Burstone, M. S.: Histochemical comparison of naphthol-AS-phosphates for the demonstration of phosphatases. J. Natl. Cancer Inst. **20**, 601–615 (1958).

[27] Burstone, M. S.: Histochemical demonstration of acid phosphatases with naphthol-AS-phosphates. J. Natl. Cancer Inst. **21**, 523–539 (1958).

[28] Burstone, M. S.: Postcoupling, noncoupling, and fluorescence techniques for the demonstration of alkaline phosphatase. J. Natl. Cancer Inst. **24**, 1199–1217 (1960).

[29] Burt, R. C., L. A. Killmeyer and R. C. Grauer: Histochemical study of induced gastrointestinal tract tumors in strain A/JAX (lung tumor susceptible) mice. J. Histochem. Cytochem. **7**, 182–188 (1959).

[30] Cadeau, B. J., M. E. Blackstein and A. Malkin: Increased incidence of placenta-like alkaline phosphatase activity in breast and genitourinary cancer. Cancer Res. **34**, 729–732 (1974).

[31] Carr, I.: The macrophage. Academic Press, New York and London 1973.

[32] Chase, W. H.: The surface membrane of alveolar walls. Exp. Cell Res. **18**, 15–28 (1959).

[33] Clements, J. A.: Pulmonary surfactant (Editorial). Amer. Rev. resp. Dis. **101**, 984–990 (1970).

[34] Coalson, J. J., J. A. Mohr, J. K. Pirtle, A. L. Dee and E. R. Rhoades: Electron microscopy of neoplasm in the lung with special emphasis on the alveolar cell carcinoma. Amer. Rev. resp. Dis. **101**, 181–197 (1970).

[35] Cohen, H. J., A. Elizalde und S. P. Miller: Cytologic studies of glucose-6-phosphate dehydrogenase in malignancy. Cancer **21**, 1055–1060 (1968).

[36] Cohen, R. B., M. M. Nachlas and A. M. Seligman: Histochemical demonstration of esterase in malignant tumors. Cancer Res. **11**, 709–711 (1951).

[37] Cohen, S. L. and J. J. Bittner: The effect of mammary tumors on the glucuronidase and esterase activities in a number of mouse strains. Cancer Res. **11**, 723–726 (1951).

[38] Cohn, Z. A. and E. Wiesner: The particulate hydrolases of macrophages. I. Comparative enzymology, isolation and properties. J. exp. Med. **118**, 991–1007 (1963).

[39] Colacicco, S. and E. M. Scarpelli: Pulmonary surfactants: Phospholipid or lipoprotein? Fed. Proc. **29**, 661 (1970).

[40] Costello, C. J., C. Carruthers, M. D. Kamen and R. L. Simoes: The uptake of radiophosphorus in the phospholipid fraction of mouse epidermis in methylcholanthrene carcinogenesis. Cancer Res. **7**, 642–646 (1947).

[41] Cutz, E. and P. E. Conen: Ultrastructure of human bronchiolar Kultschitzky type cells. Fed. Proc. **29**, 361 (1970).

[42] Cutz, E. and P. E. Conen: Endocrine-like cells in human fetal lungs. Anat. Rec. **173**, 115–122 (1972).

[43] Cutz, E., W. Chan, V. Wong and P. E. Conen: Endocrine cells in rat fetal lungs. Lab. Invest. **30**, 458–464 (1974).

[44] Dannenberg, A. M., M. S. Burstone, P. C. Walger and J. W. Kinsley: A histochemical study of phagocytic and enzymatic functions of rabbit mononuclear and polymorpho-

nuclear exsudate cells and alveolar macrophages. I. Survey and quantitation of enzymes and states of cellular activation. J. Cell Biol. **17**, 465—486 (1963).

[45] DANNENBERG, A. M., P. C. WALTER and F. A. KAPRAL: A histochemical study of phagocytic and enzymatic function of rabbit mononuclear and polymorphonuclear exsudate cells and alveolar macrophages. II. The effect of particle ingestion on enzyme activity; two phases of in vitro activation. J. Immunol. **90**, 448—465 (1963).

[46] DANNENBERG, H.: Biochemie der Tumoren. In: FLASCHENTRÄGER, B. und E. LEHNARTZ: Der Stoffwechsel. 2. Band, 2. Teil, Bandteil C, Physiologische Chemie. Springer Verlag, Berlin—Göttingen—Heidelberg 1959.

[47] DE CREMOUX, H., W. HORNEBECK, M.-C. JAURAND, J. BIGNON and L. ROBERT: Partial characterization of an elastase-like enzyme secreted by human and monkey alveolar macrophages. J. Path. **125**, 171—177 (1978).

[48] ECKERT, H.: The value of enzyme cytochemistry in pleural effusions. Arch. Geschwulstforsch. **48**, 378—379 (1978).

[49] ECKERT, H.: Erfahrungen mit einem enzymzytochemischen Schnelltest zum Nachweis von Tumorzellen in Pleuraergüssen und Ascites. Dt. Gesundh.-Wesen **34**, 617—621 (1979).

[50] ECKERT, H. und C. JEROCHIN: Elektronenmikroskopische und histochemische Untersuchungen zur phagozytären Abwehrreaktion der Lunge bei experimenteller Mineralölpneumonie. Z. Erkrank. Atm.-Org. **150**, 34—42 (1978).

[51] ECKERT, H. und G. P. WILDNER: Erfahrungen mit einem enzymzytochemischen Test zum Nachweis von Tumorzellen in Pleuraergüssen und Ascites. Arch. Geschwulstforsch. **49**, 305—310 (1979).

[52] ECKERT, H. I. SEHRT und K. WINSEL: Bausteinhistochemische Untersuchungen zum Phospholipidnachweis am Gewebsschnitt. Z. med. Labortechn. **16**, 340—346 (1975).

[53] ECKERT, H., K. WINSEL und B. LACHMANN: Zum morphologischen Nachweis von Phospholipiden in der Lunge. Z. Erkrank. Atm.-Org. **144**, 231—232 (1976).

[54] ELIZALDE, A. and S. P. MILLER: Cytologic studies of enzymes in malignant tissues. Cancer **20**, 423—432 (1967).

[55] ERIKSSON, S.: Proteases and protease inhibitors in chronic obstructive lung diesease. Acta med. scand. **203**, 449—455 (1978).

[56] ESTERLY, J. R. and C. S. FAULKNER: The granular pneumocyte. Amer. Rev. resp. Dis. **101**, 869—876 (1970).

[57] EVANS, M. J., L. J. CABRAL, R. J. STEPHENS and G. FREEMAN: Renewal of alveolar epithelium in the rat following exposure to NO_2. Amer. J. Path. **70**, 175—198 (1973).

[58] FERRIER, P. et M. CHAUVET: L'adenomatose pulmonaire. Helv. med. Acta **23**, 192—214 (1956).

[59] FEYRTER, F.: Zur Pathologie des argyrophilen Helle-Zellen-Organes im Bronchialbaum des Menschen. Virch. Arch. Path. Anat. **325**, 723—732 (1954).

[60] FISCHER, R.: Über den histochemischen Nachweis der Aminopeptidase im Krebsgewebe. Z. Krebsforsch. **63**, 18—27 (1959).

[61] FISCHER, R. und P. GEDIGK: Über das Verhalten der Leucinaminopeptidaseaktivität in Carcinomen des Menschen. Naturwissenschaften **46**, 433—434 (1959).

[62] FISHER, J. H. and W. J. HOLLEY: Primary alveolar cell carcinoma of the lung. Arch. Path. **55**, 162—170 (1953).

[63] FISHMAN, W. H.: Perspectives on alkaline phosphatase isoenzymes. Amer. J. Med. **56**, 617—650 (1974).

[64] FISHMAN, W. H.: Activation of developmental genes in neoplastic transformation. Cancer Res. **36**, 3423—3428 (1976).

[65] FISHMAN, W. H. and S. SELL: Conference report. Cancer Res. **36**, 4205 (1976).

[66] FISHMAN, W. H. and R. M. SINGER: Placental alkaline phosphatase. Ann. N. Y. Acad. Sci. **259**, 261—272 (1975).

[67] FISHMAN, W. H., N. R. INGLIS, L. L. STOLBACH and M. J. KRANT: Serum alkaline phosphatase isoenzyme of human neoplastic cell origin. Cancer Res. **28**, 150—154 (1968).

[68] FISHMAN, W. H., N. R. INGLIS, S. GREEN, C. L. AUSTISS, N. K. GOSH, A. E. REIF, R. RU-

stigian, M. J. Krant and L. L. Stolbach. Immunology and biochemistry of Regan isoenzyme of alkaline phosphatase in human cancer. Nature (Lond.) **219**, 697–699 (1968).
[69] Fishman, L., H. Miyayama, S. G. Driscoll and W. H. Fishman: Developmental phase-specific alkaline phosphatase isoenzymes of human placenta and their occurence in human cancer. Cancer Res. **36**, 2268–2273 (1976).
[70] Fitzpatrick, H. F., R. E. Miller, M. S. Edgar jr. and C. F. Begg: Bronchiolar carcinoma of the lung. A review of 33 patients. J. thorac. cardiovasc. Surg. **42**, 310–324 (1962).
[71] Foraker, A. G.: Histochemical studies in squamous carcinoma. Cancer **9**, 367–373 (1956).
[72] Fredricsson, B.: The distribution of alkaline phosphatase in rat lung. Acta anat. (Basel) **26**, 246–256 (1956).
[73] Fujiwara, F. and F. H. Adams: Incorporation of labeled palmitate into alveolar and whole lung phospholipids of fetal and newborn lambs. Proc. Soc. exper. Biol. Med. **128**, 28–93 (1968).
[74] Galindo, B., Q. N. Myrvik and S. H. Love: A macrophage agglutinating factor produced during a pulmonary delayed hypersensitivity reaction. J. Reticuloend. Soc. **18**, 295–304 (1975).
[75] Gallili, R. and Z. Ben-Ishay: Immune cytolysis of mouse macrophages in vitro. J. Reticuloend. Soc. **18**, 44–52 (1975).
[76] Ganter, P. et R. Maral: Etude histochimique de tumeurs pulmonaires provoquées et grefées chez la Souris. C. R. Soc. Biol. (Paris) **160**, 46–49 (1966).
[77] Gerstl, B., M. G. Tavaststjerna, J. K. Smith and R. B. Hayman: The lipid and carbohydrate composition of pulmonary tumors. Amer. Rev. resp. Dis. **84**, 23–27 (1961).
[78] Gerstl, B., R. B. Hayman, P. Ramorino, M. G. Tavaststjerna and J. K. Smith: Lipids of malignant tumors. Amer. J. clin. Path. **43**, 314–318 (1965).
[79] Gil, J. and E. R. Weibel: Improvements in demonstration of lining layer of lung alveoli by electron microscopy. Resp. Physiol. 8, 13–36 (1969/70).
[80] Glenner, G. G., H. J. Burtner and G. W. Brown jr.: The histochemical demonstration of monoamine oxidase activity by tetrazolium salts. J. Histochem. Cytochem. **5**, 591–600 (1957).
[81] Glenner, G. G., M. S. Burstone and D. B. Mayer: A study of aminopeptidase activity in the stroma of neoplastic tissue with a comparison of histochemical techniques. J. Nat. Cancer Inst. **23**, 857–873 (1959).
[82] Gmelich, J. T., K. G. Bensch and A. A. Liebow: Cells of Kultschitsky type in bronchioles and their relation to the origin of peripheral carcinoid tumor. Lab. Invest **17**, 88–98 (1967).
[83] Goldfischer, S., Y. Kikkawa and L. Hoffman: The demonstration of acid hydrolase activities in the inclusion bodies of type II alveolar cells and other lysosomes in the rabbit lung. J. Histochem. Cytochem. **16**, 102–109 (1968).
[84] Graffi, H., und H. Bielka: Probleme der experimentellen Krebsforschung. Akademische Verlagsgesellschaft Geest und Portig K.G., Leipzig 1959.
[85] Greenberg, S. D., R. Gyorkey, J. G. Weg, D. E. Jenkins and P. K. Gyorkey: Pulmonary disease studied by electron-microscopy. Tex. Med. **68**, 87–92 (1972).
[86] Greenstein, J. P.: Biochemistry of cancer. Academic Press, New York 1954.
[87] Groniowski, J. and W. Biczykowa: Structure of the alveolar lining film of the lung. Nature (Lond.) **204**, 745–747 (1964).
[88] Groniowski, J. and W. Biczykowa: The extraneous coat of lung alveoli. Lab. Invest. **20**, 430–436 (1969).
[89] Gropp, A., K. Hupe und H. Hellweg: Zum Nachweis der Adenosintriphosphatase (ATPase) an in vitro gezüchteten Carcinomzellen. Naturwiss. **45**, 394 (1958).
[90] Guarneri, J. J.: Influence of acute exposure to cigarette smoke on the alveolar macrophage system. J. Lab. clin. Med. **89**, 1215–1224 (1977).
[91] Hackney, J. D., C. R. Collier and D. E. Rounds: Autofluorescence and fluorochrome staining of alveolar lining. Med. thor. (Basel) **22**, 77–88 (1965).

[92] Hage, E.: Endocrine cells in the bronchial mucosa of human foetuses. Acta path. microbiol. scand. **80**, 225—234 (1972).

[93] Hage, E.: Electron microscopic identification of endocrine cells in the bronchial epithelium of human foetuses. Acta path. microbiol. scand. **80**, 143—144 (1972).

[94] Hatasa, K. and T. Nakamura: Electron microscopic observations of lung alveolar epithelial cells of normal young mouse, with special reference to formation and secretion of osmiophilic lamellar bodies. Z. Zellforsch. **68**, 266—277 (1965).

[95] Hattori, S., M. Matsuda, R. Tateishi, H. Nishihara and T. Horai: Oat-cell carcinoma of the lung. Cancer **30**, 1014—1024 (1972).

[96] Haven, F. L. and W. R. Bloor: Lipids in cancer. Advanc. Cancer Res. **4**, 237—314 (1956).

[97] Hayashi, M., J. Nakajima and W. H. Fishman: Distribution of beta-glucuronidase activity in rat tissues employing the naphthol-AS-BI-glucuronide hexazonium pararosanilin method. J. Histochem. Cytochem. **12**, 659—669 (1964).

[98] Hayashi, M., J. Nakajima and W. H. Fishman: The cytologic demonstration of beta-glucuronidase employing naphthol-AS-BI-glucuronide and hexazonium pararosanilin; a preliminary report. J. Histochem. Cytochem. **4**, 293—297 (1964).

[99] Hayek, H.: Die menschliche Lunge. Springer Verlag, Berlin—Heidelberg—New York 1970.

[100] Hershly, F. B., G. Johnston, S. M. Murphy and M. Schmitt: Pyridine nucleotide-linked dehydrogenases and isoenzymes of normal breast and growing and regressing breast cancers. Cancer Res. **26**, 265—268 (1966).

[101] Hess, R., D. G. Scarpelli and A. G. E. Pearse: The cytochemical localization of oxidative enzymes. II. Pyridine nucleotide-linked dehydrogenases. J. biophys. biochem. Cytol. **4**, 753—760 (1958).

[102] Hibbs, J. B. jr.: Heterocytolysis by macrophages activated by Bacillus Calmette-Guerin: Lysosome exocytosis into tumor cells. Science **184**, 468—471 (1974).

[103] Hibbs, J. B. jr.: The macrophage as a tumoricidal effector cell. In: Fink, M.: The macrophage in neoplasia. Academic Press, New York 1976.

[104] Higashino, K., M. Hashinotsume, K. Kang, Y. Takahashi and Y. Yamamura: Studies on a variant alkaline phosphatase in sera of patients with hepatocellular carcinoma. Clin. chim. Acta **40**, 67—81 (1972).

[105] Higashino, K., S. Kudo and Y. Yamamura: Further investigation of a variant of the placental alkaline phosphatase in human hepatic carcinoma. Cancer Res. **34**, 3347—3351 (1974).

[106] Hung, K. S., M. S. Hertweck, J. D. Hardy and C. G. Loosli: Electron microscopic observations on nerve endings in the alveolar walls of mouse lungs. Amer. Rev. resp. Dis **108**, 328—333 (1973).

[107] Inglis, N. R., S. Kirley, L. L. Stolbach and W. H. Fishman: Phenotypes of the Regan isoenzyme and identity between the placental D-variant and the Nagao isoenzyme. Cancer Res. **33**, 1657—1661 (1973).

[108] Jaubert, F., J. P. Monnet, C. Danel, J. Chretien and C. Nezelof: The location of non-specific esterase in human lung macrophages. Histochemistry **59**, 141—147 (1978).

[109] Journey, L. J. and D. B. Amos: An electron microscope study of histocyte response to ascites tumor homografts. Cancer Res. **22**, 998—1001 (1962).

[110] Kabat, E. A. and J. Furth: A histochemical study of the alkaline phosphatase in various normal and neoplastic tissues. Amer. J. Path. **17**, 303—318 (1941).

[111] Kapanci, Y., E. R. Weibel, H. P. Kaplan and F. R. Robinson: Pathogenesis and reversibility of the pulmonary lesions of oxygen toxicity in monkeys. II. Ultrastructural and morphometric studies. Lab. Invest. **20**, 101—118 (1969).

[112] Karasaki, S. and T. Okigaki: Surface membrane nucleoside triphosphatase activity and tumorigenicity of cultured liver epithelial cells. Cancer Res. **36**, 4491—4499 (1976).

[113] Kikkawa, Y.: Morphology of alveolar lining layer. Anat. Rec. **167**, 389—400 (1970).

[114] Kilburn, K.-H.: Die funktionelle Morphologie der distalen Lunge. Int. Rev. Cytol. **37**, 153—270 (1974).

[115] Klaus, M., O. K. Reiss, W. H. Tooley, C. Piel and J. A. Clements: Alveolar epithelial cell mitochondria as a source of the surface active lung-lining. Science **137**, 750—751 (1962).

[116] Kögl, F., C. Smak, J. H. Veerkamp and L. L. van Deenen: Metabolism and function of phosphatides. Z. Krebsforsch. **63**, 558–568 (1960).
[117] Kuhn, C.: Fine structure of bronchiolo-alveolar cell carcinoma. Cancer **30**, 1107–1118 (1972).
[118] Kuhn, C.: The cells of the lung and their organelles. In: Crystal, R. G.: The biochemical basis of pulmonary function. Marcel Dekker Inc., New York–Basel 1976.
[119] Kuhn, C. and L. A. Callaway: The formation of granules in the bronchiolar Clara cells of the rat. II. Enzyme cytochemistry. J. Ultrastruct. Res. **53**, 66–76 (1975).
[120] Laipply, T. C., J. C. Sherrick and W. E. Cape: Bronchiolar (alveolar cell) tumors. Ber. allg. spez. Path. **30**, 61–62 (1956).
[121] Landing, B. H., L. L. Uzman and A. Whipple: Phosphomolybdic acid as a staining reagent for lipids. Lab. Invest **1**, 456–461 (1952).
[122] Lauweryns, J. M. and M. Cokelaere: Hypoxia-sensitive neuro-epithelial bodies. Z. Zellforsch. **145**, 521–540 (1973).
[123] Lauweryns, J. M. and J. C. Peuskens: Argyrophil (kinin and amine producing?) cells in human infant airway epithelium. Life Sci. **8**, 577–585 (1969).
[124] Lauweryns, J. M., M. Cokelaere and P. Theunynck: Neuroepithelial bodies in the respiratory mucosa of various mammals. Z. Zellforsch. **135**, 569–592 (1972).
[125] Lauweryns, J. M., M. Cokelaere and P. Theunynck: Serotonin producing neuro-epithelial bodies in rabbit respiratory mucosa. Science **180**, 410–413 (1973).
[126] Leake, E. S. and Q. N. Myrvik: Differential release of lysozyme and acid phosphatase from subcellular granules of normal rabbit alveolar macrophages. Brit. J. exper. Path. **45**, 384–392 (1964).
[127] Liebow, A. A.: Tumors of the lower respiratory tract. In: Atlas of tumor pathology. Sect. V, Fasc. 17. Armed Forces Institute of Pathology, Washington 1952.
[128] Lohmann-Matthes, M. L., H. Schipper and H. Fischer: Macrophage-mediated cytotoxicity against allogeneic target cells in vitro. Europ. J. Immunol. **2**, 45–49 (1972).
[129] Lojda, Z., B. Vecerek and H. Pelichova: Some remarks concerning the histochemical detection of acid phosphatase by azo-coupling reactions. Histochemie **3**, 428–454 (1964).
[130] Low, F. N.: The pulmonary alveolar epithelium of laboratory mammals and man. Anat. Rec. **117**, 241–263 (1953).
[131] Macklin, C. C.: The pulmonary alveolar mucoid film and pneumocytes. Lancet I, 1099 to 1104 (1954).
[132] Marinescu, D. and A. Eskenasy: The alveolar macrophagic reaction. Morph. Embryol. **24**, 167–173 (1978).
[133] Matulionis, D. H. and H. H. Traurig: In situ response of lung macrophages and hydrolase activities to cigarette smoke. Lab. Invest. **37**, 314–326 (1977).
[134] Mc Namara, J. J., H. H. Varon, D. L. Paulson, I. Shah and H. C. Urschel jr.: Steroid hormone abnormalities in patients with carcinoma of the lung. J. thorac. cardiovasc. Surg. **56**, 371–377 (1968).
[135] Meiling, R. L., J. G. Boutselis, N. J. Teteris, J. C. Ullery and O. T. George: Histochemical observations of a Brenner cell tumor with masculinization. Amer. J. Obstet. Gynec. **87**, 463–470 (1963).
[136] Meister, A.: Lactic dehydrogenase activity of certain tumors and normal tissues. J. Nat. Cancer Inst. **10**, 1263–1271 (1950).
[137] Melnick, P. J.: Enzyme patterns of tumors demonstrated histochemically in cryostat sections. Ann. N. Y. Acad. Sci. **125**, 689–715 (1965).
[138] Meyrick, B. and L. Reid: The alveolar brush cell in the rat — a third pneumocyte. J. Ultrastruct. Res. **23**, 71–80 (1968).
[139] Meyrick, B. and L. Reid: The alveolar wall. Brit. J. Dis. Chest **64**, 121–140 (1970).
[140] Monis, B. and T. Weinberg: Cytochemical study of esterase activity of human neoplasms and stromal macrophages. Cancer **14**, 369–377 (1961).
[141] Monis, B., M. M. Nachlas and A. M. Seligman: Histochemical study of 3 dehydrogenase systems in human tumors. Cancer **12**, 1238–1247 (1959).

[142] MORGAN, T. E.: Pulmonary surfactant. New Engl. J. Med. **284**, 1185–1193 (1971).

[143] MORI, M., M. SUGIMURA, T. MATSUMURA and H. KAWASHIMA: Histochemical study on the localization of glucose-6-phosphate dehydrogenase in human tumors. Gann **54**, 433–442 (1963).

[144] MORI, M., T. MIYAJI, I. MURATA and M. MURAKAMI: Histochemical observations of alpha-glycerophosphate dehydrogenase activity in human tumors. Cancer Res. **23**, 1685–1686 (1963).

[145] MOTTET, N. K.: Histochemical observations on the role of stromal aminopeptidase activity following neoplastic cell (H. Ep. No. 3) invasion. Amer. J. Path. **39**, 17–26 (1961).

[146] MUNJAL, D. and N. ZAMCHECK: Esterase activity of carcinoembryonic antigen. Cancer Res. **34**, 2137–2141 (1974).

[147] MUNJAL, D., N. ZAMCHECK, H. Z. KUPCHIK and C. A. SARAVIS: Correlation of carcinoembryonic antigen content with carboxylesterase activity in benign and malignant human tissues. Cancer Res. **34**, 2936–2939 (1974).

[148] MYRVIK, Q. N.: Function of the alveolar macrophage in immunity. J. Reticuloend. Soc. **11**, 459–468 (1972).

[149] MYRVIK, Q. N., E. S. LEAKE and B. FARISS: Studies on pulmonary alveolar macrophages from the normal rabbit. J. Immunol. **86**, 128–132 (1961).

[150] NACHLAS, M. M., D. T. CRAWFORD and A. M. SELIGMAN: The histochemical demonstration of leucine aminopeptidase. J. Histochem. Cytochem. **5**, 264–278 (1957).

[151] NAGAISHI, C., Y. OKADA, S. DAIDO, K. GENKA, S. IKEDA and M. KITANO: Electron microscopic observations of the human lung cancer. Exp. Med. Surg. **23**, 117–202 (1965).

[152] NASH, G., P. C. LANGLINAIS and K. A. GREENWALD: Alveolar cell carcinoma — does it exist? Cancer **29**, 322–326 (1972).

[153] NASU, H., und G. L. VIALE: Über die Anwendung von Nicotinsäureamid beim histochemischen Nachweis pyridinnucleotidgebundener Enzyme im Hirngewebe. Histochemie **2**, 322–331 (1961).

[154] NIDEN, A. H.: Bronchiolar and large alveolar cell in pulmonary phospholipid metabolism. Science **158**, 1323–1324 (1967).

[155] O'HARE, K. H., O. K. REISS and A. E. VATTER: Esterase in developing adult rat lung. I. Biochemical and electron microscopic observations. J. Histochem. Cytochem. **19**, 97–115 (1971).

[156] OKADA, Y. and K. GENKA: Histological and electron microscopic observations on the adenomatous hyperplasia of the alveolar epithelial cell in human lung. Acta tuberc. Jap. **16**, 48–56 (1964).

[157] OREN, R., A. E. FARNHAM, K. SAITO, E. MILOFSKY and M. L. KARNOVSKY: Metabolic patterns in three types of phagocytizing cells. J. Cell Biol. **17**, 487–501 (1963).

[158] PADYKULA, H. A. and E. HERMAN: The specifity of the histochemical method for adenosine triphosphatase. J. Histochem. Cytochem. **3**, 170–195 (1955).

[159] PATTLE, R. E.: Properties, function and origin of the alveolar lining layer. Nature **175**, 1125–1126 (1955).

[160] PATTLE, R. E. and L. C. THOMAS: Lipoprotein composition of the film lining the lung. Nature **189**, 844 (1961).

[161] PEARSE, A. G. E.: Histochemistry. Theoretical and applied. Vol. 1. Churchill Livingstone Verlag, Edinburgh—London—New York 1968

[162] PEARSE, A. G. E.: Histochemistry. Theoretical and applied. Vol. 2. Churchill Livingstone Verlag, Edinburgh—London—New York 1972.

[163] PEARSE, A. G. E.: The cytochemistry and ultrastructure of polypeptide hormone-producing cells of the APUD series and the embryologic, physiologic and pathologic implications of the concept. J. Histochem. Cytochem. **17**, 303–313 (1969).

[164] PFLEIDERER, A. jr.: Histochemische Untersuchungen am Carcinom des Corpus uteri. Z. Krebsforsch. **70**, 337–349 (1968).

[165] PFLEIDERER, A. jr.: Enzymhistochemische Untersuchungen am Carcinom des Corpus uteri. S. Karger Verlag, Basel—New York 1968.

[166] Pinkett, M. O., C. R. Cowdrey and P. C. Nowell: Mixed hematopoietic and pulmonary origin of alveolar macrophages as demonstrated by chromosome markers. Amer. J. Path. **48**, 859–865 (1966).

[167] Razzuk, M. A., G. Race, J. Lynn, J. Martin, H. Urschel jr. and D. Paulson: Observations on ultrastructural morphology on bronchogenic carcinoma. J. thorac. cardiovasc. Surg. **59**, 581–587 (1970).

[168] Rees, K. R., G. F. Rowland and J. S. Varcoe: Intranuclear changes in rat liver during the early stages of feeding the hepatocarcinogens thioacetamide and 4-dimethylaminoazobenzene. Brit. J. Cancer **19**, 72–82 (1965).

[169] Reid, L.: Bronchial mucus production in health and disease. In: Liebow, A. A. and D. E. Smith: The lung. Williams and Wilkins Co., Baltimore 1968.

[170] Rhodes, J. M., G. Nielsen, S. O. Larsen, J. Bennedsen and S. Riisgaard: In vitro studies on normal, stimulated and immunologically activated mouse macrophages. Acta path. microbiol. scand. **85**, 239–245 (1977).

[171] Rhodin, J. and T. Dalham: Electron microscopy of the tracheal ciliated mucosa in rat. Z. Zellforsch. **44**, 345–412 (1956).

[172] Ryan, S. F.: Experimental fibrosing alveolitis. Amer. Rev. resp. Dis. **105**, 776–791 (1972).

[173] Sasaki, M. and W. H. Fishman: Ultrastructural studies on Regan and non-Regan isoenzymes of alkaline phosphatase in human ovarian cancer cells. Cancer Res. **33**, 3008–3018 (1973).

[174] Schulz, H.: Die submikroskopische Anatomie und Pathologie der Lunge. Springer Verlag, Berlin–Göttingen–Heidelberg 1959.

[175] Schultz, H.: Some new observations on the submicroscopic pathology of the lung. Lab. Invest. **12**, 616–627 (1963).

[176] Schultz, R. M. and M. A. Chirigos: Simularities among factors that render macrophages tumoricidal in lymphokine and interferon preparations. Cancer Res. **38**, 1003–1007 (1978).

[177] Schultz, R. M., M. A. Chirigos and U. I. Heinze: Functional and morphologic characteristics of interferon-treated macrophages. Cell. Immunol. **35**, 84–91 (1978).

[178] Shiina, Y. and B. Takeda: Application of enzyme cytochemical staining to cytological diagnosis of carcinoma. Acta histochem. cytochem. **7**, 289–304 (1974).

[179] Smith, P., D. Heath and H. Moosavi: The Clara cell. Thorax **29**, 147–163 (1974).

[180] Sorokin, S. P.: A morphologic and cytochemical study on the great alveolar cell. J. Histochem. Cytochem. **14**, 884–897 (1966).

[181] Sorokin, S. P.: Properties of alveolar cells and tissues that strenghten alveolar defenses. Arch. intern. Med. **126**, 450–463 (1970).

[182] Spencer, H. and C. Raeburn: Pulmonary (bronchiolar) adenomatosis. J. Path. **76**, 145 to 154 (1956).

[183] Spock, A., B. S. Nilsson, E. W. Swenson and E. Carlens: Characteristics of macrophages obtained by bronchial lavage in humans. Scand. J. resp. Dis. **58**, 159–163 (1977).

[184] Stephens, R. J., M. F. Sloan, M. J. Evans and G. Freeman: Early response of lung to low levels of ozone. Amer. J. Path. **74**, 31–58 (1973).

[185] Suzuki, T.: Histochemical studies on enzyme in lung tumors. Enzyme activities in human lung cancer. Gann **57**, 155–168 (1966).

[186] Suzuki, T.: Histochemical studies on enzyme in lung tumors. II. Enzyme activities in mouse and rat lung tumors induced by 4-nitroquinoline-1-oxide. Gann **57**, 169–184 (1966).

[187] Sylven, B.: The host-tumor interzone and tumor invasion. In: Henry Ford Hosp. Symposia (12). Little Brown and Co., Boston 1962.

[188] Sylven, B. and I. Bois-Svensson: Studies on the histochemical leucine aminopeptidase reaction. Histochemie **4**, 135–149 (1964).

[189] Sylven, B. and H. Malmgren: The histological distribution of proteinase and peptidase activity in solid tumor transplants. Acta radiol. Suppl. **154**, 1–124 (1957).

[190] Tateishi, R.: Distribution of argyrophil cells in adult human lungs. Arch. Path. **96**, 198–202 (1973).

[191] Taylor, W.: Pulmonary argyrophil cells at high altitude. J. Path. **122**, 137–144 (1976).

[192] Terzakis, J. A., S. C. Sommers and B. Andersson: Neurosecretory appearing cells of human segmental bronchi. Lab. Invest. **26**, 127–132 (1972).

[193] Tombropoulos, E. G.: Lipid synthesis by lung subcellular particles. Arch. intern. Med. **127**, 408–412 (1971).

[194] Turner, D. M., B. R. Davis and H. L. Crabb: Alterations in the LDH isoenzymes of rat bronchial mucosa during chemical carcinogenesis. Enzyme **14**, 166–172 (1972/73).

[195] Tyler, W. S. and A. G. E. Pearse: Oxidative enzymes in the interalveolar septum of the rat. Thorax **20**, 149–152 (1965).

[196] Velo, G. P. and W. G. Spector: The origin and turnover of alveolar macrophages in experimental pneumonia. J. Path. **109**, 7–20 (1973).

[197] Wachstein, M. and E. Meisel: Histochemistry of hepatic phosphatases at a physiological pH with special reference to the demonstration of bile canaliculi. Amer. J. clin. Path. **27**, 13–23 (1957).

[198] Warnock, M. L. and R. Reisman: Variant alkaline phosphatase in human hepatocellular cancers. Clin. chim. Acta **24**, 5–11 (1969).

[199] Weibel, E. R. and J. Gil: Electron microscopic demonstration of an extracellular duplex lining layer of alveoli. Resp. Physiol. **4**, 42–57 (1968).

[200] Willighagen, R. G. J.: Enzyme histochemistry of human tumors. Beitr. Path. **141**, 280–282 (1970).

[201] Willighagen, R. G. J., R. O. van der Heul and T. G. van Rijssel: Enzyme histochemistry of human lung tumors. J. Path. Bact. **85**, 279–290 (1963).

[202] Winzler, R. J.: The chemistry of cancer tissue. In: Homburger, F.: Physiopathology of cancer. Hoeber Verlag, New York 1959.

[203] Yoshimura, Y., T. Kawano and M. Mori: Non-specific esterase zymogram and histochemistry in the keratinization of tumors. Histochemie **21**, 257–267 (1970).

Sachverzeichnis

FSC
www.fsc.org
MIX
Papier | Fördert
gute Waldnutzung
FSC® C083411

Zeitfracht Medien GmbH
Ferdinand-Jühlke-Straße 7
99095 Erfurt, Deutschland
produktsicherheit@kolibri360.de